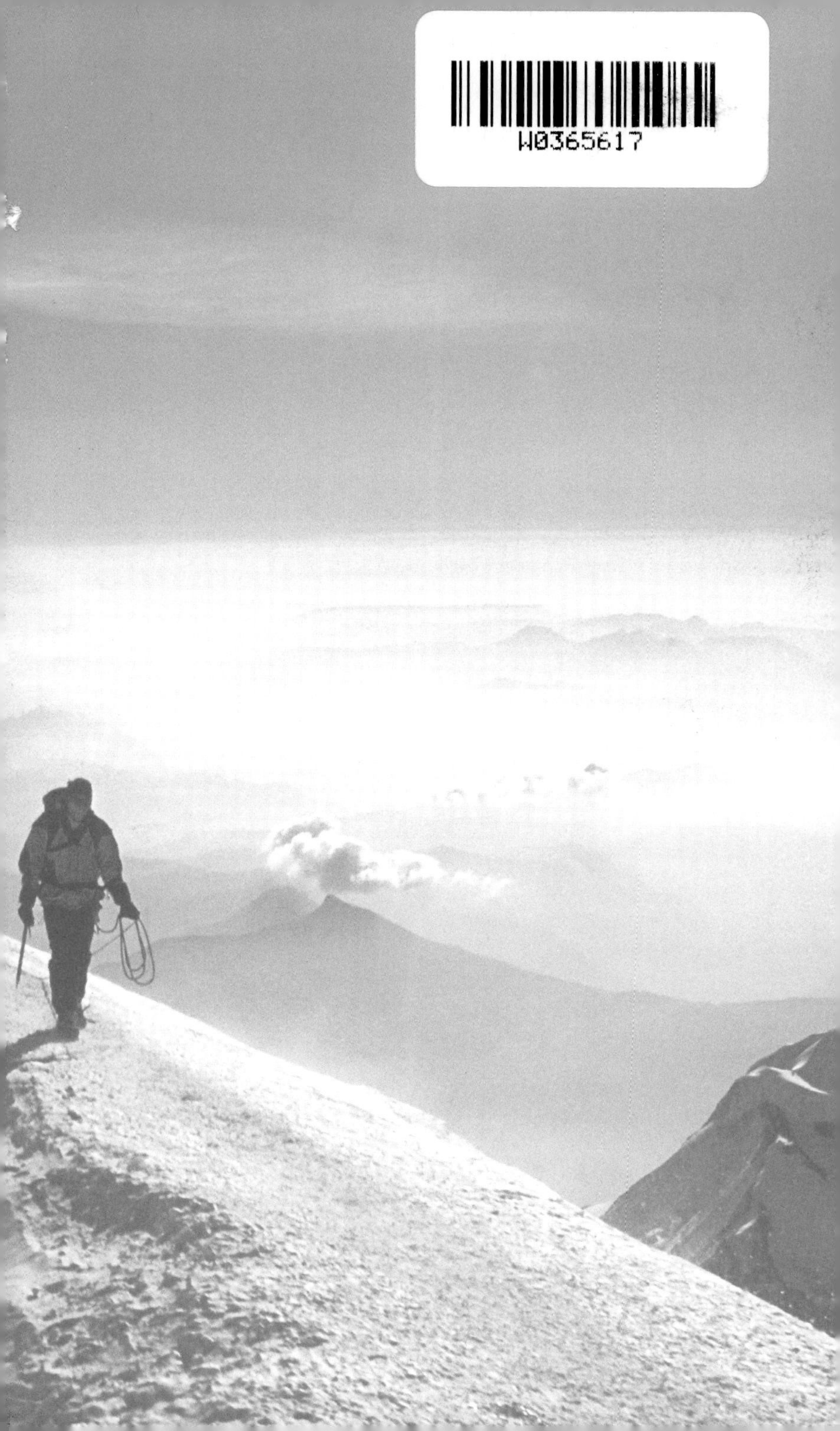

John Geiger

Der Schutzengel-Faktor

The Church Army Gazette

WITH WHICH IS INCORPORATED *THE CHURCH EVANGELIST.*

No. 1,846. (New Series.) WEEK ENDING FEBRUARY 7, 1920. [One Halfpenny.

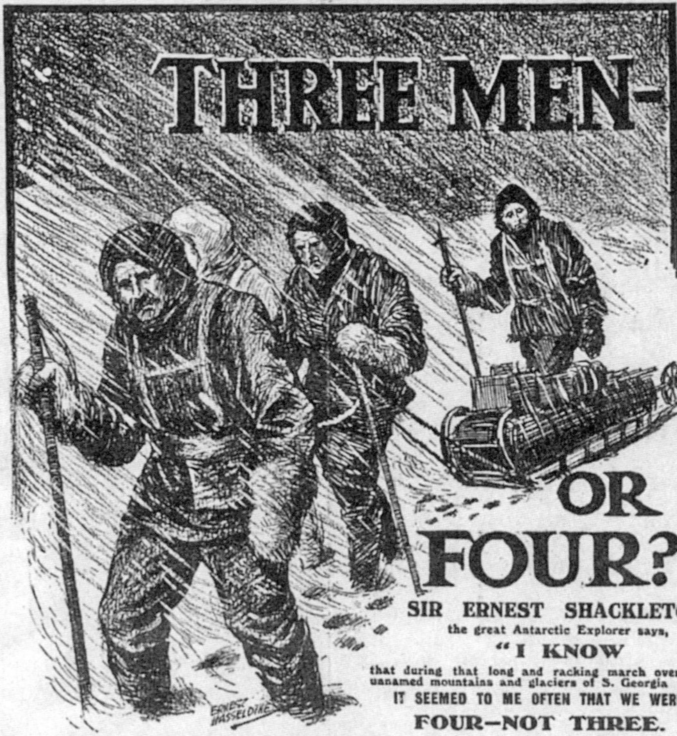

THREE MEN—OR FOUR?

SIR ERNEST SHACKLETON

the great Antarctic Explorer says,

"I KNOW

that during that long and racking march over the unnamed mountains and glaciers of S. Georgia

IT SEEMED TO ME OFTEN THAT WE WERE

FOUR—NOT THREE.

I said nothing to my Companions, but afterwards Worsley said to me:

'BOSS, I HAD A CURIOUS FEELING ON THE MARCH THAT THERE WAS ANOTHER PERSON WITH US.'"

"Three were they—who hath made them four? And sure a form divine He wore,
Even like the Son of God."

This has been the experience in all ages of the men who trusted God, for

"IN ALL THEIR AFFLICTION HE WAS AFFLICTED, and THE ANGEL of HIS PRESENCE SAVED THEM; IN HIS LOVE and IN HIS PITY HE REDEEMED THEM." Is this your experience too?

John Geiger

Der Schutzengel-Faktor

Das Geheimnis des Überlebens in Extremsituationen

Aus dem Englischen
von Karina Of

MALIK

Mehr über unsere Autoren und Bücher:
www.malik.de

Die kanadische Originalausgabe erschien 2009 unter dem Titel »The Third Man Factor. The Secret to Survival in Extreme Environments« bei Penguin Canada in Toronto.

Für James Sutherland Angus Geiger
(15.–21. Juni 2007)

FSC
Mix
Produktgruppe aus vorbildlich bewirtschafteten Wäldern und anderen kontrollierten Herkünften
www.fsc.org Zert.-Nr. GFA-COC-001278
© 1996 Forest Stewardship Council

ISBN 978-3-89029-370-7

Satz: Kösel, Krugzell
Druck und Bindung: CPI – Ebner & Spiegel, Ulm
Printed in Germany

Wer ist der Dritte, der ständig neben Dir geht?
Wenn ich zähle, sind da nur Du und ich
Doch wenn ich die weiße Straße hinaufblicke
Geht immer noch ein anderer neben Dir her.
Gleitet dahin, in einem braunen Mantel, das Haupt verhüllt
Ich weiß nicht, ob Mann oder Frau
– Aber wer ist das an Deiner anderen Seite?

T. S. ELIOT, *Das öde Land*

Inhalt

Kapitel 1 Der Dritte Mann

Als das Flugzeug in den Nordturm des World Trade Center einschlug, saß Ron DiFrancesco, ein Mitarbeiter des Finanzunternehmens Euro Brokers, an seinem Schreibtisch im 84. Stock des gegenüberliegenden Südturms. Es war der 11. September 2001, 8.46 Uhr. Es gab einen höllischen Krach, und die Lichter im Südturm flackerten. Aus dem Nordturm quoll grauer Rauch. Alle Treppenhäuser vom 92. Stock des Nordturms aufwärts wurden mit dem Aufprall unpassierbar, 1356 Menschen saßen in der Falle. Einige standen an den Fenstern und schwenkten Hilfe suchend die Arme. Während sich die meisten Angestellten von Euro Brokers beeilten, das Gebäude zu verlassen, blieb DiFrancesco zurück. Wenige Minuten später wurde über die Lautsprecheranlage des Südturms eine knappe Durchsage verbreitet. Im Nachbarturm habe es einen Zwischenfall gegeben, aber »Gebäude 2 ist sicher. Es ist nicht nötig, Gebäude 2 zu räumen. Sollten Sie bereits mit der Evakuierung begonnen haben, können Sie wieder in Ihre Büros zurückkehren; benutzen Sie dazu die Zugangstüren auf den Zwischenstockwerken oder die Aufzüge. Ich wiederhole: Gebäude 2 ist sicher...«[1] DiFrancesco, ein aus Hamilton in Ontario stammender Broker, rief seine Frau Mary an, um sie über den Einschlag des Flugzeugs in den Nordturm zu unterrichten und ihr zu sagen, dass bei ihm alles in Ordnung sei und er im Büro bleiben wolle. »Es war Turm eins, der getroffen wurde, ich bin in Turm zwei«, erklärte er ihr.[2] Dann versuchte er sich wieder auf die Finanzdaten an den Bildschirmen auf seinem Schreibtisch zu konzentrieren. Kurz darauf rief ein Freund aus Toronto an. »Mach, dass du da rauskommst«, beschwor er ihn.[3] Nach einem kurzen Wortwechsel hatte er DiFrancesco überzeugt: Er rief schnell noch ein paar wichtige Kunden und ein weiteres Mal seine Frau Mary an, dann verließ er sein Büro und ging auf die Aufzüge zu.

Um 9.03 Uhr, siebzehn Minuten nach dem ersten Einschlag, krachte das zweite Flugzeug in den Südturm. Die Boeing 767, Flug 175 der United Airlines mit einer Fluggeschwindigkeit von 950 Stundenkilometern, bohrte sich in das Gebäude und entzündete ein gewaltiges, von rund 30 000 Litern Kerosin gespeistes Feuer. Mit 56 Passagieren, zwei Piloten und sieben Flugbegleitern an Bord war die Maschine nach dem Abflug vom Logan International Airport in Boston auf dem Weg nach Los Angeles von El-Kaida-Terroristen entführt worden. Sie prallte zwischen dem 77. und dem 85. Stock in die Südseite des Turms. Unmittelbar vor dem Einschlag war das Flugzeug in Schräglage gelenkt worden, sodass sich der obere Tragflügel in die Büros von Euro Brokers bohrte und der Flugzeugrumpf in die Räume der Fuji Bank zwischen dem 79. und dem 82. Stock.

DiFrancesco wurde gegen die Wand geschleudert, dann prasselten Deckenpaneele und andere Trümmer auf ihn nieder. Stützbalken, Luftröhren und Kabel ragten aus der Decke. Das ganze Gebäude schwankte. Der Bereich auf der 84. Etage, den DiFrancesco gerade verlassen hatte, existierte nicht mehr. Er betrat Treppenhaus A, eine der drei Nottreppen des Südturms. Zufällig hatte er die einzige erwischt, die den Menschen oberhalb der Einschlagzone noch einen Fluchtweg bot. Der riesige

Fahrstuhlmaschinenraum auf dem 81. Stockwerk, in das sich die Nase der Boeing 767 gebohrt hatte, hatte das Treppenhaus abgeschirmt. Weil die Betriebsanlage für die Fahrstühle mehr als die halbe Stockwerksfläche einnahm, hatten die Architekten Treppenhaus A vom Kern des Gebäudes zur Nordwestecke hinüberleiten müssen – dem vom Einschlagloch am weitesten entfernten Punkt.[4] Im Treppenhaus traf DiFrancesco auf weitere Personen, die mit ihm hinunterstiegen. Der Treppenschacht war voller Qualm und nur von einer einzigen Taschenlampe erleuchtet, die Brian Clark, geschäftsführender Vizepräsident von Euro Brokers und Brandschutzbeauftragter der 84. Etage, in der Hand hielt. Drei Stockwerke weiter unten kamen ihnen eine korpulente Frau und ein Kollege entgegen. »Ihr müsst nach oben! Ihr könnt da nicht runter«, behauptete die Frau. »Da ist alles voller Flammen und Rauch.«[5]

Sie diskutierten hin und her, ob sie nach oben steigen und dort auf die Feuerwehr oder eine Evakuierung per Hubschrauber über das Dach warten oder trotz der Gefahr von Flammen und Rauch weiter hinuntersteigen sollten. Clark leuchtete mit seiner Taschenlampe jedem von ihnen ins Gesicht und fragte dabei: »Hoch oder runter?« Da hörten sie jemanden um Hilfe rufen. Brian Clark packte DiFrancesco am Arm. »Komm, Ron, holen wir den Mann da raus.«[6] Die beiden verließen das Treppenhaus und kämpften sich durch die Trümmer im 81. Stock in Richtung der Hilfeschreie. DiFrancesco wurde jedoch bald vom Rauch überwältigt. Um sich zu schützen, presste er seinen Rucksack vors Gesicht. Als das nichts half, blieb ihm nichts anderes übrig, als den Rückzug anzutreten. Nach Atem ringend beschloss er, weiter hinauf zu gehen, wo er dem Rauch zu entkommen hoffte. Er erklomm mehrere Stockwerke und musste auf jedem Treppenabsatz feststellen, dass die Brandschutztüren verschlossen waren. Der Mechanismus, der das Eindringen von

Rauch in das Gebäude verhindern sollte, funktionierte nach dem Einschlag nicht mehr, sodass sich keine der Türen, nicht einmal die ausgewiesenen Brandschutztüren auf den Zwischengeschossen, öffnen ließen. DiFrancesco stieg weiter nach oben und holte schließlich ein paar Kollegen von Euro Brokers ein, von denen einige gerade der beleibten Frau halfen. Sie hatte die anderen überzeugt, dass es am sichersten sei, sich zum Dach des Südturms emporzukämpfen. Während auch DiFrancesco weiter hinaufstieg, nahm jedoch das Gedränge im Treppenhaus immer mehr zu. Auch weiter oben waren sämtliche Türen verschlossen. Seiner Schätzung nach kam er bis in die 91. Etage des 110-stöckigen Gebäudes. Normalerweise ist Ron DiFrancesco nicht so schnell aus der Ruhe zu bringen. Als Geldmarkt-Broker in einem riskanten Geschäft brauchte er stählerne Nerven. Er leidet jedoch leicht unter Klaustrophobie und geriet bei dem immer dichter werdenden Rauch allmählich in Panik. Er dachte an seine Familie, seine Frau und seine Kinder, die er um jeden Preis wiedersehen wollte. Er sagte sich, dass er es unbedingt »raus schaffen«[7] musste. Also machte DiFrancesco kehrt und stieg die Treppe wieder hinunter. Inzwischen hatte sich die Lage noch verschlimmert. Dichter Rauch waberte das enge Treppenhaus hinauf.

Mit weniger als einem Meter Sicht tastete er sich nach unten. Auf einem Treppenabsatz im 79. oder 80. Stock, in der Mitte der Einschlagzone, blieb er stehen und ließ sich, vom Rauch halb erstickt, bei einer Gruppe von etwa einem Dutzend Personen nieder. Einige lagen mit dem Gesicht nach unten ausgestreckt auf dem Betonboden, andere kauerten nach Atem ringend in den Ecken. Eine eingestürzte Wand blockierte die Treppe, sodass sie nicht weiter hinunterkamen. In ihren Augen sah DiFrancesco Panik und Angst. Manche von ihnen weinten, einige verloren bereits das Bewusstsein. Dann geschah etwas

Merkwürdiges: »Jemand sagte mir, ich solle aufstehen.«[8] Jemand, so DiFrancesco, »rief mich«[9]. Die Stimme – eine männliche Stimme, aber von keinem der Männer im Treppenhaus – ließ nicht locker. »Steh auf!«, forderte sie ihn auf. Sie redete DiFrancesco mit seinem Vornamen an und feuerte ihn »mit so etwas Ähnlichem wie ›Hey! Du schaffst das!‹ an«[10]. Es war nicht nur eine Stimme; DiFrancesco spürte auch ganz deutlich eine physische Präsenz.

Viele Menschen fällten an jenem Tag in Sekundenbruchteilen Entscheidungen, von denen abhing, ob sie überlebten oder starben. Bei Ron DiFrancesco war es anders, weil er im entscheidenden Augenblick von einer offenbar externen Quelle Unterstützung bekam. Er hatte das Gefühl, dass »mir jemand aufhalf«[11]. Es kam ihm vor, als würde er geleitet: »Ich wurde zur Treppe geführt. Ich glaube nicht, dass mich etwas bei der Hand fasste, aber ich wurde eindeutig geführt.«[12] Er machte sich wieder an den Abstieg und sah gleich darauf einen Lichtpunkt, dem er folgte, indem er sich durch Rigipsplatten und andere Trümmer hindurchkämpfte, die das Treppenhaus blockierten. Dann traf er auf Flammen. Er wich vor dem Feuer zurück. Doch da war immer noch jemand, der ihm zur Seite stand. »Ein Engel« drängte ihn, weiterzugehen. »Ich befand mich noch immer in Gefahr, deshalb führte er mich zur Treppe, brachte mich dazu, dass ich mich durch die Trümmer kämpfte und durchs Feuer lief... Es war eindeutig jemand da, der mich antrieb. Normalerweise würde man dort nicht langgehen, man geht nicht aufs Feuer zu...«[13] Die Arme schützend vor dem Gesicht, rannte er weiter hinunter. Das Feuer sengte ihn an. Seiner Schätzung nach standen die nächsten drei Stockwerke in Flammen. Im 76. Stock erreichte er schließlich eine erleuchtete Treppe, wo es nicht mehr brannte. Erst da verließ ihn das Gefühl der Gegenwart eines gütigen Helfers, der ihm fünf Minuten lang zur Seite gestanden hatte. »An diesem Punkt muss er mich losgelassen haben«, so DiFrancesco.

Auf dem Weg nach unten kamen ihm drei Feuerwehrleute entgegen. »Ich kann nicht richtig atmen«, rief er ihnen zu.[14] Sie versprachen ihm, er werde unten Hilfe finden. DiFrancesco lief so schnell er konnte weiter hinunter und erreichte schließlich die Plaza-Ebene. Auf dem Weg zum Ausgang hielt ihn ein Wachmann auf, weil es dort zu gefährlich sei. Entsetzt sah DiFrancesco zu den herabstürzenden Trümmern und Opfern hinauf. Er wurde zu einem anderen Ausgang verwiesen und ging durch die Eingangshalle auf den nordöstlichen Ausgang an der Church Street zu. Immer noch war er in höchster Gefahr. Seit dem Einschlag des Flugzeugs waren 56 Minuten vergangen. Etliche der vertikalen Stützpfeiler des Südturms waren dabei durchtrennt worden, die Stahlträger von der Hitze der Explosion und des Feuers aufgeweicht. Die Böden des schwer beschädigten Gebäudes sackten langsam nach unten, ein Stockwerk nach dem anderen stürzte ein. Während DiFrancesco sich dem Ausgang zur Church Street näherte, hörte er ein »fürchterliches Krachen«. Er sah einen Feuerball, dann sank das Gebäude in sich zusammen. Was als Nächstes geschah, weiß er nicht. Nach seinem knappen Entrinnen wurde er bewusstlos und wachte erst viel später im Saint Vincent's Hospital in Manhattan auf.

Ron DiFrancesco war der letzte Mensch, der sich aus dem Südturm des World Trade Center retten konnte, bevor es um 9.59 Uhr einstürzte. Binnen zehn Sekunden fiel der Turm in sich zusammen, was einen gewaltigen Sturm und eine riesige Schuttwolke auslöste. Dem offiziellen Untersuchungsbericht der 9/11-Kommission zufolge war DiFrancesco eine von nur vier Personen, die sich aus den Etagen oberhalb des 81. Stockwerks, dem Einschlagzentrum von United Airlines Flug 175, retten konnten.[15] Kurz vor dem Einsturz des Turms informierten Polizeibeamte, die sich im Inneren des Gebäudes befanden, die Notrufzentrale, dass sie auf einen Strom von Menschen getroffen seien, die ein Treppenhaus im Bereich der 20er-Etagen herabstiegen. Keiner von ihnen überlebte, aber man nimmt an, dass sie aus den Stockwerken oberhalb der Einschlagzone kamen, was bedeuten würde, dass sie DiFrancescos Beispiel gefolgt waren, allerdings nicht sofort. Selbst wenn sie den Abstieg nur wenige Sekunden später als er fortgesetzt haben sollten, wäre es zu spät gewesen. Bis zum heutigen Tag kann DiFrancesco nicht verstehen, weshalb er mit dem Leben davonkam und so viele andere nicht. Für ihn besteht jedoch kein Zweifel, wodurch ihm die Flucht gelang. Als ein zutiefst gläubiger Mensch führt er seine Rettung auf göttliche Intervention zurück.

Es war noch früh am Morgen und vollkommen still. James Sevigny, ein 28-jähriger Universitätsstudent aus Hanover, New Hampshire, und sein Freund Richard Whitmire brachen zu einer Besteigung des Deltaform auf, eines Berges in den kanadischen Rocky Mountains in der Nähe des Lake Louise, Alberta. Im strahlenden Spätwinterlicht des 1. April 1983 stiegen sie mit Seilsicherung und unter Verwendung von Eisschrauben eine vereiste Rinne empor. Der 33-jährige Whitmire aus Bellingham, Washington, schlug im Vorstieg an einer Stelle versehentlich ein Stück Eis los. »Achtung, Eis!«, brüllte er warnend zu Sevigny hinunter. Der Eisbrocken polterte zum Glück an Sevigny vorbei, ohne ihn zu treffen, doch kurz darauf löste sich in der Nordwand oberhalb des Couloirs ein Schneebrett. Ein gewaltiges Donnern durchbrach die Stille, und es wurde schlagartig dunkel. Die Lawine riss die beiden Männer mehr als 600 Meter bis zum Fuß des Deltaform hinunter. Sevigny verlor, unmittelbar nachdem ihn die Lawine erwischt hatte, das Bewusstsein. Whitmire hätte sich vielleicht retten können, wenn die beiden nicht aneinandergeseilt gewesen wären.

Eine Stunde später, so schätzte Sevigny, kam er wieder zu sich. Er war schwer verletzt. Zwei Rückenwirbel und ein Arm waren gebrochen, und der andere Arm baumelte wegen eines Sehnenabrisses infolge einer Fraktur des Schulterblatts schlaff herab. Mehrere Rippen waren angebrochen, er hatte Bänderrisse in beiden Knien und innere Blutungen. Auch sein Gesicht war in schlimmem Zustand, mit gebrochener Nase, ausgebrochenen Zähnen und offenen Wunden. Er hatte keine Ahnung, wo er sich befand und was geschehen war. Zuerst dachte er, er sei vielleicht in Nepal, wo er ein paar Jahre zuvor sechs Monate lang auf Trekkingtour gewesen war. Sevigny hatte kürzlich seinen Magister-Abschluss gemacht und lebte zu der Zeit, als der Unfall geschah, als Klettervagabund in seinem VW-Bus. Es dauerte eine Weile, bis er den Berg wiedererkannte, doch schließlich erinnerte sich Sevigny wieder an die Klettertour und rappelte sich mühsam auf, um seinen Freund zu suchen. Whitmire lag ganz in seiner Nähe, doch so, wie er dalag, mit grotesk verzerrten Gliedern, war klar, dass er tot war. Sevigny ließ sich neben ihm nieder, fest davon überzeugt, dass er bald ebenfalls tot sein würde. »Ich dachte mir, dass es am einfachsten sei, wenn ich einschliefe.« Etwa zwanzig Minuten lag er da. Anfangs überliefen ihn Kälteschauer, doch nach einer Weile bewirkten der Schock und die Unterkühlung, dass er sich warm zu fühlen und einzunicken begann. Er merkte, dass zwischen Leben und Tod keine weite Kluft bestand, sondern lediglich eine dünne Linie, und dachte in diesem Augenblick, dass es leichter sein würde, diese Linie zu überqueren als weiterzukämpfen.

Doch dann hatte er plötzlich das Gefühl, dass sich in seiner unmittelbaren Nähe ein unsichtbares Wesen befand. »Da war etwas, das ich nicht sehen konnte, aber es war eine physische

Präsenz.« Die Präsenz kommunizierte geistig mit ihm, und ihre Botschaft war klar: »Du darfst nicht aufgeben, du musst versuchen, dich zu retten.«

> Das Wesen sagte mir, was ich tun sollte. Die einzige Entscheidung, die ich bis zu diesem Zeitpunkt getroffen hatte, war, mich neben Rick zu legen, einzuschlafen und den Tod zu akzeptieren. Nur diese Entscheidung traf ich selbst. Alle späteren Entscheidungen wurden von der Präsenz gefällt. Ich befolgte lediglich ihre Anweisungen.... Ich verstand, was sie von mir wollte. Sie wollte, dass ich am Leben blieb.[16]

Die Präsenz drängte Sevigny aufzustehen. Sie erteilte ihm praktische Ratschläge. Sie instruierte ihn beispielsweise, er solle dem von seiner Nasenspitze tropfenden Blut folgen wie einem Pfeil, der einem den Weg weist. Bei seinem Marsch brach er immer wieder im Tiefschnee ein und schaffte es wegen seiner Verletzungen nur mit größter Mühe, die Füße wieder freizubekommen. Einen Teil der Strecke legte er kriechend zurück. Die Präsenz, die sich hinter seiner rechten Schulter befand, beschwor ihn, nicht aufzugeben, obwohl der Kampf ums Überleben seine Kräfte zu übersteigen drohte. Auch wenn sie nichts sagte, wusste Sevigny, dass seine Begleitung nach wie vor bei ihm war. Wegen ihres großen Einfühlungsvermögens stellte er sich die Präsenz als eine Frau vor. Sie geleitete Sevigny über das Tal der Zehn Gipfel bis zu dem Lager, von dem Whitmire und er selbst am frühen Morgen aufgebrochen waren. Dort hoffte er sich aufwärmen zu können, etwas zu essen und vielleicht auch Hilfe zu finden. Wegen seiner schweren Verletzungen brauchte er für die etwa anderthalb Kilometer lange Strecke fast den ganzen Tag, doch sein unsichtbarer Begleiter war jeden einzelnen Schritt des Weges bei ihm.

Als Sevigny schließlich das Lager erreichte, schaffte er es mit seinen schweren Verletzungen nicht, in seinen Schlafsack zu kriechen. Wegen der ausgeschlagenen Zähne und des geschwollenen Gesichts konnte er auch nichts essen. Nicht einmal den Kocher brachte er in Gang. Er setzte sich hin und erkannte am Sonnenstand, dass es später Nachmittag war. Er glaubte, dass er allen Anstrengungen zum Trotz nur noch wenige Stunden zu leben habe. »Ich entsinne mich, dass ich mir sicher war, bald jämmerlich eingerollt im Schnee liegend zu sterben.«[17] Weil er ohnehin immer mit der Möglichkeit gerechnet hatte, beim Klettern ums Leben zu kommen, war diese Erkenntnis keine wirkliche Überraschung, doch dann musste er daran denken, wie erschüttert seine Mutter sein würde. Plötzlich meinte er weitere Stimmen zu hören und rief um Hilfe. Es kam keine Antwort. Im gleichen Augenblick spürte er, dass die Präsenz ihn verließ. »Sie war auf einmal weg, es war nichts da, keine Präsenz. Es war niemand mehr da, der mir sagte, dass ich dies und jenes tun sollte, und mir war klar, dass sie verschwunden war.« Erst jetzt befiel ihn zum ersten Mal seit dem Lawinenunglück ein Gefühl der Verlassenheit:

> Damals nahm ich an, dass ich halluzinierte, dass die Präsenz wusste, dass ich tot war, und sie mich gerade aufgegeben hatte. Wie sich jedoch gleich darauf herausstellte, waren es tatsächlich die Stimmen von Menschen gewesen, und diese kamen nun zu mir her. Einer von ihnen fuhr mit Skiern los, und am Abend wurde ich in einem Hubschrauber ausgeflogen. Die Präsenz hatte mich also verlassen, weil sie wusste, dass ich in Sicherheit war.[18]

Allan Derbyshire, der mit zwei anderen Langläufern unterwegs gewesen war, hatte Sevignys schwachen Hilferuf gehört: »Hilfe!

Ich bin von einer Lawine aus der Wand gerissen worden.« Hätte Derbyshire ihn nicht gehört, wäre Sevigny die ganze Nacht allein geblieben und mit ziemlicher Sicherheit gestorben, weil sich in der Umgebung keine anderen Skifahrer oder Bergsteiger befanden. Derbyshire fand ihn »in schlechter Verfassung umherwankend. ... Er war offenbar in einem kritischen Zustand.« Trotzdem war Sevigny »bei ziemlich klarem Verstand, als ich ihn fragte, was passiert sei, obwohl er blutüberströmt und eindeutig sehr geschwächt war und unter Schock stand«[19]. Seinen unsichtbaren Begleiter erwähnte Sevigny allerdings nicht. In einem Zeitungsinterview sagte Tim Auger, der Rettungsspezialist des Banff-Nationalparks, später, Sevigny »hatte großes Glück, dass er den Sturz überlebte und dann auch noch von Langläufern entdeckt wurde, die zufällig in der Gegend waren«[20]. Für Sevigny selbst war klar, dass er nicht nur Glück gehabt hatte, sondern noch etwas anderes an seiner Rettung beteiligt gewesen sein musste.

Der Eingang zu der Unterwasserhöhle war kaum breiter als ihre Schultern. Als Stephanie Schwabe hindurchglitt, fand sie sich in einer Welt, die nur wenige Menschen je gesehen haben, einer Welt vollkommener Dunkelheit, die jetzt von ihren Lampen hell erleuchtet wurde. Die kristallinen Wände der Höhle glitzerten wie Edelsteine. Knochenweiße Stalaktiten und Stalagmiten reckten sich zu ihr hin, während sie immer tiefer in die Mermaid's Lair an der Südseite der Grand-Bahama-Insel hineinschwamm, auf ihr Ziel zu, das fast 300 Meter entfernt in 30 Meter Tiefe lag. Trotz all seiner Fremdartigkeit war es für die 40-jährige Unterwasserforscherin, laut der Fachzeitschrift *Diver International* eine der besten Taucherinnen der Welt, ein Routinetauchgang – abgesehen von der Tatsache, dass sie dabei allein war.

Normalerweise tauchte Schwabe zusammen mit ihrem Mann, dem britischen Höhlenforscher Rob Palmer. Er hatte sich auf die »Blue Holes«, die »Blauen Löcher«, der Bahamas spezialisiert, ein System spektakulärer Unterwasserhöhlen, deren Name sich davon herleitet, dass das Wasser oberhalb der Vertiefungen im Meeresboden viel dunkler ist als das Blau des seichten Wassers drum herum. Es ist eine Welt aus skelettartigen Kalksteinzapfen und riesigen verborgenen Domen, nur von kleinen, farblosen Meereslebewesen bewohnt, von denen viele der Wissenschaft unbekannt sind.[21] Die meisten dieser Höhlen sind bis heute unerforscht. Eine Ausnahme war die Mermaid's Lair, eine sich waagerecht ausdehnende Höhle. Palmer und Schwabe hatten sie schon früher gemeinsam erkundet, nicht aber an jenem Tag, denn Palmer war tot. Einige Monate zuvor war er nach einem Tauchgang im Roten Meer nicht zurückgekommen. Seine Frau musste deshalb ihre anspruchsvolle und zugleich gefährliche Arbeit, die Erforschung der unterirdischen Höhlensysteme der Bahamas, allein fortsetzen.

Es war Ende August 1997, und Schwabe, von Beruf Geomikrobiologin, wollte in der Höhle Sedimentproben für einen anderen Wissenschaftler sammeln, der Staub aus der Wüste Sahara untersuchte, welcher Jahrhunderte zuvor vom Wind über den Atlantischen Ozean getragen worden war und sich auf dem Grund der Mermaid's Lair abgelagert hatte. Der Tag hatte ihr bereits einen unangenehmen Zwischenfall beschert. Auf der Fahrt zum Tauchgelände hatte ein Giftbaum, der tags zuvor vom Sturm umgeknickt worden war, die Straße blockiert und die Forscherin zum Anhalten gezwungen. Während sie ihn mit aller Kraft beiseite schob, zog sie sich von den in dem Saft enthaltenen Alkaloiden schwere Hautreizungen zu. Sie beschloss, trotzdem weiterzufahren, stieg, nachdem sie ihr Ziel erreicht hatte, in ihren Neoprenanzug und begann ihren Tauchgang.

Sie war ganz darauf konzentriert, die Proben zu entnehmen und die Höhle dann gleich wieder zu verlassen.

Nachdem sie den Grund der Höhle erreicht hatte, war sie eine halbe Stunde mit dem Sammeln der roten Staubproben beschäftigt. Anschließend verstaute Schwabe ihre Geräte und blickte zum ersten Mal, seit sie dort unten angekommen war, auf. Im gleichen Moment bemerkte sie, dass ihre Führungsleine nicht zu sehen war. Sie suchte danach, anfangs gelassen, dann mit zunehmender Besorgnis, ohne sie zu finden. Höhlentauchen ist technisch besonders anspruchsvoll. Anders als bei anderen Taucharten kann der Taucher in einer Notlage nicht direkt zur Oberfläche aufsteigen, sondern muss häufig horizontal schwimmen, manchmal durch ein Labyrinth schmaler, verzweigter Gänge hindurch. Die Führungsleine ist äußerst wichtig, um aus solch komplexen, unter der Meeresoberfläche liegenden Höhlensystemen wieder herauszufinden. Sie stellt buchstäblich eine lebenswichtige Verbindung dar. Ohne sie kann ein Taucher schnell die Orientierung verlieren, bis ihm schließlich die Luft ausgeht und er erstickt.

Schwabe geriet immer mehr in Panik. Sie erkannte sofort den Fehler, der ihr unterlaufen war. Bei gemeinsamen Tauchgängen mit ihrem Mann hatte sie sich meist auf ihn verlassen, während er vorausgeschwommen war. Diesmal war sie aus Unachtsamkeit in das gewohnte alte Muster zurückgefallen und hatte nicht auf die Sicherungsleine geachtet. »Ich war bei meinem Tauchgang aus alter Gewohnheit davon ausgegangen, dass er dabei war.« Aber das war er schon seit Monaten nicht mehr. Sie war allein. Als sie den Luftvorrat ihrer Tauchflasche überprüfte, stellte sie fest, dass sie nur noch für zwanzig Minuten Luft hatte. Schwabes Panik verwandelte sich in Zorn. Sie bekam einen regelrechten Wutanfall, wurde zornig auf ihren Mann, weil er tot war, wobei das Gefühl des Verlusts genauso stark war wie ihre panische Angst. Sie ärgerte sich auch über sich selbst, weil sie »so dumm« gewesen war und einen so elementaren Tauchfehler gemacht hatte, der sie nun ihr Leben kosten konnte. »Obwohl ich noch so viel vorgehabt hatte, schloss ich in jenem Augenblick mit dem Leben ab. Ich stellte mich darauf ein, diese Welt zu verlassen. Ich war schrecklich deprimiert und vermisste Rob so sehr. Ich hatte damals von all dem Schmerz die Nase voll.«[22]

Dann, auf dem Höhepunkt ihrer Wut und Traurigkeit, so Schwabe, »spürte ich plötzlich, wie mir heiß wurde, und es kam mir vor, als hätte sich mein Gesichtsfeld erhellt.« Sie nahm deutlich die Gegenwart eines anderen Wesens wahr, ja, sie hatte nicht den geringsten Zweifel, dass sich noch jemand bei ihr in der Höhle befand. Sie glaubte, es sei ihr verstorbener Mann. Sie vermochte seine Stimme zu hören, die mit ihr kommunizierte. »Schon gut, Steffi, beruhige dich. Du weißt doch, wenn du fest daran glaubst, dass du es schaffen kannst, dann schaffst du es auch. Erinnerst du dich?« Das war etwas, was Palmer immer zu ihr gesagt hatte, wenn es innere Kräfte zu mobilisieren galt. Schwabe war über diese Intervention zwar verblüfft, doch sie war ihr eine Hilfe, und es gelang ihr, sich zu beruhigen. Sie setzte sich auf den Grund der Höhle und versuchte sich »klarzumachen, warum mein Hirn mir so etwas signalisierte«. Seit sie bemerkt hatte, dass sie ihre Sicherungsleine aus den Augen verloren hatte, war etwa eine Viertelstunde vergangen. Ihr Sauerstoffvorrat war fast verbraucht.

Als sie dann wieder nach oben blickte, tat sie es mit neuer Entschlossenheit und Ruhe. Sie suchte die Höhle systematisch mit den Augen ab, bis sie das Aufblitzen einer weißen Schnur zu sehen glaubte. Im gleichen Moment kam es ihr vor, als sei die Präsenz verschwunden. Schwabe war wieder allein in der Höhle. Sie sah erneut zu der Stelle hin, an der sie die Sicherungsleine hatte aufblitzen sehen, und da war sie auch. Schwabe schwamm sofort zu der Leine hin und folgte ihr entlang in Richtung Ausgang. Schließlich sah sie die blaue Öffnung, an der das Tageslicht in die Höhle schimmerte. »Heute war offenbar nicht der Tag, um zu sterben«, sagte sie sich. Sie hatte das Gefühl, von einem Geist gerettet worden zu sein, und war überzeugt, dass dieser Geist ihr verstorbener Mann war.

Die Beschreibungen von Ron DiFrancescos Begegnung im Südturm des World Trade Center, James Sevignys Begegnung am Fuße des Deltaform und Stephanie Schwabes Begegnung in der Mermaid's Lair der Grand-Bahama-Insel mögen höchst merkwürdig klingen, wie außergewöhnliche Sinnestäuschungen im Zustand der Überreizung. Das Erstaunliche jedoch ist Folgendes: Im Laufe der Jahre ist dieses Phänomen wieder und wieder aufgetreten, nicht nur bei Überlebenden des 11. September, bei Bergsteigern und Tauchern, sondern auch bei Polarforschern, Kriegsgefangenen, Einhandseglern, Schiffbrüchigen, Fliegern und Astronauten. Sie alle haben sich nicht nur aus traumatischen Situationen gerettet, sie erzählen auch verblüffend ähnliche Geschichten über die fühlbare Gegenwart eines unsichtbaren Begleiters und Helfers oder sogar »einer mächtigen Person«. Diese Präsenz vermittelte ihnen das Gefühl von Schutz, Erleichterung, Hoffnung und Lenkung, und die jeweilige Person war überzeugt davon, dass sie nicht allein war, sondern jemand ihr zur Seite stand, obwohl nach menschlichem Ermessen niemand hatte da sein *können*.

Es scheint da also etwas zu geben, was Menschen in Grenzsituationen widerfährt, und so seltsam es auch klingen mag, ist es trotz der mörderischen Strapazen, die sie ertragen mussten, etwas Wunderbares. Diese faszinierende Vorstellung – dass eine ungesehene Präsenz das Überleben von Menschen beeinflusst hat, die die Grenzen des Erträglichen erreicht haben – basiert auf den verblüffenden Zeugnissen von Dutzenden von Menschen, die extreme Gefahrensituationen überlebt haben. Alle, ob Männer oder Frauen, berichten, dass ihnen an einem kritischen Punkt ein zusätzlicher, unerklärlicher Freund erschien, der ihnen die Kraft verlieh, eine äußerst verzweifelte Situation zu überwinden. Diese Erscheinung hat einen Namen: Man nennt sie das »Dritter-Mann-Phänomen«.

Wenn der Geist unter Stress steht, ist er zu interessanten Tricks imstande. Im Alter von sieben Jahren hatte ich selbst einmal ein Erlebnis, das ich zu gern noch ein zweites Mal erlebt hätte. Ich begleitete meinen Vater K. W. Geiger, der als Geologe beim Alberta Research Council tätig war, auf einer Feldexkursion, bei der er die topografische Beschaffenheit des Grundgesteins im Süden der kanadischen Provinz Alberta untersuchte. Es war ein glühend heißer Sommertag, und wir gingen am grasbewachsenen Ufer des Oldman River entlang. Dann stiegen wir eine steile, ausgedörrte Uferböschung hinauf. Ein zarter Duft von Prärierosen lag in der windstillen Luft. Ich ging hinter meinem Vater her, als mich eine zusammengerollte Klapperschlange in Angriffsposition abrupt innehalten ließ.[23] Das Geräusch, das sie von sich gab, war alles andere als angenehm. Es ähnelte einer Babyrassel, hatte aber einen drohenden Unterton. Die Schlange lag unter einem vorstehenden Felsen, der ihr möglicherweise als Versteck diente. Das Schlimmste von allem war, dass sie sich zwischen meinem Vater und mir befand. Mein Vater war schon an ihr vorbei und stand nun über mir auf dem Uferdamm.

Ich bin mir heute nicht mehr sicher, was als Nächstes geschah, wie viel von meiner Erinnerung der Realität entspricht und wie viel auf die übersteigerte Phantasie eines Kindes zurückzuführen ist. Aber ich sehe alles sehr deutlich vor mir.

Zuerst war da ein Moment panischer Angst. Dann fand plötzlich eine Veränderung der physiologischen Perspektive statt. Ich fühlte mich von meiner unmittelbaren Situation distanziert und betrachtete die Szene aus einem anderen, eigentlich unmöglichen Blickwinkel. Ich war zwei Menschen an zwei Stellen gleichzeitig. Ich sah meinen Vater, und ich sah ein Kind, ein Kind, das nur ich selbst gewesen sein kann. Wenn nicht ich, wer dann? Doch ich sah die ganze Szene aus einiger Entfernung, als Beobachter. Die Zeit schien sich zu verlangsamen, doch zugleich war im Nu alles vorbei. Mein Vater packte den Jungen mit einem Arm, warf ihn mit scheinbar übermenschlicher Kraft über seine Schulter und brachte ihn so aus der Gefahrenzone. Es war ein unvergessliches Erlebnis – etwas, das sich unmöglich so abgespielt haben kann, wie es mir in Erinnerung ist. Oder doch? Alles was ich weiß, ist, dass in meiner Erinnerung an den Vorfall nicht zwei, sondern drei Personen anwesend waren.

Jahre später, bei der Lektüre von Sir Ernest Shackletons Expeditionsbeschreibung *South* (dt. *Südpol – 635 Tage im ewigen Eis*), stieß ich dann auf seinen seltsamen Bericht über eine ungesehene Präsenz, die sich bei seiner Flucht aus der Antarktis zu ihm gesellte, nachdem das Expeditionsschiff *Endurance* vom Eis zermalmt worden war. Dies ist die berühmteste aller Präsenz-Begegnungen. Shackletons Erlebnis war es auch, das dem Phänomen seinen Namen gab: der Dritte Mann. Als ich mich umzusehen begann, stieß ich bald auf weitere ähnliche Berichte. Sie unterschieden sich von meinem eigenen Erlebnis. Wilfrid Noyce erläuterte diesen Unterschied in seinem Buch *They Survived: A Study of the Will to Live*. Noyce, ein hervorragender und wagemutiger Bergsteiger, schildert darin, wie er beim Überwinden des Genfer Sporns am Mount Everest ohne künstlichen Sauerstoff plötzlich ein »Gefühl der Dualität« verspürte: »Ich war zwei Personen, wobei das obere Selbst ruhig war und von den Anstrengungen des keuchenden unteren Selbst vollkommen unberührt blieb.« Mein eigenes Kindheitserlebnis, das offenbar auf einer viel niedrigeren Schwelle ausgelöst worden war, schien ebenfalls solch ein Gefühl der Dualität gewesen zu sein. In ausgeprägteren Fällen, so Noyce, gibt das Phänomen einem jedoch Kraft, und »das zweite Selbst zieht die Kleidung eines anderen Menschen an«[24]. Dergleichen ist immer wieder geschehen, hoch oben in den Bergen, weit draußen auf dem offenen Meer, in den eisigen Einöden der Pole. Noyce hielt es für ein »zweites Selbst«. Es gibt jedoch viele andere Theorien. Manche behaupten, der Dritte Mann sei der Beweis für die Existenz eines Schutzengels. Andere sagen, er sei eine Halluzination. Und wieder andere sagen, er sei real. Was ist von alldem zu halten?

Ich wunderte mich, dass all diese Geschichten noch nie an einer Stelle zusammengetragen worden waren, und so begann ich sie zu sammeln.

Fünf Jahre lang setzte ich mich mit Überlebenden von lebensbedrohlichen Situationen in Verbindung, las handgeschriebene alte Tagebücher, durchforstete Entdeckungsberichte und Überlebensgeschichten in Büchern. Manchmal schienen zwar sämtliche Voraussetzungen für das Auslösen eines solchen Präsenz-Erlebnisses gegeben, doch in keinem veröffentlichten Bericht wurde etwas davon erwähnt. Sprach ich dann einen Überlebenden direkt darauf an – beispielsweise den britischen Bergsteiger Tony Streather, der am Haramosh im Himalaya dem Tod mit knapper Not entronnen war –, stellte sich heraus, dass es tatsächlich wieder geschehen war. Ein ungesehenes Wesen war ihm zu Hilfe gekommen.

Die Geschichten verblüfften mich immer mehr, und mir wurde langsam klar, dass hier eine Art Naturgeschichte der Abenteuer im Entstehen war, eine Aufzeichnung all der Katastrophen, die Menschen auf dem Eis, den Bergen, dem Meer, dem Land, in der Luft und im Weltraum widerfahren sind und die alle durch das rätselhafte Erscheinen eines Dritten Mannes miteinander verbunden sind. Mir ging nicht nur auf, dass ich damit über eine Bestandsaufnahme menschlicher Reaktionen auf extreme Gefahren verfügte, sondern zugleich über eine Dokumentation darüber, was man zum Überleben benötigt. Im Folgenden werden also einige der erstaunlichsten Überlebensgeschichten geschildert, die je erzählt worden sind. Wir alle sind von Geschichten über Menschen fasziniert, die dem Tod ein Schnippchen geschlagen haben, doch die Geschichten in diesem Buch tragen noch zu etwas anderem bei. Nur indem man diese Abenteuer noch einmal durchlebt, ist es möglich, die Frage zu beantworten, wer oder was der Dritte Mann nun eigentlich ist.

Wo es möglich war, habe ich die Schilderungen nach der Art der jeweiligen Unternehmung geordnet: Polarforscher, Bergsteiger, Einhandsegler, Schiffbrüchige, Flieger und Astronauten. Ich sollte auch erwähnen, dass dies nur eine Auswahl der besten Geschichten ist. Ich habe noch viele weitere gesammelt und beschlossen, die übrigen Geschichten in einer Online-Anthologie zusammenzufassen. Auf der Website www.thirdmanfactor.com werden nicht nur diese ganzen Geschichten vorgestellt, dort kann auch jeder seine persönlichen Erfahrungen oder Geschichten mitteilen, die er gelesen oder gehört hat.

All diesen Beispielen werden wichtige Anhaltspunkte entnommen – die fünf Grundvoraussetzungen für das Erscheinen des Dritten Mannes. Diese Voraussetzungen sind die Pathologie der Langeweile, das Vorhandensein multipler Auslöser, die Auswirkungen der Witwenschaft, der Musenfaktor und die Kraft des Retters. Alle zusammen helfen sie das Auftreten des Dritter-Mann-Phänomens zu erklären. Sie erklären jedoch weder den

Ursprung des Phänomens noch woher diese Kraft kommt. Im Laufe der Jahre sind verschiedene Theorien entwickelt worden, um das Dritter-Mann-Phänomen zu erklären, und in den einzelnen Kapiteln werden parallel zu den geschilderten Abenteuern jeweils entsprechende Erklärungsversuche vorgestellt. Die Versuche, das Phänomen zu verstehen, sind selbst wiederum eine Dokumentation der sich verändernden Vorstellungen der Menschen von sich selbst. Anfangs ist es der Schutzengel, es folgen die gespürte Gegenwart und die Schattengestalt. Während zunächst Geistliche, dann Psychologen und schließlich Neurologen Theorien über das Phänomen aufstellten, hat allmählich eine Verlagerung von außen nach innen stattgefunden, von Gott zur Seele und schließlich zum Gehirn.

Ob eine dieser Erklärungen letztendlich ausreicht, um das rätselhafte Phänomen hinreichend zu begründen, sei dahingestellt. Beim Zusammentragen all dieser Geschichten ist mir jedoch zumindest eines klar geworden: Der Dritte Mann verkörpert eine starke, reale Überlebenskraft. Die Fähigkeit, diese Energie zu nutzen, ist vielleicht der allerwichtigste Faktor, der darüber entscheidet, wer scheinbar Unüberwindliches überwindet und wer nicht.

Die Biologen haben einen Begriff für die Grenzen, die die physische Welt dem Menschen auferlegt: die »physiologische Grenze«[25]. An einem bestimmten Punkt kann der Organismus des Menschen bei sich verändernden Bedingungen nicht mehr funktionieren, und an einem noch kritischeren Punkt kann er nicht mehr überleben. Es ist eine Formel, die auf einer Reihe wissenschaftlicher Messungen basiert. Beispielsweise führt die Erhöhung der Kerntemperatur des Körpers um nur fünf Grad Celsius zu einem tödlichen Hitzschlag, nackte Haut erfriert bei minus 50 Grad Celsius binnen einer Minute. »Einfach ausgedrückt: Während der eine unter extremen Bedingungen stirbt, überlebt der andere nur darum, weil er einen größeren Lebenswillen hat«, schrieb Claude Piantadosi in seiner Studie *The Biology of Human Survival*.

Und doch, in diesen Geschichten – in Situationen, in denen die Lage aussichtslos oder der Tod unmittelbar bevorzustehen scheint – geschieht etwas Erstaunliches: Inmitten von Sorge, Angst, Blut, Traurigkeit, Erschöpfung, Qualen, Einsamkeit und Müdigkeit ist da eine ausgestreckte Hand – eine andere Existenz, die einem Menschen in Not eine »Energieübertragung, Ermutigung und instinktive Weisheit von einer scheinbar äußeren Quelle«[26] anbietet. Eine Präsenz erscheint, ein Dritter Mann, der einen, wie es der legendäre Bergsteiger Reinhold Messner ausdrückt, »aus dem Unmöglichen herausführt«[27].

Kapitel 2 Shackletons Engel

Vier Mitglieder der Transglobe-Expedition unter der Leitung von Sir Ranulph Fiennes errichteten auf der südpolaren Eisdecke am Fuße des Ryvingen ihr Lager und bereiteten sich innerlich auf die Trostlosigkeit eines antarktischen Winters vor. Sie montierten ihre vorgefertigten, lediglich mit Wellpappe isolierten Hütten: 25 Meter von der Haupthütte entfernt, die dem Expeditionsteam als Winterquartier diente, stellten sie die Generatorenhütte auf, 50 Meter dahinter die Funkhütte. Sie verankerten die Funkmasten im Boden, damit sie Windstößen standhielten, und waren zu Beginn des Monats darauf, im Februar 1980, bereit, dem Einbruch des antarktischen Winters mit seinen 24-stündigen Nächten und auf bis zu minus 45 Grad Celsius absinkenden Temperaturen entgegenzusehen. Hier, am Rande der antarktischen Hochebene, etwa 480 Kilometer im Landesinneren, würden sie acht Monate lang den Widrigkeiten des Winters trotzen müssen, bevor Fiennes etwas in Angriff nehmen konnte, was erst einmal zuvor – von dem britischen Polarforscher Sir Vivian Fuchs in den Jahren 1957/58 – unternommen worden war: die Durchquerung des antarktischen Kontinents als Teil einer Umrundung des Erdballs entlang seiner Polarachse ausschließlich auf dem Land- und Seeweg.

Fiennes' Ehefrau Virginia, Lady Fiennes, kurz »Ginnie« genannt, war als Basisleiterin und Funkerin der Expedition die Verbindung zur Außenwelt. Sie war zierlich gebaut, temperamentvoll und einfallsreich und konnte »starke Männer mit einem einzigen Blick aus ihren strahlend blauen Augen vor Schreck erbeben lassen«[1]. Wenn sich auf den Antennen ein dicker Eisüberzug gebildet hatte und die 60 Zentimeter langen Metallschrauben bei stürmischem Wind aus dem Boden gerissen wurden, sodass die Antennen lose hin und her schlackerten, war es Ginnie Fiennes' Aufgabe, dies wieder in Ordnung zu bringen. Eine Taschenlampe zwischen den Zähnen, mühte sie sich, ohne zu klagen, inmitten der Schneestürme ab, die Drähte wieder zu entwirren. Mit der Zeit führte die Dauerbelastung bei ihr zu Übermüdung, und die vielen Stunden allein draußen in der Dunkelheit und in der beengten Funkhütte trugen zu einem Gefühl allgemeinen Unbehagens bei. Häufig musste sie bei Schneesturm, in ein Sicherungsseil eingehängt, einen mit aufgeladenen Batterien beladenen Schlitten vom Wohnquartier zu ihrer Hütte ziehen. Die unbarmherzige Kälte und der Wind, dazu über viele Monate hinweg die nicht enden wollenden Polarnächte, die entweder stockdunkel oder vom Polar- oder Mondlicht nur schwach erleuchtet waren, verstärkten bei allen Mitgliedern des Teams die innere Unruhe und Verschlossenheit in ihrer totalen geografischen Abgeschiedenheit.

Im Mai ließ Oliver Shepard, ein Mitglied des Teams, Ginnie gegenüber beiläufig die Bemerkung fallen, er habe Schritte gehört, die ihm von der Generatorenhütte gefolgt seien. Er führte dies auf seine Einbildungskraft zurück; er war jedoch nicht der Einzige, der die Anwesenheit eines ungesehenen Begleiters spürte. Als Ginnie Fiennes einmal in die Haupthütte kam, sagte sie zu ihrem Mann: »Da ist irgendetwas.« Er entgegnete, das bilde sie sich nur ein, doch sie war nicht davon abzubringen:

»Ich meine nicht eine Gefahr, sondern ... eine *starke* Präsenz.«[2] Das unbestimmte Gefühl legte sich, die Situation normalisierte sich wieder, doch im Juni, während eines Sturms, nahm Ginnie in unmittelbarer Nähe wieder etwas wahr: »Es kam hinter der Funkhütte hervor und folgte mir zurück durch den Gang.« Das Wesen hatte zwar nichts Bedrohliches, war aber dennoch beunruhigend. Ranulph Fiennes glaubte, seine Frau habe »Angst, sie könnte es zu Gesicht bekommen«[3]. Von da an begleitete er sie des Öfteren, half ihr, den Schlitten zu ziehen, und blieb bei ihr in der Funkhütte. Er selbst nahm jedoch nie dergleichen wahr, und auch bei seiner Frau trat das Präsenzgefühl nicht auf, wenn er bei ihr war. Während sich der antarktische Winter hinzog, nahmen körperlicher und seelischer Stress immer mehr zu. Im Oktober beschrieb Fiennes seine Frau als »hundemüde und halluzinierend ... Von Zeit zu Zeit hört sie in der Dunkelheit ein Weinen und dicht hinter sich jemanden unverständliche Worte flüstern.«

Bis zum 29. Oktober war das schlimmste Wetter vorüber, und das Drei-Mann-Team von Ranulph Fiennes brach mit Schneemobilen zu seiner Antarktis-Durchquerung auf. Ginnie Fiennes und Simon Grimes, die mit dem Flugzeug zum Ryvingen-Camp eingeflogen worden waren, blieben vorläufig zurück, um die lebenswichtige Nachrichtenverbindung aufrechtzuerhalten, bis das Lager abgebaut werden würde. Während sich das Expeditionsteam dem Südpol näherte, diente die Station nun auch als Basis, von der aus auf dem Luftweg Treibstoffnachschub für die Schneemobile geholt werden konnte. Einmal, kurz vor der Schließung der Funkhütte, suchte Grimes diese allein auf. Er schrieb darüber in sein Tagebuch: »Keine Spur von Ginnies Geist, der Präsenz, die sie den Winter über gespürt hat ... Offenbar ein jüngerer Mann ... Nicht bösartig, einfach nur anwesend. Die langen Nächte allein in der Hütte haben wohl ihr Wahrnehmungsvermögen geschärft.« Grimes beschrieb die Hütte nun als »leer mit einer Aura. Während ich sie gründlich verschloss, wusste ich, dass ich auf keinen Fall noch einmal dorthin zurückkehren wollte.« Bevor er hinausging, hatte er an der Wand ein paar Kritzeleien bemerkt, die Ginnie mit drei verschiedenen Stiften – zu verschiedenen Zeitpunkten, nahm er an – dort angebracht hatte. Er fand die Worte »irgendwie ziemlich gruselig«:

Während Murmeltier- und Gibbonschreie
In den Ohren dröhnen
Brach der Geist von Ryvingen
In Tränen aus.

Warum bist du gekommen, um mich zu stören
nach all diesen Jahren
Ich werde dich heimsuchen und verhöhnen
Werde dich vertreiben.[4]

Das von Ginnie Fiennes wahrgenommene Phänomen ist auf dem antarktischen Kontinent nichts Ungewöhnliches. Von den ersten Südpol-Expeditionen wurden Fälle geschildert, wo Seeleute »beim Arbeiten in der Dunkelheit unvermittelt ihre Hacken und Spaten zu Boden warfen und sich fortan weigerten, das Schiff allein zu verlassen«, schrieb Raymond Priestley in seiner bahnbrechenden Analyse der Psychologie der Entdecker. Studien haben gezeigt, dass die extreme Kälte in den Polargebieten nur einen mäßigen Einfluss auf den psychischen Zustand der Menschen hat, die dort den Winter verbringen. Wie die Untersuchungen zeigen, stellt vielmehr die Monotonie – in Verbindung mit der Abgeschiedenheit und der Einsamkeit – die größte Belastung für die Besatzungsmitglieder antarktischer

Forschungsstationen dar. Das ist nicht überraschend. Menschen sind gesellige Wesen; und zwar in einem solchen Maße, dass Einzelhaft als die grausamste Bestrafung gilt. Wir sind so gesellig, dass wir selbst in der Einsamkeit »unsere Gedanken und Handlungen an einen unbestimmten Gefährten richten, der uns verstehen und zustimmen soll«[5].

Antarktische Winter werden unter Bedingungen verbracht, wo man zusammen allein ist, d.h. in einer kleinen, sozial völlig isolierten Gruppe. Studien haben ein Syndrom nachgewiesen, für das man den Begriff »Third-Quarter Phenomenon« (Phänomen des dritten Viertels) geprägt hat. Es tritt bei Menschen auf, die in solchen Umgebungen arbeiten. An isolierten Orten wie arktischen Wetterstationen und antarktischen Forschungsstationen ist nach Ablauf der ersten Hälfte eines längeren Aufenthalts eine deutliche Verschlechterung der seelischen Befindlichkeit feststellbar.[6] Der Tiefpunkt tritt im Verlauf des dritten Viertels eines Aufenthalts ein, unabhängig davon, ob sich der Aufenthalt über fünf Monate, ein Jahr oder einen anderen Zeitraum erstreckt. Wenn dies im Allgemeinen auch nicht so stark ausgeprägt ist, dass es zu psychischen Störungen kommt, treten bei manchen Leuten Symptome des »Überwinterungssyndroms« auf. Charakteristisch dafür sind leichte bis schwere Depressionen, Energielosigkeit, Apathie, Gereiztheit, die sich manchmal zu Wut steigert, chronische Schlaflosigkeit, Konzentrationsschwäche und in manchen Fällen eine Art Dämmerzustand, »Antarctic stare«[7] genannt, eine dissoziative Störung ähnlich der, die auch bei Katastrophen- oder Kriegsopfern vorkommt – »die Gedanken schweifen aus der gegenwärtigen Realität in eine diffuse Abwesenheit, wobei der Betroffene unfähig ist, sich an wichtige persönliche Informationen zu erinnern«[8]. Entsprechende Bedingungen können auch Erlebnisse wie jenes von Virginia Fiennes hervorrufen.

Im Mai 1986 befragte die junge Psychologin Jane Mocellin im Rahmen einer Studie über die Auswirkungen polarer und anderer extremer Umgebungen auf den Menschen eine Reihe von Mitarbeitern der argentinischen Antarktis-Forschungsstation Esperanza. Ihre Untersuchungen nahmen eine überraschende Wendung, als sie im Verlauf von zwanglosen Gesprächen erfuhr, dass einige der Männer in der Station eine Präsenz wahrgenommen hatten, was später vom dort stationierten Stabsarzt bestätigt wurde.[9] Diese Vorfälle hatten sich in den vier Monaten unmittelbar vor ihrem Interview zugetragen. Einer nach dem anderen schilderten die Männer, wie sie zu der Überzeugung gelangt waren, dass sich auf der Station ein unsichtbares Wesen befand. Sie nahmen es stets im Kraftwerksgebäude wahr, in dem alle 24 Stunden ein anderer Mitarbeiter Dienst hatte. Das Gebäude war von sämtlichen Bauten der Station am weitesten entfernt. Die Begegnungen ereigneten sich meist nachts. Ein Soldat schilderte, wie ihn »das intensive Gefühl beschlich, von jemandem beobachtet zu werden«, obwohl er allein in dem Gebäude war. Ein anderer Mitarbeiter, ein 27-jähriger Mechaniker, war überzeugt, dass er durchs Fenster beobachtet wurde. »Ich war allein, doch diese Empfindung war so stark, dass ich vor die Tür trat, um nachzusehen, ob dort jemand war.« Aber es war niemand da. Ein anderes Mal jedoch sah er tatsächlich ganz flüchtig eine »menschliche Gestalt, und zwar eine männliche«[10]. Ein anderer Mann hatte ein ähnliches Erlebnis. »Ich sah jemanden, der mich beobachtete ... Als ich aufstand und auf die Gestalt zuging, bewegte sie sich und verschwand aus meinem Gesichtsfeld.« Keiner von ihnen schilderte, dass er Angst gehabt habe, alle hatten einfach nur das Gefühl, Gesellschaft zu haben.

Mocellin sammelte ähnliche Berichte über »Präsenz-Halluzinationen« bei Mitgliedern eines chilenischen Antarktisteams und bei der Besatzung einer brasilianischen Wetterstation auf einer entlegenen tropischen Insel. In Zusammenarbeit mit Peter Suedfeld, einem Psychologieprofessor der University of British Columbia, veröffentlichte sie später in der wissenschaftlichen Fachzeitschrift *Environment and Behavior* eine wegweisende Studie über das Dritter-Mann-Phänomen. In ihrer Abhandlung »The ›Sensed Presence‹ in Unusual Environments« beschrieben Suedfeld und Mocellin einen wichtigen Unterschied zwischen Berichten wie jenem von Ginnie Fiennes über eine sich abseits haltende Präsenz, wie sie auch in den antarktischen Stationen erlebt wurde, und solchen von Menschen in lebensbedrohlichen Situationen: »In keinem einzigen Fall fand zwischen dem Betroffenen und dem Wesen eine Kommunikation statt oder wurde das Gefühl vermittelt, dass ihm Hilfe angeboten werde.«[11]

Was sich in den antarktischen Stationen zutrug, ist im Grunde gar nicht so ungewöhnlich. Das Gefühl der Anwesenheit von etwas Unsichtbarem wird viel häufiger erfahren als gemeinhin zugegeben. Laut Graham Reed, Psychologieprofessor an der York University in Toronto, kommt es häufig vor, dass »normale, gesunde Menschen unter bestimmten Bedingungen«[12] eine ungesehene Präsenz wahrnehmen. Fast jeder Mensch hat, wenn er allein war, schon einmal das Gefühl gehabt, jemand sei in seiner Nähe. Reed stellte fest, dass dieses Phänomen in ungewohnten Umgebungen häufig anzutreffen ist, aber auch in Alltagssituationen auftreten kann, in denen sinntragende Außenreize fehlen. Wenn man nachts allein nach Hause geht, überkommt einen oft das Gefühl, von jemandem verfolgt zu werden. Man versucht sich zu beruhigen und die Vorstellung zu verscheuchen, indem man sich sagt, man bilde sich alles nur ein, doch das Gefühl ist so stark, dass man sich trotzdem fast immer umsieht, um sich Gewissheit zu verschaffen. In einer Publikation wird eine Frau erwähnt, die immer spätabends von der Arbeit nach Hause gehen musste und, wenn sie die ruhige Straße entlangging, in der sie wohnte, »auf einmal Angst bekam, es könnte sie jemand überfallen. Gleich darauf stellte sich das Gefühl ein, dass ihr tatsächlich jemand folge. Sie ging schnellen Schrittes weiter und drehte sich nicht um, aus Furcht, dabei langsamer zu werden und von dem Verfolger eingeholt zu werden.«[13] Dies geschah, obwohl die Frau die ganze Zeit »genau wusste, dass ihr in Wirklichkeit niemand folgte«. In solchen Fällen spielen oft die Stille und die Dunkelheit eine Rolle. Beide stellen ein »unstrukturiertes Feld« dar, »das wie eine Leinwand fungieren kann«, auf die man seine augenblickliche Verfassung projiziert. In einem von einer solchen Umgebung hervorgerufenen Gemütszustand werden natürliche Phänomene wie ein Luftzug, Nebel, eine Wolke oder ein Echo mit Bedeutung erfüllt.

Das Gleiche geschieht auch in einer reizarmen Umgebung. Wissenschaftler haben Versuche gemacht, bei denen sich Probanden in einen Behälter mit körperwarmem Wasser begaben, in dem sie von jeglichen Außenreizen abgeschottet waren. Nach relativ kurzer Zeit, meist nach etwa einer Dreiviertelstunde, »beginnen völlig normale Menschen in dem von Sinnesreizen abgeschirmten Behälter etwas Seltsames zu tun. Wird die Bewusstseinsleinwand nicht mit sensorischen Bildern aus der Umgebung gefüllt, projiziert die Versuchsperson unwillkürlich ihre eigenen inneren Phantasien darauf.«[14] Bei Versuchen mit sensorischer Deprivation, d.h. dem völligen Entzug von Sinneseindrücken, zeigten sich Probanden häufig überzeugt, dass »noch jemand im Raum war«[15].

Es besteht kaum ein Zweifel darüber, so ein Schriftsteller, »dass in eine länger andauernde menschliche Einsamkeit mit ziemlicher Wahrscheinlichkeit seltsame und ungebetene Gäste eindringen«[16]. Häufig wird Gesellschaft, gleich welcher Art, regelrecht gesucht. Kinder gehen ungern zu Bett, wenn sie nicht die Stimmen ihrer Eltern, Musik oder Fernsehgeräusche hören können. Häufig bitten sie darum, dass eine Lampe eingeschaltet oder die Zimmertür einen Spalt offen gelassen wird. Gehen die Eltern nicht darauf ein, kann das beängstigende Folgen haben, wie in diesem Fallbeispiel eines Mädchens:

> ... zu einem bestimmten Zeitpunkt nach dem Abendessen wurde sie allein ins Bett geschickt, während die Erwachsenen im Esszimmer blieben. Um in ihr Zimmer zu gelangen, musste sie einen dunklen Flur durchqueren. Ihr wurde jedes Mal unheimlich, und es kam ihr so vor, als würde ihr jemand folgen und jeden Moment die Hand ausstrecken und sie an der Schulter berühren.[17]

Auch Erwachsene zeigen in bestimmten Situationen ähnliche Verhaltensweisen, beispielsweise wenn ein Ehepartner auf Geschäftsreise ist. Auf einmal darf der Hund, der normalerweise im Hausflur übernachten muss, mit ins eheliche Schlafzimmer. Menschen, die abends allein sind, versuchen die Stille durch Summen, Pfeifen, lautes Reden, Fernsehen oder mit Musik auszufüllen. Diese Handlungen »überdecken geringe Außenreize, die andernfalls als Zeichen einer fremden Anwesenheit gedeutet werden könnten«[18].

In der freien Natur können sich solche Effekte verstärken, »vor allem in Gegenden, in denen abwechslungsreiche Umgebungsreize fehlen: in den Bergen, im Dschungel, in Wüsten, auf Eisfeldern und dem Ozean«[19]. Sind Menschen wie zum Beispiel Bergsteiger, Trekker und Forscher auch nicht immer wirklich allein, sind sie doch, ähnlich wie die Mitarbeiter von Antarktis-Forschungsstationen, in einer kleinen Gruppe »zusammen allein« an einem abgeschiedenen Ort, an dem sie häufig durch große Entfernungen von anderen Menschen getrennt sind.[20] Wie an den polaren Außenposten ist das Gefühl einer Präsenz in diesen Fällen nicht mit Kommunikation oder Beistand verbunden. Es beschränkt sich auf ein vages, manchmal leicht beunruhigendes Gefühl, dass jemand in der Nähe ist. All diesen Situationen gemeinsam sind die geringen Umgebungsreize: Monotonie, Abgeschiedenheit und häufig das, was Graham Reed als »die Einsamkeit im Angesicht der Natur« bezeichnete. Die Polargebiete gehören von sämtlichen Gegenden der Erde zu den einsamsten.

Was genau es war, was Sir Ernest Shackleton und seinen Männern bei ihrer strapaziösen Durchquerung der Südpolarinsel Südgeorgien begegnete, ist eine Frage, die Historiker seither nicht losgelassen und Sonntagspredigten inspiriert hat. Auf Shackleton machte die Erscheinung den Eindruck, als sei sie nicht von dieser Welt, sondern die Manifestation einer höheren Macht. Sie trat gegen Ende der von dem Forschungsreisenden hochtrabend »The Imperial Trans-Antarctic Expedition« genannten Polarreise von 1914 bis 1916 auf, genau an dem Punkt, an dem sich entscheiden sollte, ob Shackleton und seine Männer überleben oder untergehen würden.

Im August 1914, nur wenige Tage bevor der Erste Weltkrieg mit seiner ganzen Zerstörungskraft über Europa hereinbrach, war Shackleton in See gestochen, um für Großbritannien mit der Durchquerung des antarktischen Kontinents einen großen Polarrekord zu erzielen. Um ein Haar hätte die Expedition in einer totalen Katastrophe geendet. Weil dies nicht geschah, ist Shackleton zur Legende geworden. Er war genau der richtige Mann für ein solches Unternehmen. Als jemand, der sich durch eigene Kraft emporgearbeitet hatte, verfügte Shackleton über

Zähigkeit, Willensstärke und einen unerschütterlichen Optimismus. Außerdem war er ein hemmungsloser Romantiker. Der Gedanke, Entdeckungsreisender zu werden, war ihm als 22-jähriger Matrose der Handelsmarine im Traum gekommen: »Ich gelobte mir, dass ich mich eines Tages in die Region von Eis und Schnee begeben und immer weiter gehen würde, bis ich schließlich zu einem der Pole der Erde gelangen würde.« Doch dieser, sein dritter Versuch am Südpol, fand ein vorzeitiges Ende. Das Expeditionsschiff *Endurance* hatte sich seinen Weg durch das immer weiter zufrierende Weddellmeer gebahnt und wurde vom Eis eingeschlossen, noch bevor Shackleton überhaupt von Bord gehen konnte, um mit der Durchquerung des antarktischen Kontinents zu beginnen.

Nachdem die *Endurance* fast zehn Monate lang im Eis dahingedriftet war, gab Shackleton am 27. Oktober 1915 den Befehl, das Schiff zu verlassen. »Sie war dem Untergang geweiht: Kein von Menschenhand gebautes Schiff hätte einem solchen Druck standhalten können. Ich gab den Befehl, dass sich sämtliche Männer hinaus auf die Eisscholle begeben sollten«, schrieb Shackleton. Das Geräusch des gegen den Schiffsrumpf drückenden Eises klang »wie die Schreie einer lebenden Kreatur«. Das Schiff verwandelte sich allmählich in ein Wrack. Die 28 Männer standen in 100 Meter Entfernung, Ausrüstungsgegenstände und Lebensmittelvorräte um sie herum aufgestapelt, während das Eis unter ihren Füßen knackte. Sie waren 1600 Kilometer und einen unermesslich weiten Ozean von der nächsten menschlichen Ansiedlung entfernt. Shackleton rief die Mannschaft zusammen und sagte ruhig und unbewegt: »Das Schiff und die Ausrüstung sind verloren – also werden wir jetzt nach Hause gehen.« Es war eine verzweifelte Situation. Einige Männer wurden, während sie sich auf ihrem Rückzug fünf Monate lang über das morsche, bucklige Eis ihren Weg suchten und dabei die Rettungsboote der *Endurance* hinter sich herzogen, von der misslichen Lage überwältigt: »Die Männer waren nicht normal, manche wollten Selbstmord begehen, und [Shackleton] musste sie mit Gewalt davon abhalten.«[21]

Am 9. April 1916, fünfzehn Monate nachdem das Schiff vom Packeis eingeschlossen worden war, entflohen die Männer dem Eis und schoben die Rettungsboote ins offene Meer. Ihre Gesundheit und ihre Moral waren bereits sehr angegriffen. Eng in den Booten zusammengedrängt, mussten sie nun gegen die schwere Dünung ankämpfen. Ihre Augen waren von der Salzgischt gerötet, ihre Lippen bluteten, ihre Gesichtshaut war fahl wie der Tod. Einige bekamen vom Verzehr ungekochten Hundefutters die Ruhr. Nachts sanken die Temperaturen weit unter den Gefrierpunkt. Sie waren unablässig Regen- und Schneeschauern ausgesetzt. Nach der dritten Nacht in den Booten zweifelte Shackleton daran, dass sämtliche Männer eine vierte Nacht überleben würden. Doch dann kamen die zerklüfteten Klippen von Elephant Island in Sicht, einer öden, unbewohnten Felsnase vor der Küste der Antarktischen Halbinsel. Dort legten sie an und wankten wie eine Horde Betrunkener an den Strand. Auf ihren Gesichtern lag ein düsterer, gequälter Ausdruck. Frank Hurley, der Fotograf der Expedition, schrieb: »Viele der Männer waren zeitweilig geistig verwirrt und liefen ziellos umher; andere zitterten, wie von Schüttellähmung gepackt.« Weil Shackleton bewusst war, dass keinerlei Hoffnung bestand, von einer Suchexpedition gefunden zu werden, beschloss er, den Großteil seiner Mannschaft auf Elephant Island zurückzulassen und mit fünf Männern in einem der kleinen, zum Walfang benutzten Boote, das er die *James Caird* nannte, weiterzusegeln und sich den extremen Gefahren des Ozeans südlich von Kap Hoorn auszusetzen, »dem ungestümsten Gewässer der Erde«. Sein Ziel war eine Walfangstation auf der britischen Besitzung Südgeorgien in mehr als 1100 Kilometer Entfernung, die immer noch innerhalb der antarktischen Konvergenz gelegen ist, einer Zone mit gegenläufigen Meeresströmungen und im Einflussbereich gewaltiger Tiefdruckwirbel, die sich durch die Drake-Passage pressen und ein extremes, unberechenbares Wetter zur Folge haben. Shackleton kündigte seine Entscheidung am 19. April an und schrieb später in seinem Bericht: »Ich wurde zu dem Entschluss gezwungen, dass eine Bootsfahrt unumgänglich war, um Hilfe zu holen ... Die Gefahren ... waren offenkundig.«

Siebzehn Tage lang waren die sechs Männer Stürmen, Schneeschauern und starkem Seegang ausgesetzt. Die meisten litten unter Seekrankheit, alle waren völlig durchnässt und froren erbärmlich. Nach dem dritten Tag begannen sich die ersten Zeichen von Erfrierungen zu zeigen, ihre Füße und Beine nahmen eine »leichenblasse« Farbe an und »wurden an der Oberfläche gefühllos«. Die einzige vorübergehende Erlösung von der Kälte war ihr Schlafabteil, ein »Kerkerloch« von ungefähr zwei Metern Länge und anderthalb Metern Breite, in das sich jeweils drei Männer gleichzeitig hineinzwängten, eingemummt in feuchte Schlafsäcke aus Rentierfell. Sie lagen auf Vorratskisten und Kieselsteinsäcken, die als Ballast dienten, und wurden dabei immer wieder aus dem unruhigen Schlaf gerissen, während ihre »unglückseligen Körper bei starkem Seegang auf und nieder geworfen wurden«. Kapitän Frank Worsley, der die *Endurance* befehligt hatte, schreckte einmal nach Luft schnappend auf, weil er geträumt hatte, er sei bei lebendigem Leibe begraben worden. Zu allem Übel ging auch noch ein kleines Fass Trinkwasser über Bord, und weil sie nicht genügend zu trinken hatten, litten alle an quälendem Durst. Im weiteren Verlauf ihrer Fahrt wurde die Tagesration auf eine winzige Menge brackigen Wassers pro Mann reduziert. Am sechsten

Tag notierte Worsley: »Unsere armen Jungs zündeten sich ihre Pfeifen an – ihr einziger Trost –, denn wir konnten wegen des brennenden Durstes nichts mehr essen.« Shackleton selbst schrieb: »Der Durst wurde unerträglich... Wassermangel ist von allen Entbehrungen, zu denen man verdammt werden kann, die allerschlimmste.« Damit hatte er recht: Während der Mensch mehrere Wochen ohne Nahrung überleben kann, kann er höchstens etwa vier Tage ohne Wasser auskommen. »Alle sehr durstig, und alle brauchen dringend Schlaf«, schrieb Worsley in sein Logbuch. »Einige von unseren Leuten scheinen kurz vor dem Zusammenbruch zu sein.«

Die äußeren Bedingungen waren noch schlimmer: Auf dem Schiff bildete sich eine so dicke Eisschicht, dass es zu kentern drohte, und die Männer mussten sich dabei abwechseln, das Eis mit einem Zimmermannsbeil abzuhacken. Als es einmal nach einem Wetterumschwung aussah, rief Shackleton den anderen zu: »Jungs, der Himmel hellt sich auf!« Doch einen Augenblick später schrie er erschrocken: »Um Gottes willen, haltet euch fest! Sie hat uns gleich erreicht!« Was Shackleton für einen schmalen Streifen klaren Himmels gehalten hatte, der besseres Wetter ankündigte, war in Wirklichkeit der weiße Kamm einer gewaltigen Woge, die möglicherweise von einem abgebrochenen Eisberg ausgelöst worden war. Das Boot lief halb voll Wasser, das sie aus Leibeskräften ausschöpfen mussten, um nicht zu ertrinken.

Sie bewältigten nicht nur die unmittelbare Krise, es gelang ihnen dank einer navigatorischen Meisterleistung Worsleys auch, inmitten eines Orkans, der sie auf die Felsen zuzutreiben drohte, Südgeorgien zu erreichen. Neun Stunden lang kämpften sie gegen den Sturm an, bevor sie endlich Land erreichten. »Wir waren kurz vor dem Ende«, so Henry McNeish, der Schiffszimmermann. Übermüdet, mit ausgetrockneten Mündern und vom Durst geschwollenen Zungen, waren sie inzwischen auch völlig ausgehungert. Sobald sie das Boot ans Ufer gezogen hatten, sanken sie an einem kleinen Bach auf die Knie und schlürften gierig wie wilde Tiere das kristallklare Wasser. Sie schafften es kaum noch, ihre Schlafsäcke auszuladen, so taub waren ihre Gliedmaßen, nachdem sie mehr als zwei Wochen permanent vom kalten Meerwasser durchnässt gewesen waren.

Ihre Reise war noch immer nicht vorüber. Ihr Ziel, die Walfangstation Stromness, lag auf der gegenüberliegenden Seite der Insel. Wegen des stürmischen Wetters und der tückischen Küstenlinie kam jedoch eine weitere Bootsfahrt nicht infrage. Shackleton beschloss, die Insel auf dem Landwege zu durchqueren, eine Strecke von 38 Kilometern Luftlinie. Dies würde zugleich der Versuch sein, zum ersten Mal das gebirgige Innere der Insel Südgeorgien zu durchqueren. Zwei Gebirgszüge mit mehr als einem Dutzend über 2000 Meter hoher Gipfel, die alle von Eisfeldern und gewaltigen Gletschern umgeben sind, formen das Rückgrat der Insel. Die ersten Tage rührten sie sich wegen des rauen Wetters jedoch nicht vom Fleck. Sie nutzten die Zeit, um sich von der Bootsreise zu erholen, tranken Süßwasser und aßen das zarte Fleisch von Albatros-Küken.

Am 19. Mai 1916 um 3 Uhr morgens brachen schließlich Shackleton, Worsley und Tom Crean, der Zweite Offizier, nachdem sie McNeish die Verantwortung für die anderen Männer und das Boot übertragen hatten, zu der beschwerlichen Überquerung der Bergketten und Gletscher auf. Als der Forscher Duncan Carse in den 1950er-Jahren ihren Weg zurückverfolgte, war er anschließend voller Hochachtung für ihren Mut: »Sie mussten sich Hals über Kopf und notgedrungen zu diesem Marsch aufmachen, nachdem sie bereits unendlich viel durchgemacht hatten, ausgehungert und von all den Strapazen ausgelaugt waren und nichts mehr besaßen als die abgetragenen Kleider an ihrem

Leib.« Außer einem 15 Meter langen Seil und dem Zimmermannsbeil als Ersatz für einen Eispickel verfügten sie über keinerlei Bergsteigerausrüstung. »Ein schnelles Vorankommen auf dem direkten Weg, ungeachtet aller Gefahren, war ihre einzige Chance. Sie durften einfach nicht scheitern, weil ›zweiundzwanzig Männer auf die Hilfe warteten, die wir allein ihnen verschaffen konnten‹«[22], zitierte Carse Shackleton.

Die drei Männer marschierten im Mondlicht und im Nebel. In das Seil eingebunden, stiegen sie vorsichtig die Bergflanken empor, bahnten sich um Gletscherspalten herum und über Schneefelder hinweg ihren Weg. Ihre Essensrationen waren schmal, und sie verzichteten so gut wie ganz auf Schlaf. Zweimal gingen sie den Trident, einen riesigen Gebirgskamm an, mussten aber jedes Mal umkehren, weil nirgendwo eine Abstiegsmöglichkeit auszumachen war. Als sie schließlich nach einem Umweg auf einem anderen vereisten Grat standen, fiel das Gelände dort so steil ab, dass sie das Ende des Hanges nicht erkennen konnten. Als eine dichte Nebelbank von hinten über sie hinwegzuziehen drohte, beschlossen sie, den Sprung ins Ungewisse zu wagen. »Es gab jetzt kein Zurück mehr«, schrieb Shackleton, und Worsley stellte später fest: »Noch nie im Leben habe ich solche Angst gehabt wie in jenen ersten 30 Sekunden. Wir schossen mit einer ungeheuren Geschwindigkeit hinunter. Ich glaube, uns allen stockte bei diesem haarsträubenden Rutsch in die Dunkelheit der Atem.« An diesem Punkt waren sie die Einzigen, die wussten, wo sich die restlichen Mitglieder der Expedition befanden. Wären sie in den Tod gestürzt, wären wohl sämtliche Expeditionsmitglieder verloren gewesen. Sie aber stellten das Schicksal auf die Probe, schossen innerhalb von ein paar Minuten einen Abhang von 275 Metern Höhe hinunter – und überlebten. Unten angekommen, klopften sie sich den Schnee ab und schüttelten einander die Hand. Als sie zurückblickten, sahen sie lange, graue Nebelstreifen über dem Grat auftauchen, geradezu »als wollten Finger nach den Eindringlingen in diese unbetretene Wildnis greifen. Aber wir waren ihnen entkommen.«

Nachdem sie schon den ganzen Tag ohne Unterbrechung auf den Beinen gewesen waren, marschierten sie auch die ganze Nacht hindurch weiter, anfangs in fast völliger Dunkelheit, bis am Himmel der Vollmond aufstieg und ihnen einen silbernen Pfad ausleuchtete. Sie erreichten Fortuna Bay, das sie zunächst für Stromness, das Ziel ihres Marsches, hielten, merkten aber bald, dass sie sich geirrt hatten. Erschöpft und durchgefroren – einer von ihnen litt inzwischen an Erfrierungen – legten sie am Morgen des 20. Mai gegen 5 Uhr eine Ruhepause ein. Sie hatten kein Zelt, ihre Kleider waren völlig zerlumpt, und so legten sie die Arme umeinander, um sich gegenseitig zu wärmen. Binnen weniger Minuten waren Worsley und Crean eingeschlafen. Shackleton schrieb: »Mir wurde klar, dass es verhängnisvoll war, wenn wir alle gleichzeitig schliefen, denn der Schlaf geht unter solchen Umständen unmerklich in den Tod über.« Er wartete fünf Minuten, dann schüttelte er die beiden wach und sagte ihnen, sie hätten eine halbe Stunde geschlafen. Und dann gab er Befehl zum Aufbruch. »Während wir drei, überwiegend schweigend, weitermarschierten, wuchsen wir zu einer engen Gemeinschaft zusammen«[23], befand Shackleton im Nachhinein.

Gegen 6.30 Uhr meinte Shackleton den Klang einer Dampfpfeife zu hören, eine halbe Stunde später hörten es die anderen auch. »Keiner von uns hatte jemals lieblichere Musik vernommen«, schrieb Shackleton. Sie marschierten weiter und erreichten schließlich einen letzten Grat, hinter dem sie endlich Stromness Bay erblickten. In der Ferne kam ein Walfangboot in Sicht, außerdem winzige Gestalten, die sich zwischen den Gebäuden hin und her bewegten. Die drei Männer blieben stehen und schüttelten einander die Hand. Als sie schließlich in die Walfangstation hineinwankten, sahen sie kaum noch wie zivilisierte Menschen aus. Ihre Bärte waren lang, ihr Haar völlig verfilzt, ihre Gesichter schwarz, ihre Kleidung schmutzig und zerlumpt. Die ersten drei Menschen, denen sie begegneten, wichen erschrocken zurück. Ein Vorarbeiter brachte sie schließlich zum Haus des Stationsleiters, den Shackleton kannte. »Ja, bitte?«, sagte der Leiter. »Erkennen Sie mich denn nicht?«, fragte Shackleton. Der Leiter antwortete unsicher, dass ihm seine Stimme bekannt vorkomme, verwechselte den zugewachsenen und streng riechenden Besucher, der da an seiner Tür stand, jedoch mit jemand anderem. »Mein Name ist Shackleton«, sagte der Fremde schließlich.

Ein Walfangschiff wurde losgeschickt, um die drei auf der anderen Seite der Insel zurückgebliebenen Männer abzuholen, und auch die restliche Mannschaft auf Elephant Island wurde schließlich gerettet. Sämtliche Besatzungsmitglieder der *Endurance* überlebten das Martyrium. Thomas Hans Orde-Lees, einer der Männer, die auf Elephant Island zurückgeblieben waren und ein erfahrener Bergsteiger, schrieb später: »Shackleton hatte immer wieder offen zugegeben, dass er kein Bergsteiger sei. Wie es ihm, Worsley und Crean dann später gelingen konnte, Südgeorgien zu durchqueren, wird mir immer ein Rätsel bleiben.« Das Geschehene ließ sie alle nicht unberührt. In seinem 1919 veröffentlichten Expeditionsbericht *Südpol – 635 Tage im ewigen Eis* paraphrasierte Shackleton einige Verse eines Gedichts von Robert Service[24]: »Wir hatten die Hülle der Äußerlichkeit durchstoßen. Wir hatten ›gelitten, gehungert und triumphiert, waren auf allen vieren gekrochen und hatten doch nach dem Ruhm gegriffen, waren an der Größe des Ganzen gewachsen‹. Wir hatten Gott in seiner ganzen Herrlichkeit erblickt, hatten die gewaltige Stimme der Natur vernommen. Wir waren zur nackten menschlichen Seele vorgedrungen.«

Für Shackleton war die mörderische Überfahrt von Elephant Island zur Walfangstation auf Südgeorgien rückblickend das wichtigste Ereignis seines Lebens, etwas, das sogar seine größte geografische Leistung übertraf – seinen 1909 erzielten Rekord am Südpol. Bei dieser Expedition war er bis auf 156 Kilometer an den Südpol herangekommen, eine Leistung, für die er in den Ritterstand erhoben worden war. Für die Imperial Trans-Antarctic Expedition erhielt Shackleton zwar keine Polarmedaille, es war ihm dabei aber etwas viel Größeres gelungen: Er hatte es geschafft, andere Menschen über scheinbar unüberwindliche Hindernisse zu führen, als es ums nackte Überleben ging. Die Durchquerung Südgeorgiens war der letzte Akt zur Rettung der Expedition.

Während Shackleton mit großer Sorgfalt seinen Bericht über die Reise verfasste, betonte er immer wieder: »Da ist vieles, was niemals erzählt werden kann.«[25] Beim Diktieren seiner Geschichte kämpfte er deutlich mit etwas Unausgesprochenem. Im Haus von Leonard Tripp, einem Freund und Vertrauten in Heretaunga in der Nähe von Wellington, Neuseeland, versuchte der Forschungsreisende damit ins Reine zu kommen. Tripp hörte zu, als Shackleton dem Journalisten Edward Saunders, der als sein Sekretär fungierte, die Geschichte erzählte, und war verwundert über das, was er hörte. Während Shackleton diktierte, ging er im Zimmer auf und ab und geriet selten ins Stocken, doch ab und zu bat er Saunders, eine Stelle zu markieren, weil er nicht das richtige Wort gefunden hatte. Tripp sagte über Shackleton: »Während ich ihn ansah, schien sein ganzes Gesicht anzuschwellen – und er hatte ja ohnehin schon ein breites Gesicht.« Shackleton sagte mit Tränen in den Augen: »Tripp, du weißt nicht, was ich durchgemacht habe, und ich mache gerade alles noch einmal durch, aber ich schaffe es nicht.« Als beabsichtige er zu gehen, verließ er das Zimmer und zündete sich eine Zigarette an, doch nach einer Weile kam er wieder herein. Das geschah mehrere Male. »Man konnte deutlich sehen, dass der Mann litt, und schließlich erwähnte er den vierten Mann«[26], so Tripp.

In seinem Buch verdeutlichte Shackleton seinen inneren Kampf mit einem Zitat des Dichters Keats[27]:

> Man spürt »die Unzulänglichkeit menschlicher Worte, die Grobheit der Sprache der Sterblichen«, wenn man versucht, das Nichtgreifbare zu beschreiben, aber ein Bericht über unsere Fahrten und Märsche wäre unvollständig ohne die Erwähnung von etwas, das uns im Innersten berührte.[28]

Er offenbarte, dass er bei diesem letzten und schlimmsten seiner Kämpfe das durchdringende Gefühl gehabt habe, sie würden von etwas Außergewöhnlichem begleitet:

> Wenn ich an diese Tage zurückdenke, so habe ich keinen Zweifel daran, dass die Vorsehung uns geleitet hat, nicht nur über die Schneefelder, sondern auch über die sturmgepeitschte See zwischen Elephant Island und unserem Landeplatz auf Südgeorgien. Auf dem langen, kräftezehrenden 36-stündigen Marsch über die namenlosen Berge und Gletscher Südgeorgiens hatte ich oft das Gefühl, wir seien zu viert, nicht zu dritt.[29]

Den anderen gegenüber hatte er nichts davon gesagt, doch drei Wochen später erzählte Worsley von sich aus: »Boss, ich hatte auf dem Marsch das komische Gefühl, dass noch jemand bei uns war.« Crean gestand später ein, das Gleiche empfunden zu haben. Jeder der drei Männer war unabhängig von den anderen zu dem gleichen Schluss gekommen: dass sie in Begleitung eines anderen Wesens gewesen waren.

Anfangs erwähnte Shackleton diese vierte Präsenz niemandem gegenüber, und die entsprechende Passage, die er in Tripps Gegenwart seinem Sekretär Saunders diktierte, ist in der Originalfassung von 1917 nicht enthalten. Aus diesem Grund und weil dieses Erlebnis auch in keinem anderen Originaldokument Erwähnung fand, zog man die Möglichkeit in Betracht, dass die Begegnung mit der Präsenz eine »Erfindung sei, um der Geschichte vor der Drucklegung einen Hauch Spiritualität zu verleihen«[30]. In einer Shackleton-Biografie wurde tatsächlich behauptet, die Präsenz stelle nichts weiter dar als »einen Versuch vonseiten Shackletons, in einer Zeit nationaler Gefühle öffentliches Aufsehen zu erregen, indem er seinen eigenen ›Engel von Mons‹ erschuf«[31].

Hierbei handelt es sich um eine Anspielung auf einen Bericht über den Ersten Weltkrieg, demzufolge der britischen Armee bei ihrem Rückzug von Mons im August 1914 Engel erschienen waren, um sie zu beschützen. Der Historiker A.J.P. Taylor schrieb über Mons, es sei das einzige Schlachtfeld, auf dem »mehr oder weniger glaubwürdig von einer übernatürlichen Intervention auf britischer Seite berichtet wurde«[32]. Der Obergefreite A. Johnstone, der bei den Royal Engineers gedient hatte, bestätigte der Londoner *Evening News* in einem Schreiben vom 11. August 1915, dass den im Rückzug befindlichen Truppen engelhafte Reiter erschienen seien:

> Ich entsinne mich, wie ich mich zu meinen Kameraden umdrehte und sagte: ›Gott sei Dank! Jetzt sind wir nicht mehr weit von Paris entfernt. Seht, dort drüben ist die französische Kavallerie.‹ Auch sie sahen die Reiter ganz deutlich,

> doch als wir näher kamen, verschwanden sie zu unserer Überraschung, und es waren nur noch weiße Nebelbänke zu sehen, durch die Baumgruppen und Sträucher hindurchschimmerten …

Johnstone zufolge waren er und seine Kameraden mit lediglich einer halben Stunde Pause einen ganzen Tag und eine ganze Nacht hindurch marschiert. Vom Feind bedroht und an Hunger, Schlafmangel und Erschöpfung leidend, waren sie in höchster Gefahr. Wie Johnstone schrieb, »marschierten sie, vor Müdigkeit körperlich und geistig völlig am Ende, ganz mechanisch die Straße entlang und brabbelten im schieren Delirium allen möglichen Unsinn vor sich hin«. Daraus wurde gefolgert, dass sie vermutlich »wegen extremer Übermüdung einer Sinnestäuschung erlegen seien«[33]. Die Erschöpfung und die Belastungen, denen die britischen Soldaten in Mons ausgesetzt waren, weisen eine starke Ähnlichkeit zu dem auf, was Shackletons Mannschaft durchgemacht hatte; das spricht dafür, dass die genannte Passage in seiner Reiseerzählung nicht etwa eine fiktive Ausschmückung ist, sondern eine ähnliche Reaktion auf extreme Bedingungen dokumentiert.

Tatsächlich taucht der ungesehene Begleiter auf einem Extrablatt mit der Aufschrift »Anmerkung« auf, geschrieben mit einer anderen Schreibmaschine als der, mit der Shackletons Originalmanuskript getippt wurde. Offenbar hielt er die Passage anfangs zurück und entschloss sich erst später, sie in die Endfassung einzufügen.[34] Shackleton meinte: »Man konnte so etwas nicht schreiben … über diesen geheimnisvollen Vierten auf unserem Marsch. Trotzdem war er ein zentraler Teil.«[35] Möglicherweise hat er es bereut, eine so zutiefst persönliche Erfahrung überhaupt öffentlich erwähnt zu haben: »Gelegentlich sprach er geringschätzig oder peinlich berührt davon.«[36] Dennoch redete er später bei einigen seiner öffentlichen Vorträge darüber, und die Zuhörer waren stets fasziniert. Ein Teilnehmer an einem Bankett zu Shackletons Ehren erinnerte sich: »Man hätte eine Stecknadel fallen hören können, als Sir Ernest von seiner Wahrnehmung eines göttlichen Begleiters auf seinem Marsch sprach.«[37] Das Erlebnis erregte damals auch Aufsehen auf der Kanzel. Frank W. Boreham, ein Baptistenpfarrer und populärer Autor, war einer von vielen Geistlichen, die Shackletons vierte Präsenz mit einer Bibelstelle, Daniel 3,24–5, in Verbindung brachten:

> Da erschrak der König Nebukadnezar; er sprang auf und fragte seine Räte: »Haben wir nicht drei Männer gefesselt ins Feuer geworfen?« Sie gaben dem König zur Antwort: »Gewiss, König!« Er erwiderte: »Ich sehe aber vier Männer frei im Feuer umhergehen. Sie sind unversehrt, und der Vierte sieht aus wie Gottes Sohn.«

Borehams Kommentar dazu ist nicht überraschend: »Ob es nun Flammen sind oder Frost, das macht keinen Unterschied. Eine Tatsache, die sich in einem Zeitalter in einem Feuerofen bewahrheiten kann, kann dies in einem anderen Zeitalter genauso gut inmitten von Feldern aus Eis und Schnee tun«, schrieb er[38] und fügte hinzu: »und der Vierte sieht aus wie Gottes Sohn!«

War die Präsenz auf Südgeorgien die lenkende, schützende Hand des göttlichen Begleiters oder, wie Boreham behauptete, »Gottes Sohn«? Ist der Allmächtige eingeschritten, um den drei zerlumpten Polarforschern den rettenden Weg zu weisen? Oder war es etwas anderes? Historiker haben in ihren Darstellungen von Shackletons Expedition die Vermutung geäußert, dass es eine Art kollektive Halluzination gewesen sein könnte, dass die »Strapazen so groß waren, dass sich ihr Bewusstsein trübte«[39].

Oder dass »es wahrscheinlich eine auf Dehydration zurückzuführende Halluzination war«[40]. Shackletons Biograf Roland Huntford schrieb: »Sie waren dehydriert und gerieten in diesem Zustand in die Halbwelt, wo physische und geistige Phänomene aufeinandertreffen ... Sinnestäuschungen schwebten in der Luft, Schatten wurden zu Geistern. Sie bildeten sich ein, ungesehene Gefährten an ihrer Seite zu haben.«[41] Der Schriftsteller Harold Begbie berichtete im Londoner *Daily Telegraph* über ein Gespräch mit Shackleton:

> »In Ihrem Buch erwähnen Sie eine Vierte Präsenz.«
> Er nickte.
> »Möchten Sie darüber sprechen?«
> Er wurde sofort unruhig und befangen. »Nein«, antwortete er, »keiner möchte über so etwas reden. Es gibt Dinge, über die man nicht sprechen kann. Auch nur die leiseste Andeutung darüber kommt einem Sakrileg gefährlich nahe. Diese Erfahrung fällt eindeutig darunter.«[42]

Am 4. Januar 1922 kam Shackleton mit der *Quest*, einem ehemaligen Robbenfängerschiff, ein weiteres Mal in Südgeorgien an. Welchem Zweck die neue Expedition dienen sollte, war nicht genau definiert; sie hatte lediglich die allgemeine Zielsetzung, die Antarktis auf der Suche nach unentdeckten Inseln zu umschiffen. Zu Shackletons Mannschaft gehörten acht der Besatzungsmitglieder seiner *Endurance*-Expedition, darunter auch Worsley. Während die *Quest* die Küste von Südgeorgien entlangsegelte, deuteten Shackleton und Worsley »aufgeregt wie zwei Kinder« auf die Stellen, die sie bei ihrem Marsch über die Insel hatten überqueren müssen. Die *Quest* ging schließlich am King Edward Point östlich von Stromness vor Anker. »Es ist ein sehr merkwürdiger Ort«, schrieb Shackleton in jener Nacht in sein Tagebuch. »Im dunkelnden Zwielicht sah ich einen einsamen Stern wie ein Juwel über der Bucht glitzern.« In den frühen Morgenstunden des 5. Januar erlag Shackleton im Alter von nur 47 Jahren einem Herzanfall. Er wurde auf dem Walfängerfriedhof in Grytviken auf Südgeorgien beigesetzt, auf der Insel, wo er mit der göttlichen Vorsehung in Berührung gekommen war.

In Darstellungen, die sich auf Shackletons ungesehenen Begleiter auf Südgeorgien beziehen, ist seltsamerweise nicht von einem vierten Gefährten – Shackleton, Worsley, Crean und einer geheimnisvollen Gestalt – die Rede, sondern vom »dritten Mann«[43]. Der Grund dafür ist T. S. Eliots Anspielung darauf in seinem 1922 geschriebenen Gedicht *The Waste Land*, dem wohl berühmtesten Gedicht in englischer Sprache. Dort heißt es:

Wer ist der Dritte, der ständig neben Dir geht?
Wenn ich zähle, sind da nur Du und ich
Doch wenn ich die weiße Straße hinaufblicke
Geht immer noch ein Anderer neben Dir her.

In seinen Anmerkungen zu diesem Gedicht schrieb Eliot, dass ihn ein Bericht über eine Antarktis-Expedition zu diesen Versen inspiriert habe, »ich habe vergessen, welcher, vermute aber, dass es einer von Shackleton war«[44]. Der angloamerikanische Dichter war fasziniert von der Vorstellung, dass eine »Gruppe von Entdeckungsreisenden, als sie am Ende ihrer Kräfte waren, ständig die Trugwahrnehmung hatte, dass ein Mitglied mehr anwesend war, als in Wirklichkeit gezählt werden konnte«. Daher also hat das ungesehene Wesen, das im Mittelpunkt dieses Buches steht, seinen Namen – der Dritte Mann. Wissenschaftler bezeichnen das Phänomen mal als »gespürte Präsenz«, als »lebhaftes Gegenwartsempfinden«, »imaginäre Schattengestalt«

oder »Phantomgefährten«. Manifestationen dieser wohlmeinenden Kraft sind jedoch unter der Bezeichnung »der Dritte Mann« weitaus bekannter geworden. Der Bergsteiger Doug Scott, der im Jahr 1975 zusammen mit Dougal Haston die Erstdurchsteigung der Südwestwand des Everest unternahm, erklärte es folgendermaßen: »Dies ist das Dritter-Mann-Syndrom: sich vorzustellen, dass jemand neben dir geht, eine beruhigende Präsenz, die dir sagt, was du als Nächstes tun sollst, und die so stark sein kann wie eine Stimme in deiner Brust.«[45]

Sir Ernest Shackleton nahm das Wesen genauso real und deutlich wahr wie eine Person aus Fleisch und Blut. Und es war nicht nur irgendeine Person. An einem Punkt ihres Lebens, an dem er und seine beiden Gefährten der Hilfe und der Ermutigung eines Freundes am meisten bedurften, waren sie imstande, einen solchen scheinbar aus dem Nichts heraufzubeschwören. Wie sie und unzählige andere vor und nach ihnen das zustande gebracht haben, ist das Geheimnis des Dritten Mannes.

Was genau war es also, wodurch das Gefühl einer Gegenwart wie jenes, von dem in antarktischen Stationen berichtet wurde, in ein Instrument der Hoffnung, verkörpert durch den Dritten Mann, verwandelt wurde? Woran liegt es, dass manche Präsenzbegegnungen in Polarregionen – wie beispielsweise die von Ginnie Fiennes und den Argentiniern – den Betroffenen nicht das Gefühl vermittelten, ihnen werde Hilfe oder Leitung angeboten, während dies bei Shackleton der Fall war? Die Grundvoraussetzungen – extreme Isolation und die monotone Polarlandschaft – waren ähnlich, doch Shackletons Situation war komplizierter. Für ihn kam zu diesen Faktoren noch akuter Stress hinzu. Er befand sich in einer verzweifelten Lage, in der es um Leben und Tod ging. Dieser zusätzliche Faktor veränderte das Wesen der Erfahrung dramatisch und verstärkte den Effekt.

Shackleton maß seiner Begegnung mit einer Präsenz eine spirituelle Bedeutung bei, hielt sie für eine Manifestation der göttlichen Vorsehung. Wenn er davon sprach, tat er es stets mit Ehrfurcht. Was er erlebt hatte, ging viel tiefer als das vage Gefühl einer Präsenz, das viele von uns kennen – beispielsweise die plötzlich aufkommende Angst, wenn wir nachts allein eine verlassene Straße entlanggehen. Das Empfinden einer Präsenz scheint viel intensiver zu sein, wenn der emotionale oder affektive Zustand ebenfalls intensiver ist. Die Kraft des Dritten Mannes scheint sich in direktem Verhältnis zum Erregungsgrad der betroffenen Person zu verstärken. Warum begegnete Shackleton ein mächtiger, wohlmeinender Helfer, anderen jedoch nicht? Weil er, anders als Ginnie Fiennes und die Argentinier, unbedingt einen brauchte.

Kapitel 3 Die Geister zeigen sich in der Öffentlichkeit

In den Jahrzehnten unmittelbar vor und nach Shackletons mystischem Erlebnis auf Südgeorgien gab es eine Flut von Berichten über Begegnungen mit dem Dritten Mann. Sie ereigneten sich unter extremen – aber auch extrem unterschiedlichen – Bedingungen auf der ganzen Welt. Einige der in diesem Kapitel beschriebenen Fälle waren damals so bekannt wie seinerzeit das Erlebnis von Shackleton. Dass Frank Smythe am Mount Everest seinen Pfefferminzriegel mit seinem »Gefährten« teilen wollte, ist beispielsweise der bekannteste Fall des Dritter-Mann-Phänomens in Verbindung mit einem Bergsteiger. Joshua Slocums Begegnung mit einem Phantomsegler bei seinem Versuch, die erste Einhand-Weltumsegelung zu machen, ging damals durch die Presse und ist auch heute noch vielen Seglern bekannt. Henry Hugh Gordon Dacre Stoker, ein U-Boot-Kommandant der Royal Australian Navy, veröffentlichte ein Buch über seine Kriegserlebnisse, in dessen Zentrum eine flüchtige, ungesehene Präsenz steht. Von anderen Präsenzerlebnissen hingegen erfuhr die allgemeine Öffentlichkeit nichts. Die geheimnisvolle Gestalt, der A.F.R. »Sandy« Wollaston aus dem Dschungel Neuguineas in die Sicherheit folgte, oder die übernatürliche Präsenz, die William Laird McKinlay im antarktischen Eis wahrnahm, waren nur dem exklusiven Kreis der

Forscher bekannt, die diese Gegenwartsempfindungen erlebt hatten.

Forschungsreisen hatte man schon seit Jahrhunderten unternommen, doch nun tauchten plötzlich überall Leute mit Dritter-Mann-Geschichten auf. Irgendetwas musste sich verändert haben. Vielleicht war es die Art der Entdeckungsfahrten selbst. Statt mit großen Schiffen und einer kompletten Mannschaft oder riesigen Kolonnen Soldaten reisten die Forscher nun immer öfter allein oder in kleinen Gruppen »zusammen allein«. Vielleicht war das, was sich gewandelt hatte, auch die Bereitschaft der Forschungsreisenden, ihre seltsamen Erlebnisse öffentlich zu machen, etwas, was wenige Jahrzehnte zuvor noch undenkbar gewesen wäre. Die gewissenhaft abgefassten Berichte britischer Forschungsreisender des 19. Jahrhunderts beispielsweise waren dazu gedacht, der Admiralität durch ihren überragenden Sachverstand zu imponieren. Das Letzte, was sie ihren hohen Vorgesetzten gegenüber hätten preisgeben wollen, wäre der »Besuch« eines Phantomgefährten gewesen. Was auch immer der Grund gewesen sein mag, etwas hatte sich jedenfalls verändert. Ende des 19. Jahrhunderts und in den ersten Jahrzehnten des 20. Jahrhunderts begannen die Geister, sich öffentlich zu zeigen.

Am 1. Juni 1933 krochen Frank Smythe und Eric Shipton am Mount Everest in 8351 Meter Höhe aus ihrem Zelt. Ein Schneesturm, bei dem man kaum die Hand vor Augen sah, hatte sie gezwungen, zwei Nächte in Lager VI in der »Todeszone« auszuharren. Höhen über 8000 Meter sind selbst für akklimatisierte Bergsteiger gefährlich, und diese haben mittlerweile gelernt, die Dauer der Ausgesetztheit zu begrenzen, indem sie vor dem Gipfelgang in niedrigeren Höhen übernachten. 1933 hatte die Ära des Höhenbergsteigens jedoch eben erst begonnen. Der körperliche Zustand von Smythe und Shipton hatte sich infolge der extremen Höhe, Sauerstoff- und Schlafmangels sowie unzureichender Verpflegung binnen kurzer Zeit drastisch verschlechtert. Die beiden begannen sich Sorgen zu machen, wie lange sie das noch aushalten würden. Nach der zweiten Nacht beruhigte sich das Wetter jedoch, und sie beschlossen, ihren Gipfelversuch zu wagen. Smythe war überzeugt, dass jeder, der sie beim Verlassen des Lagers beobachtet hätte, zu dem Schluss gekommen wäre, sie »gehörten ins Krankenhaus«, so schwach waren sie.

Ganz langsam und mit häufigen Verschnaufpausen stiegen sie diagonal einen sanft ansteigenden Hang, der Shipton an ein Dach erinnerte, hinauf in Richtung des Großen Couloirs. Trotzdem fühlte er sich »furchtbar schlapp«, und als sie die Steilstufe »First Step« auf dem Nordgrat des Everest in 8500 Meter Höhe erreichten, hörte Smythe hinter sich ein lautes Stöhnen. Als er sich umdrehte, sah er, wie Shipton sich schwer auf seinen Eispickel stützte. Einen Augenblick später sank er zu Boden und kündigte an, er könne nicht mehr weiter. Die vierte britische Everest-Expedition, die als ein groß angelegter, bis ins kleinste Detail geplanter Angriff im Militärstil begonnen hatte, war auf einen einzigen Mann zusammengeschrumpft. Frank Smythe war für diese Aufgabe eigentlich alles andere als der geeignete Kandidat. Er war 1927 wegen Dienstuntauglichkeit aus der Royal Air Force entlassen worden, hatte einen Herzfehler und war deshalb nicht sonderlich fit. Nichtsdestotrotz war er ein geschickter und resoluter Bergsteiger, und nun war er ganz auf sich allein gestellt.

Nachdem Shipton zurückgegangen war, erreichte Smythe wenig später einen Bereich mit frischem Pulverschnee. Weil die neue Schicht sein Gewicht nicht trug, sank er bei jedem Schritt tief ein, was den Aufstieg ernorm erschwerte. Dennoch setzte er seinen Weg unbeirrt fort und erreichte schließlich das Große Couloir. Bis zum Gipfel des Mount Everest waren es nur noch 300 Höhenmeter, doch Smythe kamen sie wie 1000 Kilometer vor. Er schrieb später, dass ihn »ein Gefühl der Hoffnungslosigkeit und Erschöpfung überkam«. Von der Anstrengung zitterten ihm die Glieder, und er keuchte schwer. Sein Herz hämmerte bis in den Hals hinauf. In dieser Verfassung kamen ihm die technischen Schwierigkeiten des weiteren Aufstiegs unüberwindlich vor. Smythe fühlte sich wie »ein Gefangener, der vergeblich versucht, aus einer riesigen Senke herauszukommen, die von kerkerartigen Wänden eingeschlossen ist. Wohin ich auch blickte, sahen feindselige Felsen finster auf meine hilflosen Ausbruchsversuche herab.«[1]

Einmal glitt er aus und verlor so unvermittelt den Halt, dass »mein träges Hirn keine Zeit hatte, einen Angstschauder zu registrieren«. Smythe konnte sich nur zufällig retten, weil sein Eispickel fest in einer Spalte steckte und sein Gewicht hielt. Erst später ging ihm richtig auf, in welch großer Gefahr er sich in jenem Moment befunden hatte. Er stieg nun »in einem seltsam abwesenden Geisteszustand weiter. Es kam mir fast vor, als sähe ein Teil von mir dem anderen Teil zu, wie er sich abmühte. So ein Abstumpfen der Sinne ist auf die Verbindung von Sauerstoffmangel und Müdigkeit zurückzuführen, hauptsächlich jedoch auf Sauerstoffmangel.«[2] Smythe verglich seinen Zustand mit dem eines betrunkenen Autofahrers. Er versuchte weiterzusteigen, wobei er mit den Händen Stufen in den Schnee schaufelte. Es war eine mühselige Arbeit; bald war er an dem Punkt, wo er sich eingestehen musste: »Ich kann nicht mehr.« Eine Weile stand er allein an der »Grenze zwischen Leben und Tod«, in einer Höhe, die kein Mensch je zuvor erreicht hatte. »Die letzten 1000 Fuß am Everest sind nichts für Wesen aus Fleisch und Blut«, wie er es später ausdrückte.

Dann stieg Smythe bis zu einem breiten Felsvorsprung ab und legte dort eine Pause ein:

> Als ich den Felsvorsprung erreichte, dachte ich, ich sollte besser etwas essen, um bei Kräften zu bleiben. Das Einzige, was ich mitgenommen hatte, war ein Riegel »Kendal Mint Cake«. Ich holte ihn aus der Tasche, zerbrach ihn gewissenhaft in zwei Teile und drehte mich mit der einen Hälfte in der Hand um, um sie meinem »Gefährten« anzubieten.[3]

Seit Shipton zurückgegangen war und er sich allein weiter hinaufkämpfte, hatte Smythe ständig das »seltsame Gefühl ..., dass ich von jemandem begleitet wurde«. Ihm war diese Vorstellung selbst peinlich, und er erwähnte, so Smythe, dieses Phänomen nur »nach großem Zögern« in seinem offiziellen Bericht, und das auch nur auf Wunsch von Hugh Ruttledge, dem Expeditionsleiter:

> Während ich allein weiterstieg, hatte ich die ganze Zeit intensiv das Gefühl, dass ich von einer zweiten Person begleitet wurde. Dieses Gefühl war so stark, dass es die Einsamkeit, die ich andernfalls empfunden hätte, vollkommen auslöschte. Es kam mir sogar so vor, als wäre ich mit meinem »Gefährten« durch ein Seil verbunden und dass »er« mich halten würde, wenn ich ausrutschte. Ich weiß noch, dass ich ständig über meine Schulter blickte.[4]

Er betonte, dass ihm sein ungesehener Begleiter Kraft gab und ein Gefühl von Sicherheit vermittelte: »In seiner Gesellschaft konnte ich mich nicht einsam fühlen, noch konnte mir irgendetwas passieren. Er war immer da, um mir bei meinem einsamen Aufstieg über die schneebedeckten Platten zur Seite zu stehen.« In dem Augenblick, als er der Präsenz die Hälfte des Pfefferminzriegels anbot, sei sie, schrieb Smythe, »so nahe und so stark« gewesen, dass es »fast ein Schock war, als ich feststellte, dass da gar niemand war«. Seinem Gefühl nach waren die Absichten seines Gefährten ganz klar:

> Diese »Präsenz« schien mir stark, gütig und hilfsbereit zu sein; erst als Lager VI in Sicht kam, riss die Verbindung, die mich, wie mir damals schien, mit dem Jenseits verband, und obwohl Shipton und das Lager nur noch ein paar Meter entfernt waren, fühlte ich mich plötzlich allein.[5]

Smythe schrieb später, dass seine Begegnung mit der Präsenz »keineswegs einzigartig war, sondern in der Vergangenheit von einsamen Wanderern nicht nur in den Bergen, sondern auch in öden Wüsten und in Polarregionen erlebt wurde«. Er verwies auf den Dritten Mann, den Shackleton und seine Gefährten bei der Durchquerung Südgeorgiens wahrgenommen hatten. »Es war ein weiterer ›Jemand‹ in der Gruppe«, so drückte Smythe es aus. Er hätte auch den Chirurgen Howard Somervell erwähnen können, der im Rahmen der britischen Everest-Expedition des Jahres 1924 einen Gipfelversuch unternommen hatte. »Ich habe am Berg häufig die Anwesenheit eines Gefährten gespürt, der nicht zu unserer irdischen Bergsteigergruppe gehörte«[6], schrieb Somervell. Das vielleicht beste Beispiel dafür, wie weit verbreitet dieses Phänomen ist, wartete im Zelt von Lager VI auf Smythe. 1930 – drei Jahre vor Smythes Gegenwartsempfinden am Everest – war nämlich auch seinem Gefährten Eric Shipton am Mount Kenya, Afrikas zweithöchstem Gipfel, schon einmal eine solche Präsenz begegnet. Shipton war mit dem Bergsteiger H. W. »Bill« Tilman unterwegs, und beim Abstieg hatte Shipton »das seltsame Gefühl…, dass unsere Seilschaft ein weiteres Mitglied hatte – dass wir nicht zu zweit waren, sondern zu dritt«[7]. Später gestand er ein, dass er »bei beschwerlichen Bergtouren immer dieses Gefühl«[8] habe. Shipton machte sich keine Gedanken darüber, was die Ursache für diesen ungesehenen Begleiter sein mochte. Auch Frank Smythe nicht, der lediglich feststellte, dass »man in den Bergen unter körperlichem und psychischem Stress die seltsamsten Dinge erlebt«.

Nicht nur in den Bergen. Joshua Slocum war nach einem kurzen Aufenthalt auf den Azoren gerade auf dem Weg nach Gibraltar – der ersten Teilstrecke seines Versuchs, als erster Mensch allein die Welt zu umsegeln –, als seine zwölf Meter lange Schaluppe *Spray* in einen heftigen Sturm geriet. Die Gerätschaften auf dem Deck wurden von den Windböen »wie Meeresschaumflocken« herumgewirbelt. Zu allem Unglück bekam Slocum plötzlich furchtbare Magenschmerzen, offenbar von einer Lebensmittelvergiftung. In seiner Kajüte, nicht weit vom Steuerrad entfernt, sank er zu Boden. Kurz darauf wurde er dann von einem »seltsamen Gast« besucht, der, so glaubte Slocum, ihm 48 Stunden lang half, die *Spray* durch den gefährlichen Sturm zu steuern, während er selbst außer Gefecht gesetzt war:

> Ich fiel ins Delirium. Als ich wieder zu mir kam, nachdem ich, wie ich glaubte, in Ohnmacht gefallen war, merkte ich, dass die Schaluppe in die hochgehende See eintauchte, und als ich aus dem Niedergang blickte, sah ich zu meinem Erstaunen einen hochgewachsenen Mann am Steuer stehen. Mit fester Hand hielt er die Speichen des Steuerrads umklammert.[9]

Bevor er krank wurde, hatte den 51-jährigen ehemaligen Kapitän der Handelsmarine und eingebürgerten U.S.-Amerikaner (er stammte aus Nova Scotia, Kanada) das Gefühl durchdringender Einsamkeit befallen, ein »Gefühl der Verlassenheit, das sich nicht vertreiben ließ«. Er hatte es sich angewöhnt, laut mit sich selbst zu sprechen und Befehle zu erteilen, als befände sich eine Crew an Bord. Einmal brüllte er aus seiner Kajüte einem imaginären Steuermann zu: »Na, macht sie gute Fahrt?« und dann: »Ist sie auf Kurs?« Als er keine Antwort erhielt, »wurde mir meine Lage umso deutlicher bewusst. Meine Stimme klang hohl in der leeren Luft, und ich gab das laute Sprechen auf.« Stattdessen vertrieb sich Slocum Zeiten, in denen es nichts zu tun gab, mit der Lektüre von Washington Irvings Buch *Das Leben des Kolumbus*.

Doch dann, inmitten des schweren Sturms und ernsthaft krank, kam Slocum zu der Überzeugung, dass wirklich noch jemand an Bord war. Seiner Beschreibung nach sah der Seemann »altertümlich« aus, Slocum glaubte, es sei vielleicht der Lotse von Kolumbus' *Pinta*. Seine anfängliche Beunruhigung legte sich rasch, als ihm der überraschende Besucher versicherte: »Ich möchte Ihnen nichts zuleide tun.« Ja, er sagte sogar, er sei »gekommen, um Ihnen behilflich zu sein. Bleiben Sie ruhig liegen ... ich werde Ihr Schiff heute Nacht steuern.« Riesige Wellen schossen über die *Spray* hinweg und donnerten gegen die Schiffskajüte, doch Slocum hatte keine Angst.

Als es ihm wieder besserging und der Sturm abflaute, stellte er fest, dass die *Spray* »immer noch auf Kurs war und ... wie ein Rennpferd dahinschoss«. Die Schaluppe hatte in der Nacht bei hohem Seegang 145 Kilometer zurückgelegt und war immer noch auf dem geplanten Kurs nach Gibraltar. Von dort schickte Slocum dem *Boston Globe* einen Bericht über seine absonderliche Begegnung, der am 14. Oktober 1895 unter der Schlagzeile

»Gespenst auf der *Spray*« erschien. Slocum schrieb: »Wenn jemals ein Mann am Steuerrad eines Schiffes stand, dann hat die ganze Nacht hindurch einer am Steuerrad der *Spray* gestanden. Das war für mich ein klarer Fall.« Der Phantom-Seemann habe ihm, so Slocum, »das Gefühl vermittelt, in Gegenwart eines Freundes und eines sehr erfahrenen Seemannes zu sein«. Er sei »dem fremden Seemann der Nacht aufrichtig dankbar«[10].

Im Verlauf seiner weiteren Reise spürte Slocum die Gegenwart des »unsichtbaren Steuermanns« noch mehrere Male. Einmal wurde er durch einen Warnruf geweckt, der es ihm ermöglichte, in einem Sturm am Kap Hoorn mit knapper Not einer Katastrophe zu entkommen. Sogar auf der letzten Etappe seiner historischen Fahrt, als er entlang der Ostküste der USA auf seinen Heimathafen zusegelte, tauchte die Präsenz wieder auf: während eines Gewitters, bei dem »Hagelkörner auf die *Spray* niederprasselten und Blitze in so schneller Abfolge aus den Wolken zuckten, dass der ganze Himmel erhellt war«. Obwohl Slocum, wie er schrieb, »unsäglich müde« war, gelang es ihm, die Schaluppe auf die Küste zuzusteuern und dem Schlimmsten zu entkommen. »Nach diesem Sturm sah ich den Lotsen der *Pinta* nicht mehr«, stellte Slocum fest. Am 27. Juni 1898 erreichte er Newport, Rhode Island, und hatte damit das Ende seiner außergewöhnlichen Fahrt erreicht.

Im Jahr 1913 nahm William Laird McKinlay an Bord eines Forschungsschiffes auf dem Nordpolarmeer eine Präsenz wahr. McKinlay schrieb darüber in seinem Bericht über die Katastrophe, in der die *Karluk*, das Führungsschiff der kanadischen Arktisexpedition von 1913 bis 1918 des Forschers und Völkerkundlers Vilhjalmur Stefansson, zerstört wurde. Stefansson, der die Arktis schon oft bereist und jahrelang unter den Inuit gelebt hatte, hatte deren Lebensstil angenommen und ernährte sich ausschließlich von rohem Fleisch. Zweck seiner Expedition war die kartografische Erfassung der Gegend nördlich von Alaska und des westlichen kanadischen Festlands, doch das Forschungsschiff wurde in der Beaufortsee vor der Nordküste Alaskas im Eis eingeschlossen. Stefanssons Verhalten von diesem Punkt an hat seinen Ruf nachhaltig beschädigt. Er ging von Bord, um auf dem Festland Karibus zu jagen, und sagte der Besatzung, er werde in zehn Tagen zurück sein. In der Zwischenzeit driftete das Schiff im Eis unkontrolliert weiter, und statt Hilfe zu suchen, setzte Stefansson – was vielleicht von Anfang an seine Absicht gewesen war – seine Erkundungen einfach mit dem Schlitten fort und überließ die *Karluk* und ihre Besatzung ihrem Schicksal.

McKinlay, ein 25-jähriger Lehrer aus Glasgow, der als Magnetiker und Meteorologe in das Expeditionsteam berufen worden war, war noch nie in der Arktis gewesen, und es hätte in ihm auch niemand einen Polarforscher vermutet. Er war ein kränkliches Kind gewesen und noch im Erwachsenenalter schmächtig, bleichgesichtig und ein lebensferner Bücherwurm. Seine Körpergröße wurde großzügig auf 1,62 Meter geschätzt und brachte ihm den Spitznamen »Klein-Mac« ein. Doch der äußere Eindruck kann trügen, und McKinlay fand eine Quelle enormer Kraft, die ihm zur Seite stand.

Zum ersten Mal nahm er eine Präsenz wahr, als der 25-köpfigen Besatzung der *Karluk* ihre prekäre Lage voll bewusst geworden war. Ein heftiger Sturm peitschte um das Schiff, dessen Rumpf im Eis festgefroren war. Sie waren der extremen Helligkeit blendender Schneestürme ausgesetzt, dann setzte die Winterdunkelheit ein. Die Kälte war extrem. McKinlay schrieb: »Das Gefühl der Unsicherheit, das der Sturm noch verschlimmerte, wurde durch die unheimliche Dunkelheit weiter verstärkt.« Am 5. Oktober 1913 trat eine kurze Wetterbesserung ein, die McKinlay nutzte, um ins Freie zu gehen. Er saß allein da und beobachtete das spektakuläre Naturschauspiel der Nordlichter:

> Mit einem Schlag nahm ich etwas Neues und Seltsames wahr, das Bewusstsein einer »Präsenz«, ein Gefühl, dass ich nicht allein war. »Gefühl« ist nicht das richtige Wort dafür; es hatte mit den Sinnen überhaupt nichts zu tun, es war einfach nur eine Wahrnehmung. H.G. Wells schrieb: »Nachts und in seltenen einsamen Augenblicken verspüre ich manchmal eine Art Verbundenheit meiner selbst mit etwas Großem, das nicht mein Selbst ist.« Vielleicht hatte ich gerade ein ähnliches Erlebnis, ich weiß es nicht. Es ging vorbei.[11]

Im Dezember hatte McKinlay wieder ein solches Erlebnis. Die Situation an Bord der *Karluk* war inzwischen äußerst kritisch. Das Schiff war noch immer eingeschlossen, und von Tag zu Tag wurde klarer, dass es dem Eis nicht entkommen würde, welches in einer Kakofonie knirschender, quietschender und grollender Geräusche mit zunehmender Gewalt gegen den Schiffsrumpf drückte. Die belastende Situation zermürbte die gesamte Mannschaft, einige der Männer schmiedeten sogar ein Komplott gegen den Schiffskapitän Robert Bartlett. Einer der Männer benahm sich ganz sonderbar: Wenn er angesprochen wurde, antwortete er nicht, als ob er taubstumm wäre. Wenn er aber allein war, sang er laut vor sich hin und redete mit sich selbst und den Schlittenhunden. Die Essensrationen waren drastisch reduziert worden. Die Männer bauten sich auf der Eisscholle Schneehäuser und nähten in aller Eile Tierhäute zu Kleidungsstücken zusammen, um sich gegen die Kälte schützen zu können, wenn das Unvermeidliche eintrat und sie das Schiff aufgeben und aufs Eis hinaus müssten. In dieser zermürbenden

Phase machte McKinlay einmal bei Vollmond einen Spaziergang auf dem Eis und blieb etwa 100 Meter vom Schiff entfernt stehen:

> Ein weiteres Mal nahm ich etwas wahr, das ich nur als eine Präsenz beschreiben kann. Sie versetzte mich in eine euphorische Stimmung, die jenseits aller irdischen Gefühle lag. Als das Gefühl nachließ und ich wieder zum Schiff zurückging, war ich vollkommen überzeugt, dass kein Agnostiker, kein Skeptiker, kein Atheist, kein Humanist und kein Zweifler mir jemals die Gewissheit würde rauben können, dass Gott existierte. Welche Widrigkeiten die Zukunft auch bereithalten, was für ein Schicksal mir im Norden auch beschieden sein mochte, ich war überaus glücklich, hierher gekommen zu sein.

Seine Begegnung mit einer Präsenz hatte McKinlay für das Martyrium gestärkt, das schließlich am frühen Morgen des 10. Januar 1914 mit einem gewaltigen Ruck, der durch das ganze Schiff ging, begann. Durch ein großes Leck in der Backbordseite strömte Wasser ein. Die Besatzung musste das Schiff verlassen. Es war ein schrecklicher Augenblick, noch verschlimmert durch die Polarnacht und den heftigen Sturm, der den Schnee mit einer Windgeschwindigkeit von 80 Stundenkilometern über das Eis peitschte. Als das Schiff zu sinken begann, legte Bartlett, der in den letzten Stunden, bevor sie die *Karluk* aufgeben mussten, an Bord geblieben war, auf dem Grammofon Chopins »Trauermarsch« auf.

Nachdem die kanadische blaue Schiffsflagge schließlich im Wasser verschwunden war, zogen sich die Männer in ihre Schneehäuser zurück und begannen ihren Rückzug zu planen. Vier Männer machten sich sodann zu einem Marsch über das Eis in Richtung Wrangel Island auf, um dort am Strand ein Lager einzurichten. Sie wurden niemals wieder gesehen. Kurz nach ihnen trottete auch der Rest der geschlagenen Schiffsmannschaft über die schwankenden Eisschollen in Richtung Wrangel Island. Von dort aus startete Bartlett mit einem Begleiter zu einer riskanten 1100 Kilometer langen Fahrt mit dem Hundeschlitten, zunächst südwärts nach Sibirien und dann östlich über die Beringstraße nach Alaska, um Hilfe zu holen. Die Lage der Zurückgebliebenen verschlimmerte sich mit dem größer werdenden Hunger, dem Ausbruch von Krankheiten und zunehmender Verzweiflung noch mehr. Als schließlich Hilfe eintraf, waren elf Mitglieder der Mannschaft gestorben – acht auf den tückischen Eisschollen, zwei an Hunger und Krankheit, und einer hatte sich umgebracht. McKinlay hingegen hatte etwas, das ihm half, die Katastrophe »fest und aufrecht« durchzustehen.

In den Jahren 1912/13 fuhr eine Expedition 80 Kilometer den Utakwa in Neuguinea hinauf und kämpfte sich dann zu Fuß weiter durch den dichten Dschungel, um das bis dahin unerforschte Nassau-Gebirge der Insel zu erkunden. Leiter der Gruppe, unter der sich auch Dayak-Kopfjäger der Insel Borneo befanden, die man dort als Träger angeheuert hatte, war der britische Forscher A.F.R. »Sandy« Wollaston. Der Arzt, Naturforscher und Forschungsreisende, der in Cambridge studiert hatte, war schon in entlegenen Gegenden wie dem Sudan, der Insel Java und dem Ruwenzori-Gebirge in Uganda gewesen und hatte bereits an einer früheren britischen Expedition in Neuguinea teilgenommen, bei der sie den Mimika stromaufwärts gefahren waren.

Wollaston machte auf seinen Forschungsreisen zahlreiche bedeutende Entdeckungen. Ein Berg in Afrika, ein tibetisches

Kaninchen, eine Fledermaus in Neuguinea und über vierzig Pflanzen sind nach ihm benannt worden. Seine Expeditionsberichte, beispielsweise *Vom Ruwenzori in den Kongo,* lassen eine ungewöhnliche Sensibilität sowohl Naturwundern als auch primitiven Kulturen gegenüber erkennen. Es werden ihm zahlreiche exotische Entdeckungen entlang der Grenze zwischen Uganda und dem Kongo zugeschrieben, einer damals kartografisch noch weitgehend unerfassten Gegend, wobei der wohl seltsamste Fund der einer Kniebundhose »zweifellos englischer Herkunft« in der Nähe des Gipfels des Ruwenzori gewesen sein dürfte – ein Ort, von dem nicht bekannt war, dass dort jemals zuvor ein Engländer oder ein anderer Europäer gewesen war.

Bei seiner ersten Expedition nach Neuguinea in den Jahren 1910/11 unter der Leitung von C. G. Rawling hatte Wollaston zwar Siedlungen der Tapiro-Pygmäen, einem bis dahin unbekannten Stamm, entdeckt, doch das eigentliche Ziel der Expedition, das Nassau-Gebirge, hatten sie nicht erreicht. Die Expedition scheiterte an sintflutartigen Regenfällen, undurchdringlichem Gestrüpp, zu geringen Vorräten und tropischen Krankheiten, darunter die Ruhr und die Vitaminmangelerkrankung Beriberi. 20 Mitglieder von Rawlings Expedition starben. Wollaston jedoch hatte in der Ferne den schneebedeckten Gebirgszug erblickt und sich vorgenommen, später noch einmal dorthin zurückzukehren.

1912 befand sich Wollaston wieder auf einem strapaziösen Marsch tief in den unerforschten Gefilden Neuguineas. Die Kolonne der mit Vorräten beladenen Männer näherte sich langsam ihrem Ziel, der höchsten Erhebung der Insel. Der Puncak Jaya ist mit 5030 Metern der höchste Berg Ozeaniens. Die Männer kämpften sich durch Sumpfgebiete und das vom Regen angeschwollene Wasser des Utakwa. Sie wurden von Papuanern angegriffen und von Blutegeln geplagt; sie stießen auf Angehörige unbekannter Stämme, die ihre Hände ausstreckten, um sie zu berühren und ihnen seltsame Gegenstände aufzudrängen. Aus dem sumpfigen Tiefland stiegen sie allmählich zum Vorgebirge auf und schließlich in das Bergland, in dem der Utakwa entspringt. Von dort tastete sich Wollaston im Nebel durch moosige Wälder in Richtung des steil aufragenden Puncak Jaya vor. Mit einer kleinen Gruppe stieg er weiter in eine Höhe von 4300 Metern, wo sie die Schneegrenze erreichten. Dann, nur 150 Meter vom Gipfel entfernt, wurde Wollaston von einer Eiswand zum Halt gezwungen. Er kam zu dem Schluss, dass er sein Schicksal leichtsinnig herausfordern würde, wenn er das letzte Stück bei Nebel und gefrierendem Regen zu überwinden versuchte: »Ich brauche wohl nicht zu betonen, welch große Enttäuschung wir empfanden, als wir langsam wieder zu unserem Lager hinunterstiegen ... Auf den Sieg verzichten zu müssen, als er in greifbarer Nähe war, war fast mehr, als mit christlicher Geduld zu ertragen ist.«[12]

Auf dem Rückweg zur Küste kam es zu einer Reihe von Zwischenfällen. Wollaston wäre um ein Haar ertrunken, als sein Kanu in dem angeschwollenen Fluss kenterte. Er verlor dabei seine Notizen, Tagebücher, Landkarten und andere wertvolle Gegenstände. Später stieß er zu seinem Entsetzen auf zwei mitten auf dem Weg liegende Leichen, ein Stück weiter lagen noch viele weitere – allesamt Mitglieder eines Stammes, den sie bei ihrem Aufstieg besucht hatten. Es waren, schrieb Wollaston »zwei der schrecklichsten Tage meines ganzen Lebens, als wir an den Leichen von dreißig bis vierzig Menschen vorbeikamen. Alle lagen mitten auf dem Weg oder nicht weit davon entfernt, manche hatten sich aus Zweigen und Blättern einen Unterschlupf gebaut, andere waren jeweils zu viert oder fünft in den Schutz von Felsen gekrochen und neben der Asche ihrer Lagerfeuer gestorben.« Zunächst glaubte Wollaston, sie seien an einer Epidemie gestorben, die ganz plötzlich ausgebrochen war, doch weil keine Anzeichen einer Krankheit zu erkennen waren, vermutete er, dass sie verhungert waren: »Sie sind wohl von Tag zu Tag schwächer geworden und haben schließlich, wie das bei Eingeborenen vorkommt, einfach aufgegeben.«

Am 26. Januar 1914 verlas Wollaston in einer Sitzung der Royal Geographical Society in London einen Bericht über seine Reise, nur wenige Tage nachdem Sir Ernest Shackleton vor der gleichen Gesellschaft eine Rede gehalten hatte, mit der er um Unterstützung für die *Endurance*-Expedition warb. Einer der Anwesenden drückte Bewunderung dafür aus, dass ein Forscher, »in makellosem Abendanzug, der aussieht, als wäre er noch nie über Piccadilly hinausgekommen«, einen so erschütternden Bericht präsentieren konnte über »einen Flussweg voller gefährlicher Stromschnellen und unpassierbarer Strudellöcher, von steilen Klippen gesäumt, von weglosem Dschungel voller Moskitos, Fliegen, Blutegel und Dornen begrenzt; die Nachtstunden bei eisiger Kälte in durchnässten Kleidern, mit mageren Essensrationen, deprimiert vom alles verhüllenden Nebel; die Bootsunglücke, den Verlust unersetzbarer Aufzeichnungen eines beschwerlichen Abenteuers«. Es war in der Tat eine außergewöhnliche Geschichte, doch was sie noch außergewöhnlicher machte, war etwas, das Wollaston, ein Mann der Wissenschaft, zu verschweigen beschloss: die wundersame Begegnung mit einem unbekannten Begleiter, ein Erlebnis, das Wollaston nie zu Papier brachte, sondern nur mündlich einem Freund aus Cambridge, dem Literaturtheoretiker I. A. Richards, anvertraute.[13]

Nach seinen Forschungsreisen in Neuguinea wurde Wollaston für die erste Everest-Expedition ausgewählt, eine Erkundungsfahrt, an der auch George Mallory teilnahm. Später wurde er zum Fellow des King's College in Cambridge ernannt und war dort als Tutor tätig. 1930 wurden er und ein Polizist von einem geistig verwirrten 19-jährigen Studenten erschossen; danach richtete der Mörder die Waffe gegen sich selbst. 50 Jahre später begegnete Wollastons Freund Richards dessen Sohn Nicholas (der vier Jahre alt gewesen war, als sein Vater ermordet wurde) auf einem Empfang in London. Dabei vertraute Richards ihm eine skurrile Geschichte über die zweite Expedition seines Vaters in die Berge Neuguineas an, eine Geschichte, die Nicholas Wollaston später veröffentlichte. Sandy, so scheint es, hatte auf seiner Expedition Unterstützung gehabt:

> ... glücklicherweise ging ihm durch den tropischen Nebel, Hitzeflimmern und heftigen Regen ein anderer Weißer in großem Abstand voran – die Rückenansicht eines Fremden, der wie er selbst in Richtung Küste ging. Jedes Mal, wenn Sandy das obere Ende eines Kammes erreichte, überquerte der Mann schon den nächsten. Jedes Mal, wenn Sandy um die Biegung eines Pfads oder Flusses kam, verschwand der Mann schon um die nächste. Ob es wirklich ein Fremder war?[14]

Obwohl Wollaston den ihm vorangehenden Mann nie einzuholen vermochte, kam er ihm bekannt vor. Auch wenn er in Hörweite des Mannes war, blieben seine Rufe unbeantwortet. Als die Expeditionsgruppe schließlich die Küste erreichte, verschwand der Gefährte. Wollaston versuchte herauszufinden, wer der Fremde gewesen sei, doch keiner wusste etwas über ihn. Er war genauso plötzlich und geheimnisvoll verschwunden, wie er aufgetaucht war. »Das Einzige, was Sandy wusste, war, dass ein anderer Mann forschen Schrittes vor ihm hergegangen war, ihn selbst dadurch zum Weitergehen angetrieben und die Expedition gerettet hatte.«[15]

Im Frühjahr 1916 versuchten Henry Hugh Gordon Dacre »Harry« Stoker und zwei weitere Kriegsgefangene aus einem türkischen Gefängnis in die Freiheit zu gelangen.

Stoker, in Dublin geboren und ein Cousin von Bram Stoker, dem Autor von *Dracula*, war im Alter von 15 Jahren in die Royal Navy eingetreten. Mit 29 Jahren wurde ihm das Kommando über das U-Boot *AE2* der Royal Australian Navy übertragen. Als acht Monate später der Erste Weltkrieg ausbrach, steuerte Stoker das U-Boot von Sydney ins Mittelmeer. Dort erhielt er den Befehl, die stark bewachte Dardanellen-Meeresenge zu durchqueren, um im Marmarameer das türkische Militär anzugreifen. Es gelang ihm, einige türkische Kriegsschiffe zu bedrängen, dann musste er sein U-Boot aufgeben und versenken. Stoker und seine Mannschaft wurden gefangen genommen. Nach einiger Zeit wurde Stoker in die Festung Afyonkarahisar verlegt und dort als Kriegsgefangener interniert. Es war, schrieb er später, »ein lebendiger Tod«, den er nicht länger ertragen wollte. So unternahm er zusammen mit zwei anderen Männern am 23. März 1916 einen riskanten Ausbruchsversuch, bei dem die türkischen Wachposten von einem Komplizen abgelenkt wurden. Als sie schließlich vermisst gemeldet wurden, machte sich der Lagerkommandant gar nicht erst die Mühe, sie verfolgen zu lassen, weil die Chancen, dass das Trio den Weg in die Freiheit finden würde, ohnehin äußerst gering waren. Um die Küste zu erreichen, mussten sie auf einer Strecke von 480 Kilometern das zerklüftete Taurusgebirge durchqueren, ohne Kompass, Landkarten und ohne geeignete Bekleidung. Sie marschierten im Schutz der Dunkelheit und mussten dabei jede Nacht 24 Kilometer zurücklegen, wenn ihr Nahrungsvorrat – Rosinen und Kakaopulver – ausreichen sollte. Stoker schrieb: »Weil wir häufig oberhalb oder nahe an der Schneegrenze waren, war es eisig kalt, und wenn wir nachts nicht weiterkamen, weil Hindernisse uns den Weg versperrten, konnten wir trotzdem nicht schlafen. Das schreckliche Gefühl, gejagt zu werden, war immer präsent, dazu Hunger, Durst, wund gelaufene Füße und körperliche Ermüdung.«

Tagsüber versteckten sie sich und ruhten sich aus. Ausgehungert, verzweifelt und von heftigen Windböen geschüttelt, überquerten sie in der elften Nacht einen Bergpass. Sie waren nicht nur mit den Kräften fast am Ende, auch ihre Nerven waren aufs Äußerste strapaziert. Einmal glaubten sie, Lichter aufblitzen zu sehen, und fürchteten schon, von ihren Verfolgern gesichtet worden zu sein. Stoker schrieb:

> Mitten in der Nacht hatte ich – weder plötzlich noch überraschend – das Gefühl, dass wir nicht drei Männer waren, die sich über den Pass kämpften, sondern vier. Am hinteren Ende unserer Reihe war ein vierter Mann, genau an der richtigen Stelle, wo ein vierter Mann zu sein hatte. Als wir eine kurze Pause einlegten, gesellte er sich nicht zu uns, sondern blieb außer Sichtweite im Dunkeln stehen, doch sobald wir uns erhoben und uns wieder in Gang setzten, nahm er unverzüglich wieder seinen Platz am Ende der Reihe ein. Er sprach kein Wort und übernahm auch nie die Führung, er verhielt sich einfach nur wie ein echter, treuer Freund, der dir versichert: »Ich kann euch nicht helfen, aber wenn Gefahr droht, denkt immer daran, dass ich da bin, um euch beizustehen – oder mit euch unterzugehen.«[16]

Bei Tagesanbruch hatten sie den Pass endlich hinter sich, nachdem sie die ganze Nacht hindurch weitermarschiert waren. Nun, da keine unmittelbare Gefahr mehr bestand, drehte Stoker sich um und stellte fest, dass die Gestalt nicht mehr hinter ihnen war. Seinen beiden Gefährten gegenüber erwähnte er den zusätzlichen Mann nicht. Erst als sie eine geschützte Stelle erreicht hatten, wo sie den Tag über bleiben konnten, dort Feuer gemacht hatten und heißen Kakao tranken, kam das Thema zur Sprache. Einer von Stokers Kameraden fragte vorsichtig: »Hat einer von euch etwas gesehen?« Als keiner antwortete, fuhr er fort: »Ich habe – ich meinte einen Mann zu sehen ...« Daraufhin sagten die anderen beiden: »Ich auch!«[17] Stoker gab das Gespräch später folgendermaßen wieder:

> Sie hatten ihn beide gesehen. Während des beschwerlichsten Teils der Nacht hatten wir alle drei seine Gegenwart gespürt. Alle drei glaubten wir, er verließ uns genau in dem Augenblick, als wir das Gefühl hatten, dass wir außer Gefahr waren.
>
> Ich kann nicht genug betonen, wie real seine Anwesenheit war, wie froh wir waren – so rätselhaft es auch sein mochte –, dass er da war, und wie viel Kraft und Trost uns diese Gegenwart vermittelte. Es war eine sonderbare Erfahrung. Wir hatten alle das Gefühl, dass uns seine Anwesenheit großes Glück gebracht hatte.

In einem Interview in den Dreißigerjahren, in dem Stoker etwas ausführlicher auf dieses Erlebnis einging, sagte er, dass er und seine Gefährten darin übereingestimmt hätten, »wie sich die Präsenz bewegte«, und alle drei »hatten das Gefühl gehabt, dass sie ihnen freundlich gesinnt und beruhigend war ...«[18] Kurz nachdem die Präsenz fort war, hatten sie kein Glück mehr. »Unsere Stiefel waren in Fetzen, unser Proviant ging zur Neige, unsere Kräfte waren am Versiegen«, schrieb Stoker. »Wir mussten uns um jeden Preis etwas Essbares besorgen, wenn wir nicht umfallen und sterben wollten.« Als sie einem

Ziegenhirten begegneten, lieferten sie sich ihm auf Gnade oder Ungnade aus. Er gab ihnen zwar etwas zu essen, doch nachdem sie fort waren, meldete er sie den türkischen Behörden. Sie erreichten das Mittelmeer, »ein wunderbar beseelender und belebender Anblick für drei müde und erschöpfte Matrosen«, schrieb Stoker. Doch am 18. Tag ihrer Flucht hörten sie in den Sträuchern, die ihr Versteck umgaben, ein Knacken und blickten plötzlich in die Mündungen von Gewehren, die höchst aggressive türkische Soldaten auf sie richteten. Ein weiteres Mal waren sie Kriegsgefangene. Erst im Februar 1917 wurde Stoker freigelassen.

Nach Kriegsende schrieb er Sir Arthur Conan Doyle, dem Autor der Sherlock-Holmes-Geschichten, von seiner Begegnung mit der vierten Präsenz. Doyle, der an übernatürlichen Dingen sehr interessiert war, antwortete ihm: »Das Gleiche hat auch Shackletons Mannschaft erlebt – auch sie nahm einen zusätzlichen Mann wahr. Vermutlich war einer von Ihnen – wie viele Menschen – medial veranlagt (ohne es zu wissen). Und ein Freund nutzte diese Tatsache …«[19]

Eine Welt, die von unsichtbaren Wesen bevölkert ist, die man in schwierigen Zeiten bei Bedarf herbeirufen kann, hat wenig mit der rationalen Welt gemein, die wir zu bewohnen glauben. Es erscheint wie ein Rückfall in ein früheres Zeitalter, als Mönche jahrelang in der Wüste verschwanden und mit Berichten über religiöse Erscheinungen und Begegnungen mit himmlischen Wesen wieder auftauchten. Oder in eine Zeit, als allgemein anerkannt war, dass Schutzengel über jeden Menschen wachen und ihm im Bedarfsfall geistig und körperlich zu Hilfe kommen würden. Die erste und nächstliegende Erklärung des Dritter-Mann-Phänomens besteht folglich darin, dass es sich lediglich um eine moderne Variante einer sehr alten Vorstellung handelt – der des Schutzengels. Die Faktoren, die bei den Forschungsreisenden dieses Erlebnis auslösten, unterscheiden sich schließlich nicht allzu sehr von der Isolation und den Nöten, die in der Vergangenheit Interventionen von Schutzengeln oder Gott bewirkten.

Kapitel 4 Der Schutzengel

Während seines Dienstes bei der Royal Navy im Zweiten Weltkrieg untersuchte der britische Neurologe Macdonald Critchley 279 Fälle von schiffbrüchigen Seeleuten und auf dem Meer notgelandeten Piloten. In seiner Studie *Shipwreck-Survivors* aus dem Jahr 1943 beschrieb er, was diese Männer durchgemacht hatten, einschließlich grausiger Leiden wie dem »Immersions-Kälte-und-Nässe-Schaden«, einer Nasserfrierung der Füße, aber auch peinigender psychischer Aberrationen wie dem Panorama-Rückblick, bei dem Erlebnisse aus der Vergangenheit eines Menschen im Zeitraffertempo vor ihm ablaufen. Bei einem der Interviews für seine Studie stieß Critchley zufällig auf die Schilderung einer ganz anderen Erfahrung, nämlich der des »Schutzengels«.

Es war der Bericht eines Piloten der Luftwaffe der Royal Navy, der am 25. Mai 1941 zusammen mit seinem Beobachter über dem Nordatlantik zu einer Notlandung gezwungen gewesen war. Die beiden Männer hatten sich auf einem Aufklärungseinsatz zum Aufspüren des deutschen Kriegsschiffs *Bismarck* befunden. Sie operierten bei Nacht, bei stürmischem Wetter und ohne Radar. Über dem Meer verloren sie die Orientierung, der Maschine ging schließlich der Treibstoff aus, und sie mussten notlanden. Wenig später trieben sie in einem Schlauchboot auf dem Wasser. Es war entsetzlich. Critchley schrieb von

»schweren körperlichen Beschwerden bis zum völligen Zusammenbruch. Die beiden Männer waren Nässe und eisiger Kälte ausgesetzt, hatten quälenden Durst und kaum etwas zu essen ... Die Chance, gerettet zu werden, war minimal, und obwohl sie hin und wieder in einer geradezu absurden Weise Hoffnung schöpften, wurden sie sich ihrer tragischen Notlage jeweils schnell wieder bewusst.« In dieser ganzen Zeit bildeten sich der Pilot und sein Beobachter ein, »dass ein Dritter bei ihnen war«[1].

Für die beiden Männer gab es nicht den geringsten Zweifel, um wen es sich bei ihrem Besucher handelte. Ein Engel habe ihnen während ihres schrecklichen Martyriums zur Seite gestanden, glaubten sie. Critchley fand das »nicht überraschend ... speziell im Falle erschöpfter und verzweifelter Matrosen. Dem ›Schutzengel‹-Motiv können sich Menschen mit einem starken Glauben nicht entziehen.« Critchley war sich bewusst, welch gewichtige theologische Tradition hinter diesem Konzept stand: »Die Vorstellung eines *angelo custode* ist eine weitverbreitete Lehre. In der religiösen Kunst wird er als ein Engel mit ausgebreiteten Flügeln dargestellt, der als unsichtbarer Beschützer hinter einem kleinen Kind steht.« Nicht jeder, der schon einmal eine ungesehene Präsenz wahrgenommen hat, führt sie auf einen göttlichen Ursprung zurück. Doch für Menschen mit einem starken Glauben, beispielsweise Ron DiFrancesco im World Trade Center oder diesen Piloten und seinen Beobachter, kam die Hilfe in Gestalt eines Engels. Für andere gläubige Menschen war der Dritte Mann in unterschiedliche religiöse Gewänder gehüllt, so wie Shackletons »göttlicher Begleiter« und McKinlays offenkundige spirituelle Begegnung mit einer Präsenz. Critchley suchte folglich nicht in wissenschaftlichen Fachzeitschriften nach weiteren Berichten über den Dritten Mann, sondern »in der theologischen Literatur, wo wir die deutlichsten

Anspielungen darauf finden«. Er untersuchte Werke rein religiösen Charakters und fand Beispiele, die seiner Ansicht nach eher Präsenzempfindungen gewesen sein dürften als religiöse Visionen. Eine davon identifizierte er in der Autobiografie einer spanischen Nonne, der heiligen Teresa von Avila (1515–1582):

> Ich war gerade beim Gebet ... als ich Christus neben mir sah – oder besser gesagt, ich war mir seiner Anwesenheit bewusst, denn weder mit den Augen meines Körpers noch mit denen meiner Seele sah ich irgendetwas ... Ich nahm einfach nur wahr, dass Er neben mir war ... Es ist kein passender Vergleich, wenn man sagt, es ist, als befände man sich in der Dunkelheit, sodass man eine Person, die neben einem steht, nicht sehen kann, oder als wäre man blind. Es besteht zwar eine gewisse, aber keine sehr große Ähnlichkeit, weil man in der Dunkelheit eine andere Person ja mit den übrigen Sinnen wahrnehmen kann, sie sprechen hören, ihre Bewegungen hören oder sie berühren kann. In meinem Fall war nichts dergleichen gegeben.[2]

Man schätzt, dass sich in den frühen Jahren der Christenheit an die 5000 christliche Eremiten in die Wüste zurückzogen, um in der Abgeschiedenheit, durch Fasten, Selbstkasteiung, Meditation und anhaltendes Beten geistige Erneuerung und Zwiesprache mit Gott zu suchen.[3] Im 4. Jahrhundert nahmen die Mönche der Thebais-Einsiedeleien in der ägyptischen Wüste die unmittelbare Nähe Gottes wahr. Sie lebten dort in einer abgeschiedenen Umgebung mit reduzierten Außenreizen. Der Kulturkritiker und Schriftsteller Aldous Huxley schrieb über die Rolle sensorischer Deprivation, den Entzug von Sinnesreizen, in religiösen Traditionen: »Liest man die Biografie von Milarepa, dem berühmten tibetischen Eremiten, oder die Biografien des heiligen Antonius und des heiligen Paulus, Eremiten der christlichen Tradition, stellt man fest, dass diese Isolation tatsächlich visionäre Erlebnisse hervorrief.«[4] Nachdem Milarepa viele Monate in einer Höhle zugebracht hatte, besuchte ihn einmal seine Schwester und erschrak bei seinem Anblick fürchterlich. Ihr war, als sähe sie ein Gespenst. Kein Wunder. In seiner Autobiografie beschrieb er selbst sein Aussehen folgendermaßen:

> Mein Körper war von dem Leben in strenger Askese ausgemergelt. Meine Augen waren tief in die Augenhöhlen eingesunken. Alle meine Knochen traten hervor. Mein Fleisch war ausgetrocknet und grün. Die Haut, die meine fleischlosen Knochen bedeckte, sah aus wie Wachs. Das Haar auf meinem Körper war strohig und grau geworden. Es hing wie eine wilde Mähne von meinem Kopf herab. Meine Gliedmaßen waren kurz vor dem Zerbrechen.[5]

Milarepa soll jedoch den Zustand vollkommener Erleuchtung erreicht haben. In Tibet steht heute ein buddhistisches Kloster an der Stelle, wo sich der Eingang zu seiner Höhle befunden haben soll. Auch bei Naturvölkern in Afrika, Asien und vielen nordamerikanischen Ureinwohnern stellt eine einsiedlerisch in der Wildnis verbrachte Zeit, in der man sich Schmerzen und Entbehrungen auferlegt, einen Übergangsritus von der Kindheit zum Erwachsenenalter dar, bei dem man einen persönlichen Schutzgeist zu finden hofft. Speziell bei der Visions- oder Schutzgeistsuche der nordamerikanischen Indianer wird »durch Hunger, Durst, Abführmittel und Selbstkasteiung versucht, eine Vision herbeizuführen«[6]. Ein junger Mann wird an einen abgeschiedenen Ort geschickt, um zu fasten und zu beten. Das Ergebnis: »Er wird möglicherweise von etwas heimgesucht, das er für übernatürliche Wesen hält.«[7] Ein ähnlicher Ritus wird von den Inuit praktiziert, indem durch lange Märsche in der Tundra oder Eingesperrtsein in ein Iglu eine Monotonie erzeugt wird, die einen Geist heraufbeschwören soll.

Im Bericht eines Jesuiten aus dem Jahr 1642 wurde die Schutzgeistsuche nordamerikanischer Indianer beschrieben. Ein junger Mann »im Alter von nur fünfzehn oder sechzehn Jahren zog sich in die Wälder zurück, um sich durch Fasten auf das Erscheinen eines Dämons vorzubereiten«. Nachdem er sechzehn Tage lang ohne Nahrung in der Abgeschiedenheit zugebracht hatte, »sah er einen alten Mann von außergewöhnlicher Schönheit vom Himmel herabschweben. Er kam auf ihn zu, blickte ihn freundlich an und sagte: ›Habe Mut. Ich werde dein Leben beschützen.‹« In einem anderen beschriebenen Fall fastete ein Prärie-Indianer namens Medicine Crow vier Tage lang. »Er schnitt sich einen Finger ab und brachte ihn der Sonne als Opfergabe dar…Er blutete stark.« Schließlich brach er zusammen, doch bei Tagesanbruch »sah er aus westlicher Richtung einen jungen Mann und eine junge Frau herankommen«. Die wohlmeinenden Wesen »sprachen mit ihm [und] gaben ihm eine Medizin«[8]. Diese wenigen überlieferten Berichte über Eingeborene ähneln in bemerkenswerter Weise jenen westlicher Expeditionsreisender und Bergsteiger sowie der Überlebenden von Katastrophen, die von Menschen verursacht wurden.

Gläubige Menschen nehmen in Extremsituationen stets Gott oder Engel wahr. John Brown, ein 65-jähriger britischer Bergmann, der 1835 ohne jegliche Nahrung 23 Tage lang in einer Kohlengrube verschüttet war, war, als er schließlich befreit wurde, dem Tode nahe: »Eine gespenstischere Gestalt war kaum vorstellbar. Sein Gesicht hatte nicht die Blässe der Ohnmacht oder des Todes, sondern die eigentümlich blassgelbe Farbe einer Mumie. Das Fleisch auf seinen Knochen schien vollkommen verschwunden zu sein, da waren nur noch Knochen unter einer dünnen, lederartigen Haut.« Ein weißer Schimmelpilz, der normalerweise verrottendes Holz in Minenschächten besiedelt, hatte sich groteskerweise über seinen ganzen Körper ausgebreitet, während er bei lebendigem Leibe begraben gewesen war und, zu geschwächt, um sich zu bewegen, die meiste Zeit einfach nur dagelegen hatte. In einer Zeitung wurde Brown später folgendermaßen zitiert: »Ich war in der Dunkelheit nicht allein; ich hatte Gesellschaft, die die Erde nicht abzuschirmen vermochte, denn Gott war bei mir.« Ein Kommentator stellte dazu später fest: »Es ist durchaus glaubhaft ... dass er, wie viele andere Menschen in extremen Notlagen, das Gefühl hatte, in Gesellschaft einer anderen Person zu sein. Und weil er ein gläubiger Presbyterianer war, meinte er in dieser anderen Person Gott wahrzunehmen.«[9]

Im August 1967 erschien im *American Journal of Psychiatry* ein Bericht über ein Grubenunglück in Pennsylvania, das zwei Männer überlebten, die vierzehn Tage in einer Tiefe von über 90 Metern unter Tage eingeschlossen gewesen waren. In den ersten sechs Tagen ihrer Gefangenschaft hatten sie keinen Kontakt zur Außenwelt, kein Licht und keine Nahrung. Dann gelang es Helfern, Lampen, Mikrofone und Nahrungsmittel zu ihnen herunterzulassen. Als die zwei Bergarbeiter schließlich gerettet wurden, »behaupteten beide, Dinge gesehen zu haben, während sie in der Grube festsaßen«[10]. Am zweiten und dritten Tag nach ihrer Befreiung wurden sie von Psychiatern untersucht. Beide Männer gaben an, in den ersten sechs Tagen ihres Martyriums, als es keinerlei Kontakt zur Außenwelt gab, eindeutige religiöse Begegnungen mit einer Präsenz gehabt zu haben. Die beiden Männer wurden sowohl einzeln als auch gemeinsam befragt, und es stellte sich heraus, dass »beide die gleichen Dinge zur gleichen Zeit gesehen hatten«. So behaupteten beide Bergarbeiter – der eine war ein 28-jähriger Lutheraner, der andere ein 58-jähriger Katholik –, sie hätten Papst Johannes XXIII. mit seinen päpstlichen Insignien »gesehen«. Der jüngere der beiden sagte, er habe nach dem Erscheinen des Papstes »gewusst, dass wir gerettet würden«. Er sei zwar nicht sonderlich religiös, habe aber trotzdem das Gefühl gehabt, dass »Gott die ganze Zeit bei mir war«. Der andere Mann sagte, sie hätten den Papst sehr häufig gesehen – »ungefähr 5000 Mal«. Der jüngere Mann gab außerdem an, er habe eine Frau mit langem Haar gesehen, die zum Gebet niederkniete. Ihre Anwesenheit habe sich über mehrere Tage erstreckt, auch nachdem die Helfer zu ihnen Kontakt aufgenommen hatten.

Überlebende von Gebäudeeinstürzen haben ähnliche Erlebnisse geschildert. Park Seunghyung, eine 19-jährige Verkäuferin, die in der Kinderbekleidungsabteilung von Sampoong in Seoul, Korea, arbeitete, wurde beim Einsturz des Kaufhauses im Juli 1995, bei dem über 300 Menschen ums Leben kamen, in einem Hohlraum unterhalb eines zusammengebrochenen Aufzugsschachts eingeschlossen. In dem Raum, der so klein war, dass sie darin nicht einmal aufrecht sitzen konnte, konnte sie ohne Essen und mit etwas Wasser sechzehn Tage lang durchhalten. Ringsumher lagen die verwesenden Leichen verschütteter Kollegen. Die junge Frau, die stark dehydriert war, als man sie schließlich aus den Trümmern zog, berichtete, dass ihr während ihres Martyriums mehrere Male ein Mönch erschienen sei. »Er gab mir einen Apfel, und das erhielt meine Hoffnung am Leben«[11], erzählte sie. Ihre Mutter bezeichnete den Mönchsbesuch als ein Wunder.

Ein weiterer Bericht über ein offenkundig religiöses Erlebnis stammt von Will Jimeno, einem Polizisten der New Yorker Hafenbehörde, der am 11. September 2001 zum World Trade Center eilte. Im Jahr 2006 wurde Jimenos Geschichte durch

Oliver Stones Film *World Trade Center* berühmt. Sergeant John McLoughlin hatte an jenem Morgen nach freiwilligen Helfern für einen Rettungseinsatz im Nordturm gefragt. Er brauchte Männer, die mit Atemgeräten umgehen konnten, und Jimeno, der im Januar jenes Jahres an der Polizeiakademie seinen Abschluss gemacht hatte, meldete sich. Zu fünft schoben sie gerade Wagen mit schweren Atemgeräten und anderen Gegenständen durch den Concourse, den Verbindungstrakt zwischen dem Südturm und dem Nordturm, als ein lautes Krachen und Beben einsetzte. Gleich darauf sahen sie eine »Schuttlawine« auf sich zurollen. McLoughlin brüllte: »Schnell zum Lastenaufzug!«[12] Dominick Pezzulo war vorn, Jimeno hinter ihm, McLoughlin war der dritte, gefolgt von den beiden anderen Polizisten, als sie alle fünf unter den Trümmern des einstürzenden Südturms begraben wurden. Als das Tosen nachließ, rief McLoughlin: »Namensappell!« Von den vier Polizisten antworteten nur Pezzulo und Jimeno. Jimeno klemmte in einer Art Sitzposition fest, auf seinem Schoß lag eine Betonplatte. Pezzulo, der nicht weit von ihm entfernt war, konnte sich aus den Trümmern befreien und arbeitete sich zu Jimeno vor. Die Betonplatte war jedoch zu schwer, um sie allein beiseitewuchten zu können. McLoughlin steckte in einem winzigen Luftloch in etwa sechs Meter Entfernung von den anderen. Irgendwann zog Pezzulo seine Dienstwaffe und schoss damit durch ein Loch über sich, durch das Licht eindrang. Er hoffte, dadurch Rettungskräfte auf sich aufmerksam zu machen, doch kurz darauf begann der Boden erneut zu schwanken, und ein lautes Krachen steigerte sich zu einem gewaltigen Crescendo. 29 Minuten nachdem sie unter den Trümmern des Südturms eingeschlossen worden waren, stürzte auch der Nordturm ein. »Dominick, da kommt irgendetwas Großes«, rief Jimeno. Durch den Aufprall der Betonteile wurde der Hohlraum, in dem er steckte, zur Größe eines kleinen Zeltes komprimiert. Pezzulo wurde mit voller Wucht getroffen und stieß einen Schrei aus, doch wenige Augenblicke später sagte er mit ruhiger Stimme: »Ich bin verletzt. Ich bin schwer verletzt.« Die beiden Männer redeten noch ein paar Minuten lang miteinander, dann starb Pezzulo, den Blick auf das blasse Tageslicht gerichtet, das immer noch in ihr Gefängnis schimmerte. Jimenos Zustand verschlechterte sich immer mehr. Die Verletzungen an seinem Bein verursachten starke Schmerzen, außerdem hatte er entsetzlichen Durst. Die Zeit verging quälend langsam. Seine Lage schien hoffnungslos zu sein. Er steckte in einem kleinen Hohlraum fest, begraben unter Betontrümmern, zerbrochenen Rohren und Stahlträgern. Staub und Rauch hingen in der Luft. Auch nachdem er und McLoughlin schon fast zehn Stunden verschüttet waren, gab es keinerlei Anzeichen für einen Rettungsversuch. Von Zeit zu Zeit stöhnte McLoughlin auf. Jimeno schloss die Augen. Plötzlich nahm er eine starke Präsenz bei sich wahr: »Ich sah Jesus auf mich zukommen. Ich hatte großen Durst. Als ich ihn sah, wusste ich es sofort.«[13] Obwohl er kein Gesicht sah, wusste Jimeno, dass es Christus war. »Ich weiß noch, dass ich Jesus fragte: ›Wenn ich in den Himmel komme, kann ich dann etwas Wasser haben?‹«[14] Die Vision war nur von kurzer Dauer, erfüllte ihn aber mit Hoffnung. Er hatte das Gefühl, dass sie ihm etwas mitteilte: »Wir werden es hier rausschaffen.« Von den 2800 Menschen, die beim Einsturz des World Trade Center verschüttet wurden, kamen nur zwanzig lebend aus »dem Schutthaufen« heraus, wie Rettungskräfte den riesigen Trümmerberg nannten – 1360 Tonnen Stahlträger, Beton und andere Teile. Unter diesen Überlebenden waren Will Jimeno und John McLoughlin.

Das Wort *Engel* taucht in der Bibel mehrere Hundert Male auf. Sie werden darin als mächtige Boten und Streiter Christi mit ungeheueren Kräften dargestellt, als die Vollstrecker des göttlichen Willens wie beispielsweise in der Genesis, wo sie mit loderndem Flammenschwert den Eingang zum Paradies bewachen, oder in der Offenbarung, wo sie mit dem Drachen kämpfen. Sie fungieren aber auch als Wächter, beispielsweise der Engel, der den hl. Petrus aus dem Gefängnis befreit. Im Alten Testament sagt Gott zu Moses: »Mein Engel soll vor dir her gehen.« In Psalm 91,11 heißt es: »Denn er hat seinen Engeln befohlen, dich zu behüten auf all deinen Wegen.« Im Neuen Testament tauchen Engel im Hebräerbrief 1,14 auf: »Sind sie nicht alle nur dienende Geister, ausgesandt, um denen zu helfen, die das Heil erben sollen?« In der römisch-katholischen Kirche gibt es ein Fest der Schutzengel, das seit Jahrhunderten jedes Jahr am 2. Oktober begangen wird. In seiner »Meditation zum Fest der Schutzengel« schrieb Papst Johannes XXIII.: »Bedenken wir, wie vortrefflich der Plan der göttlichen Vorsehung war, die Engel mit der Aufgabe zu betrauen, über die gesamte Menschheit und über einzelne Menschen zu wachen, damit sie nicht Opfer der großen Gefahren werden, in die sie geraten.«[15] Nirgends tritt dieses Konzept deutlicher zutage als beim Erscheinen des Erzengels Rafael im Buch Tobit.

Das Buch Tobit wurde im 2. Jahrhundert v. Chr. verfasst und beschreibt eine Zeit etwa 600 Jahre vor Christi Geburt. Der Schauplatz ist Ninive, eine große Stadt in Assyrien am Ufer des Tigris (das heutige Mosul im Irak). Tobit und andere Juden lebten dort im Exil seit der Verschleppung der Nordstämme Israels nach Assyrien im Jahr 721 v. Chr. Tobit, ein wohlhabender Mann, war ein Vorbild seines Glaubens, der gewissenhaft seine Gebete verrichtete, Barmherzigkeit übte und »Gott, den Herrn, unablässig pries und die Herrlichkeit Gottes anerkannte«. Seine Frömmigkeit brachte ihn jedoch in Schwierigkeiten. Er verstieß gegen ein assyrisches Gesetz, demzufolge die Leichen der Menschen, die wegen Straftaten gegen den Staat hingerichtet worden waren, hinter die Stadtmauer geworfen wurden, wo sich Aas fressende Tiere über sie hermachten. Aber Tobit trug jedes Mal, wenn ein Jude zu Tode gekommen war, den Leichnam fort, um ihn heimlich zu begraben. Als das herauskam, wurde seine ganze Habe beschlagnahmt, und er musste sich verstecken. Eine Reihe weiterer Schicksalsschläge gipfelte in Tobits plötzlicher Erblindung. Er wurde mutlos und betete zum Herrn: »Lass meinen Geist von mir scheiden; lass mich sterben und zu Staub werden.« Zur gleichen Zeit betete auch die junge Frau Sara in Ekbatana im Königreich Medien (im heutigen Iran), Gott möge sie sterben lassen. Sie war eine entfernte Verwandte von Tobit und hatte sieben Mal zu heiraten versucht, doch jedes Mal war der Ehemann in der Hochzeitsnacht von dem Dämon Aschmodei getötet worden. Dem Buch Tobit zufolge fanden die Gebete von Tobit und Sara Gehör bei Gott. Er entsandte den Erzengel Rafael, um beiden zu helfen.

In dem Buch ist auch von Tobits Sohn Tobias die Rede, der von seinem Vater nach Medien geschickt wurde, um das Geld abzuholen, das Tobit dort vor Beginn seiner Schwierigkeiten hinterlegt hatte. Auf seiner gesamten abenteuerlichen Reise wurde Tobias von einem Reisenden begleitet, der behauptete, »Asarja« zu sein, ein Verwandter aus Tobits Stamm, in Wirklichkeit jedoch der verkleidete Rafael war. Der Engel beschützte und geleitete Tobias auf seiner anstrengenden Reise. Als dieser bei einem Bad im Tigris von einem großen Fisch (ein Symbol des Todes) angegriffen wurde, schritt Rafael ein. Er rief Tobias zu, er solle den Fisch packen, ihn sodann aufschneiden und Galle, Herz und Leber herausnehmen, weil sie »nützliche Heilmittel« seien. Kurz darauf heiratete Tobias auf Drängen Rafaels hin Sara und verwendete das Herz und die Leber des Fisches dazu, den Dämon Aschmodei aus dem Brautgemach zu vertreiben. Der Dämon floh »in den hintersten Winkel Ägyptens. Doch Rafael folgte ihm und fesselte ihn an Händen und Füßen«, sodass er nicht mehr gefährlich war.

Das Bemerkenswerte an dieser Geschichte ist, dass Rafael im Buch Tobit nicht nur Tobias' Beschützer ist, sondern insbesondere auch ein Reisegefährte und Führer eines Menschen, der eine Reise in eine ihm unbekannte Gegend unternimmt.

Gott erhört die Gebete von Tobit und Sara und schickt daraufhin Rafael zur Erde hinab. Weder Tobit noch Sara bitten ausdrücklich um einen Führer auf den Wegen Westasiens, doch Tobit fordert Tobias auf, sich jemanden zu suchen, der mit ihm auf die Reise geht. Als sich Tobias auf die Suche nach einem Begleiter macht, taucht durch Gottes Fügung Rafael auf. Rafael sagt, er sei mit der Gegend vertraut. Als er Tobit vorgestellt wird, erzählt Rafael amüsanterweise eine nicht gerade engelhafte Unwahrheit, indem er behauptet, »Asarja« zu sein. Entscheidender ist, dass er bekräftigt, die Wege in dieser Gegend gut zu kennen, was auch wirklich der Fall ist. Tobit sagt dann etwas, was auf einen bereits vorhandenen Glauben an Engel als beschützende Reisebegleiter hinweist. Er hofft, vielleicht erbittet er es auch, dass ein Engel Tobias (und Asarja) auf der Reise begleiten möge. Als seine Frau ihre Angst um den auf die Reise geschickten Sohn zum Ausdruck bringt, antwortet Tobit, sie solle sich keine Sorgen machen, weil ein guter Engel Tobias begleite – ohne zu ahnen, wie recht er damit hat.

Als Tobias und Rafael wohlbehalten nach Ninive zurückkehren, befolgt Tobias Rafaels Anweisungen und streicht seinem Vater die Galle des Fisches auf die Augen, wodurch dieser sein Augenlicht wiedererlangt. Der Engel sagt dann zu Tobit: »Als du, ohne zu zögern, vom Tisch aufgestanden bist ... um einem Toten den letzten Dienst zu erweisen, blieb mir deine gute Tat nicht verborgen, sondern ich war bei dir. Nun hat mich Gott auch gesandt, um dich und deine Schwiegertochter Sara zu heilen.« Dann offenbart Rafael seine wahre Identität, indem er erklärt, dass sein menschlicher Körper nur eine Erscheinung sei – offenbar eine engelhafte Einwirkung auf die menschlichen Sinne: »Ich bin Rafael, einer von den sieben heiligen Engeln, die das Gebet der Heiligen emportragen und mit ihm vor die Majestät des heiligen Gottes treten.« Er weist darauf hin, dass er auf der ganzen Reise nichts gegessen habe, was er aber hätte tun müssen, wenn sein Körper real gewesen wäre: »Während der ganzen Zeit, in der ihr mich gesehen habt, habe ich nichts gegessen und getrunken; ihr habt nur eine Erscheinung gesehen.«[16] Daraufhin fällt Tobit voller Ehrfurcht und Demut über dieses Eingreifen eines göttlichen Abgesandten vor Rafael nieder, während dieser in den Himmel aufsteigt.

Thomas von Aquin, der Dominikanermönch des 13. Jahrhunderts, Philosoph und »Doctor angelicus«, befasste sich in seinen Studien mit Engeln, wobei er sich hauptsächlich auf Quellen aus der Bibel und anerkannte Autoritäten wie den heiligen Hieronymus stützte. Bei seiner Beweisführung zitierte er speziell auch aus dem Buch Tobit.

In seinem großen theologischen Werk *Summa Theologiae* stellte Thomas von Aquin Mutmaßungen über die Natur der Engel an und nahm dabei die klare Position ein, Engel seien körperlose Wesen. Damit wollte er sagen, dass sie nicht etwa eine andere Art Körper hätten als wir Menschen, etwa einen Körper aus Licht, Luft oder einer anderen Substanz, die zarter ist als Knochen und Fleisch, sondern dass sie vielmehr rein geistige Wesen seien. Sie könnten dennoch Körpergestalt annehmen und hätten auch die Macht, Stoffliches zu bewegen, obwohl sie selbst stofflos seien.

Bei der Frage, ob Engel in den angenommenen Körpern »Lebenstätigkeiten« ausüben können, zitiert Thomas von Aquin ein Gespräch zwischen Rafael und Tobias, bei dem Tobias ihn fragt, ob er den Weg nach Medien kenne, worauf Rafael antwortet, dass er dort schon häufig gereist sei. Es wird die These vorgebracht, dass das Reisen, das »Sich-Bewegen in fortschreitender Bewegung«, eine der Tätigkeiten des Lebens sei, die Thomas von Aquin mit der Feststellung beantwortet, dass der angenommene Körper sich zwar bewege, dies aber für des Engels körperlose Substanz nebensächlich sei.

Engel, sagt er, könnten den Willen des Menschen nicht beeinflussen, das heißt, sie können unsere Begierden und Neigungen nicht verändern. Nur Gott habe die Macht dazu. Sie könnten uns jedoch überzeugen oder beeinflussen, indem sie uns spezielle erstrebenswerte Ziele und Vorstellungsbilder eingeben, die uns helfen, zu Gott und zur Tugendhaftigkeit zu finden und den schlechten Überzeugungen der gefallenen Engel oder Teufel zu widerstehen.[17] Die Engel, so führt er weiter aus, könnten unsere Einbildungskraft und unsere Sinne auf alle möglichen Arten beeinflussen, sowohl von innen her (mit Vorstellungsbildern und Träumen) als auch von außen her. Sie können unser Temperament beeinflussen, indem sie unsere Lebensgeister, d. h. Kraftströme und Säfte, in Wallung bringen. Äußerlich können sie sich uns mittels eines angenommenen Körpers zeigen (der genauso wenig ihre eigene Substanz ist wie unsere Kleidung die unsere).

Als er sich der Frage zuwandte, welche Form von Hilfe uns die Engel als »dienliche Engel« leisten (»dienlich« in Bezug auf die Versorgung mit Diensten oder Waren), und speziell der dienlichen Rolle einiger von ihnen als unsere Beschützer, kam er zu dem Schluss, dass es tatsächlich Schutzengel gebe und jeder von uns (nicht nur Christen) einen habe.

Dieser Schutz diene in erster Linie dazu, uns zum Guten »anzutreiben« und zu Gott hinzuführen, und weniger dazu, bestimmte körperliche oder psychische Probleme von uns fernzuhalten. Das erklärt, warum es Thomas von Aquin mehr um Überzeugung und Erleuchtung der Menschen ging als um deren Rettung. Engel sind nicht in erster Linie Wächter oder Sicherheitsexperten.

»Manchmal jedoch«, schreibt er, »erscheinen sie den Menschen durch eine außergewöhnliche Gunst (oder Gnade) Gottes entgegen dem allgemeinen Gesetz in sichtbarer Gestalt, ähnlich wie auch den Naturgesetzen widersprechende Wunder geschehen.« Wir können nur Mutmaßungen darüber anstellen, warum es solche Ausnahmen gibt. Geistige und körperliche Herausforderungen können sich oft überschneiden; vielleicht wollen die Engel die Menschen vor dem Tod bewahren, bevor sie ihre Lebensarbeit geleistet haben, oder sie vor Verzweiflung oder dem Tod bewahren, wenn sie in einer schlechten seelischen Verfassung sind. In Notfällen zeigen sich Schutzengel vielleicht lieber sichtbar und greifbar, um klare, unmissverständliche Anweisungen zu geben, die über innere Stimmen und Träume hinausgehen.

Die verbreitete Frage »Wie viele Engel können auf einer Nadelspitze tanzen?« steht mit den Scholastikern des Mittelalters in Verbindung, insbesondere mit Thomas von Aquin. Die Frage wird meist in abwertendem Sinne gestellt, um auf wirklichkeitsfremde Abstraktion oder übertriebene Spitzfindigkeit hinzuweisen, etwas, was Thomas von Aquin in der Tat häufig vorgeworfen wurde. Der Ausspruch soll auf scherzhafte Bemerkungen unter Universitätsstudenten des Mittelalters zurückgehen, doch Thomas von Aquin ist von Engeln, die auf einer Nadelspitze tanzen, wirklich nicht weit entfernt. Er behauptete nicht nur, dass Engel trotz ihrer Körperlosigkeit physisch auf die materielle Welt einwirken könnten, sondern beschäftigte sich darüber hinaus auch mit der Frage, ob mehr als ein Engel am selben Ort sein könnte – wobei man die Spitze einer Stecknadel durchaus als einen Ort bezeichnen kann. Der Theologe kam zu dem Schluss, dass nur jeweils ein Engel an einem Ort sein könne (und dass ein Engel, der nicht Gott der Unendliche sei, nicht an mehreren Orten gleichzeitig sein könne). Folglich gab Thomas von Aquin indirekt eine mögliche Antwort auf die Frage, wie viele Engel auf einer Nadelspitze tanzen können: ein einziger. Wie dem auch sei, die Ein-Engel-zu-einer-Zeit-an-einem-Ort-Theorie stimmt mit vielen der in diesem Buch geschilderten Erfahrungen überein. Die Präsenzen – nennen wir sie Engel – tauchen nicht als komplette Such- und Rettungsteams auf, sondern als Einzelgestalten. Ein einziger Engel genügt, wie es scheint, vollkommen, um eine anstehende Aufgabe zu bewältigen.

Es ist mehr als 700 Jahre her, seit Thomas von Aquin sich mit der Engelwelt befasste. Laut Umfragen glauben die meisten Menschen erstaunlicherweise heute noch an die Existenz von Engeln. Eine Untersuchung aus dem Jahr 1993 im Auftrag des Nachrichtenmagazins *Time* ergab, dass 69 Prozent der Amerikaner Engel als eine Tatsache anerkennen und 46 Prozent glaubten, einen persönlichen Schutzengel zu haben.[18] Solche Überzeugungen rühren nicht von der Lektüre alter Schriften wie dem Buch Tobit her. Wenn überhaupt, nehmen viele Menschen Engel heutzutage nur in Form von rührselig-sentimentalen Gartenfiguren oder von Putten wahr, die alles Mögliche von Grußkarten bis hin zu Einkaufstaschen verzieren. Außerdem gibt es noch die engelhaften Führer der New-Age-Bewegung.

In dem 1992 erschienenen Buch *The Future of the Body* von Michael Murphy, das unter Anhängern der New-Age-Bewegung als heilige Schrift gilt, schreibt der Autor, dass man manche Engelerscheinungen getrost als »Phantastereien abergläubischer Menschen« abtun könne. Andere hingegen, schreibt er weiter, »entziehen sich einer einfachen Erklärung. Beispielsweise haben Marathonläufer, Segler, Forschungsreisende und Abenteurer, die nicht zu übersinnlichen Erfahrungen neigen, von Wahrnehmungen von Phantomgestalten berichtet.« Murphy meinte, dies sei ein Beweis dafür, »dass der Mensch tatsächlich körperlose Wesen wahrnehmen kann«. Diese Wesen könnten ihm in extremen Notlagen den Weg weisen, außerdem »Trost spenden, bequeme Vorstellungen infrage stellen, Informationen übermitteln, darauf hinweisen, dass das Leben über den Bereich der normalen Sinne hinausgehende Dimensionen hat, oder die betroffene Person in Verzückung geraten lassen«[19]. Des Weiteren stellte Murphy fest, dass die Präsenz sich immer dann manifestiere, wenn die betroffene Person am Punkt der totalen Erschöpfung die Wachsamkeit aufrechtzuerhalten versuche: »Möglicherweise wurde ihre Wahrnehmung durch diese durch Stress induzierte gesteigerte Aufmerksamkeit in einem außergewöhnlichen Grad konzentriert, während die normalen Wahrnehmungsschranken durch Müdigkeit herabgesetzt waren, sodass sie für übersinnliche Erscheinungen empfänglich waren.«[20]

Die Engel der Moderne verfügen jedoch häufig über keine großen Mächte mehr, auch nicht über die Macht, »bequeme Vorstellungen infrage zu stellen«. Sie werden stattdessen als niedliche Pummelchen in Windeln dargestellt oder als schöne Jünglinge mit goldblondem Haar. Während Engel für Gläubige nach wie vor von Bedeutung sind, breitet sich der Glaube auch stark unter Menschen aus, die nur einen oberflächlichen Sinn für Spirituelles haben. »Gott erschuf die Engel unter anderem auch deshalb, damit sie unsere besten Freunde sind«, meinte

Eileen Elias Freeman, Autorin des Bestsellers *Touched by Angels*. Für viele Menschen scheint Gott jedoch sehr wenig mit Engeln zu tun zu haben, und was sie unter Freundschaft verstehen, ist oft vollkommen selbstsüchtig. Es gibt Menschen, für die Engel eine Art Hausangestellte sind, die ihnen bei niederen Tätigkeiten oder banalen Dingen behilflich sein sollen, sie beispielsweise bei einer Diät unterstützen oder ihnen helfen sollen, einen Parkplatz zu finden. Harold Bloom verglich Engel in seinem Buch *Omens of Millennium* mit »Haustieren«, die dazu dienen, dem Menschen Gesellschaft zu leisten und ihn bedingungslos zu lieben. »Welchem Zweck Engel ursprünglich auch gedient haben mögen, heutzutage scheint ihre Hauptbeschäftigung jedenfalls darin zu bestehen, die Menschen zu beschwichtigen«, schrieb Bloom.[21]

Der Engel, dem Ron DiFrancesco im World Trade Center begegnete, war von anderer Art. Desgleichen der Engel, der den beiden Angehörigen der Marineluftwaffe zur Seite stand. Sie alle waren echte Engelsoffenbarungen und schienen, wie der Engel, der den Dämon Aschmodei in Ägypten fesselte, oder der Engel, der Daniel in der Löwengrube beschützte, übernatürliche Wesen zu sein.

William James beschrieb das Phänomen in seinem religionsphilosophischen Hauptwerk *The Varieties of Religious Experience* (dt. *Die Vielfalt religiöser Erfahrung*) von 1902 folgendermaßen: »Es ist, als gäbe es im menschlichen Bewusstsein ein Empfinden von Realität, ein Gefühl von objektiver Gegenwart, von ›da ist etwas‹ – eine Wahrnehmung, die tiefer und allgemeiner reicht als irgendeiner der besonderen ›Sinne‹.«[22] In seiner Studie stützte sich James nicht auf Beispiele von Präsenzerlebnissen bei lebensbedrohlichen Abenteuern, sondern auf entsprechende Erlebnisse im alltäglichen Leben.

James, ehemals Professor an der Harvard University und Bruder des Romanciers Henry James, war Psychologe und Philosoph. Seine Studie über die Religion war vor allem eine Studie über die menschliche Natur, in der er eine Beschreibung der religiösen Antriebe versuchen wollte. James schrieb dieses Buch, als er sich während eines Aufenthalts in Europa von akuten Herzproblemen erholte, die ihn stark geschwächt hatten. Mit nicht einmal sechzig Jahren wurde er mit seiner eigenen Sterblichkeit konfrontiert. Das Buch ist eine beschreibende Übersicht über die Vorstellungen und Motive im religiösen Leben des Menschen. Was James interessierte, waren nicht die religiösen Einrichtungen oder Glaubensdoktrinen, sondern vielmehr »die Gefühle, Handlungen und Erfahrungen von einzelnen Menschen in ihrer Abgeschiedenheit, die von sich selbst glauben, dass sie in Beziehung zum Göttlichen stehen«. Er wollte niemanden bekehren, betonte aber, dass man durch die religiöse Erfahrung Zugang zu einer größeren, alternativen Realität bekommen könne: »Die größeren Umrisse unseres Daseins verschwimmen, wie mir scheint, in einer Dimension der Wirklichkeit, die vollkommen anders ist als die wahrnehmbare und bloß ›verstehbare‹ Welt.« Unter den angeführten Beispielen von kognitiven religiösen Erfahrungen waren auch Schilderungen einer unsichtbaren Präsenz. James schrieb:

> Es geschieht oft, dass eine Halluzination unvollständig ist: Die betroffene Person spürt eine »Gegenwart« im Raum, die sie genau lokalisieren kann, die ihr auf eine besondere Weise zugewandt ist, die im ausdrücklichsten Sinne des Wortes real ist, die meist ebenso schnell verschwindet, wie sie gekommen ist; und dennoch dabei weder gesehen, gehört oder berührt noch auf irgendeinem der üblichen »sinnlichen« Wahrnehmungswege erkannt wurde.[23]

Er zitierte als Beispiel einen Freund, der mehrmals »das Bewusstsein einer Gegenwart« gespürt hatte. »Die Gewissheit, dass sich da draußen im Raum etwas befand, war unbeschreiblich viel größer als die normale Gewissheit der Zweisamkeit, wenn wir uns in unmittelbarer Gegenwart einer lebenden Person befinden. Das Etwas schien ganz in meiner Nähe und erheblich realer zu sein als jede andere normale Wahrnehmung.« Ein anderes Mal verspürte der Freund eine Gegenwart in der gleichen Intensität und Plötzlichkeit, doch nun war da

> nicht bloß das Bewusstsein, dass da etwas ist, vielmehr, verschmolzen mit dem innersten Glücksempfinden dieses Bewusstseins, das bestürzende Gewahrsein von etwas unaussprechlich Gutem. Kein vages Gefühl, auch nichts, was vergleichbar wäre der emotionalen Wirkung eines Gedichtes, eines Theaterstückes, einer Blume, oder von Musik, vielmehr die sichere Gewissheit der unmittelbaren Gegenwart einer Macht ausstrahlenden Person. Und nachdem diese verschwunden war, beharrte die Erinnerung darauf, die Erfahrung von etwas Realem gemacht zu haben.

James zitierte zudem einen Fall, über den 1895 in einer Fachzeitschrift berichtet worden war: »... als plötzlich, ohne irgendeine Vorwarnung, mein ganzes Dasein in einen Zustand höchster Gespanntheit und Lebendigkeit erhoben schien und ich mit einer Intensität, die nur schwer vorstellbar ist für jemanden, der sie nicht erfahren hat, spürte, dass ein anderes Wesen bzw. eine andere Gegenwart ... ganz nahe bei mir war«.

In seinem Buch *Die Vielfalt religiöser Erfahrungen* ordnete William James solche Erlebnisse ganz klar dem Bereich religiöser Erfahrungen zu, wenn auch nicht ausdrücklich den Engelserfahrungen.

Die gleiche Intensität und das gleiche Gefühl der Lebendigkeit ist auch manchmal von Forschungsreisenden beschrieben worden. Im Oktober 1872 blieb der wegweisende amerikanische Naturforscher John Muir bei der Besteigung des Mount Ritter in der Sierra Nevada an einem Punkt etwa auf halber Höhe bis zum Gipfel stecken. Mit ausgestreckten Armen hing er dicht an der Felswand und kam nicht mehr weiter, weder hinauf noch hinunter: »Mein Schicksal schien besiegelt. Ein Sturz war unvermeidlich. Es würde einen Augenblick rasender Verwirrung geben und dann einen endlosen Sturz die steile Klippe bis zum Gletscher hinunter.« Dann, ganz unvermittelt, spürte er neue Kraft in sich aufsteigen. Was auch immer es gewesen sein mochte, es »war plötzlich da und übernahm die Herrschaft... Wäre ich auf Schwingen emporgetragen worden, meine Erlösung hätte nicht vollkommener sein können.« An jenem Tag erreichte Muir, der später den Sierra Club mitbegründete, als erster Mensch den Gipfel des Mount Ritter. Er wusste selbst nicht, woher diese plötzliche Kraft gekommen war, führte jedoch als eine mögliche Erklärung einen Schutzengel an.

Für gläubige Menschen ist dies die nächstliegende Erklärung des Dritter-Mann-Phänomens. Bemerkenswert ist jedoch, dass viele Menschen, die eine Gegenwart gespürt haben, vor allem in jüngerer Vergangenheit, dies nicht für die Intervention einer externen, übernatürlichen Kraft halten, sondern als etwas von innen heraus, als das Produkt physiologischer oder psychischer Mechanismen. Für sie ist es auf gar keinen Fall eine religiöse Erfahrung.

Kapitel 5 Pathologie der Langeweile

Begegnungen mit dem Dritten Mann kommen heutzutage häufiger vor denn je – aus dem einfachen Grund, weil viel mehr Menschen anstrengende Reisen in extreme und ungewohnte Umgebungen unternehmen als jemals zuvor. Psychologen haben den Ausdruck *EUE* (»extreme and unusual environments«) geprägt für Gegenden, die extrem sind in dem Sinne, dass sie Gefahren mit sich bringen oder Unannehmlichkeiten verursachen, und ungewohnt in dem Sinne, dass sie »Neuland« sind. Eine Vielzahl von Faktoren entscheidet darüber, ob eine Umgebung den »EUE-Standard« erreicht. Sie werden grob in drei Kategorien unterteilt: Umgebungen, in denen das Überleben von hoch entwickelten Technologien abhängt (Weltraum, Tiefsee); Umgebungen, in denen spezielle Ausrüstungen und Techniken erforderlich sind, die aber für bestimmte Menschengruppen ein natürlicher Lebensraum sein können (die Polargegenden, Gebirge, Wüsten); und Umgebungen, die durch Katastrophen verändert wurden (Erdbeben, Orkane, Kriege, terroristische Angriffe).[1] Zu den EUEs zählen auch traumatische Umgebungen wie zum Beispiel jene, denen Schiffbrüchige ausgesetzt sind. Ein typisches Merkmal für EUEs ist die Monotonie.

Als Charles Lindbergh im Alter von 25 Jahren den Versuch unternahm, als erster Mensch im Alleinflug nonstop von New York quer über den Atlantik bis nach Paris zu fliegen, und dabei an einen Punkt kam, wo er sich fragte, ob er womöglich schon »die Brücke überquerte, die man nur im letzten Augenblick zwischen Leben und Tod sieht«, hatte auch er das Gefühl, nicht allein zu sein. Lindbergh war am frühen Morgen des 20. Mai 1927 in Roosevelt Field bei New York City gestartet. Lediglich mit einem magnetischen Kompass und einem Fluggeschwindigkeitsanzeiger ausgestattet, flog er mit seinem Eindecker, der *Spirit of St. Louis*, in nordöstlicher Richtung die Küste entlang und wurde über Nova Scotia und Neufundland ein letztes Mal gesichtet, bevor er über dem Atlantischen Ozean in Richtung Irland abdrehte. Der Flug war äußerst strapaziös. Als er eine Gewitterwolke durchflog, sammelte sich auf den Tragflächen Eis, und ein magnetischer Sturm führte dazu, dass er die Orientierung verlor und blind durch Nebelbänke flog. Nach 17 Stunden Flug hatte Lindbergh das überwältigende Gefühl, ohne Schlaf nicht mehr weitermachen zu können. Einzuschlafen hätte jedoch den sicheren Tod bedeutet, und Lindbergh war froh, dass die *Spirit of St. Louis* eine so instabile Maschine war, dass sie immer, wenn er kurz vor dem Hinüberdämmern war, sofort zu gieren begann und er von dem Hin und Her wieder wachgerüttelt wurde. Zwischendurch erfrischte ihn eisiges Regenwasser. Während sein Körper Schlaf verlangte und sein Geist Entscheidungen fällte, die sein Körper nicht befolgte, spürte er allmählich, dass er die Kontrolle an einen »separaten Geist« abgetreten hatte, eine Kraft, die ihm einerseits als ein Teil seiner selbst erschien, andererseits aber auch wieder nicht.

Nach 19 Stunden hatte Lindberg die erste Hälfte der Flugstrecke hinter sich. Eigentlich hatte er diesen Augenblick feiern wollen, doch nun, da es so weit war, war es ihm nicht mehr wichtig. Er hatte keinen Hunger mehr und auch keinen Durst. Er machte auch keine weiteren Eintragungen ins Logbuch mehr. Das Flugzeug brummte weiter. Es war in der 22. Stunde seines Flugs, als Lindbergh plötzlich im Rumpf der *Spirit of St. Louis* die Anwesenheit von etwas wahrnahm. Während er gegen den Schlaf ankämpfte und manchmal, um Nebelschleiern auszuweichen, so tief flog, dass er die Gischt des wogenden Meeres spürte, wurde Lindbergh sich bewusst, dass er Gesellschaft hatte. Er glaubte sogar, dass es sich um mehr als nur ein einziges Wesen handelte, das sich in seiner Maschine befand. Er erinnerte sich, dass er auf die Instrumente starrte und sich dann

> die Kabine hinter mir mit Geistern füllt – verschwommene, transparente Gestalten, die sich schwebend bewegen und mich gewichtslos begleiten. Ihr Auftauchen überrascht mich nicht. Ihr Erscheinen hat nichts Plötzliches. Ohne mich umzuwenden, sehe ich sie so deutlich, als ob sie sich in meinem normalen Gesichtsfeld befänden.[2]

Lindbergh hatte das Gefühl, die »Phantome« sprächen mit ihm und seien freundliche Wesen. Sie hatten überhaupt nichts Erschreckendes. Es kam ihm vor, als kenne er sie, als seien sie ihm irgendwie vertraut. Außerdem hatte er das Gefühl, dass sie da waren, um ihm zu helfen, »sie besprachen meinen Flug mit mir, erteilten mir Ratschläge, diskutierten Navigationsprobleme mit mir, beruhigten mich und überbrachten mir wichtige Botschaften, wie sie im normalen Leben nicht zu erhalten sind«. Zu einem späteren Zeitpunkt desselben Tages erblickte Lindbergh auf dem Wasser einen schwarzen Punkt. Als er näher herankam, erkannte er ein Fischerboot, und aus dem einen wurden immer mehr. Wenig später erreichte er eine grüne Landspitze und stellte fest, dass es die Südwestküste Irlands war. Als er ein Dorf erblickte und in großen Spiralen tieferging, sah er, wie Menschen aus ihren Häusern auf die Straßen liefen, hinaufschauten und ihm zuwinkten. Lindbergh stellte fest: »Meine Müdigkeit war verschwunden und mit ihr die geisterhaften Wesen, die heute Morgen aufgetaucht und mit mir geflogen waren.«[3]

Er hatte eigentlich damit gerechnet, trotz perfekten Flugwetters mindestens 80 Kilometer vom Kurs abgekommen zu sein, ermittelte nun jedoch, dass er lediglich etwa fünf Kilometer von seiner vorgesehenen Flugroute abwich. Die Nachricht über die erfolgreiche Atlantiküberquerung ging telegrafisch um die ganze Welt. Lindbergh flog weiter über Plymouth, England, fest entschlossen, bis Paris zu gelangen, um den historischen Nonstop-Flug zwischen den beiden Kontinenten wie geplant zu vollenden. Als er sich der französischen Küste näherte, begann der Motor der *Spirit of St. Louis* heftig zu stottern. Lindbergh glaubte schon, eine Notlandung einleiten zu müssen, da merkte er, dass einer der Treibstofftanks leer war. Nachdem er auf einen anderen Tank umgeschaltet hatte, stellte sich der beruhigende Brummton der Maschine wieder ein. Den bestehenden Langstreckenweltrekord für Flugzeuge hatte er bereits gebrochen. Jetzt stand er kurz davor, Geschichte zu machen. Nach einer Triumphrunde über dem Eiffelturm fand er den Flughafen Le Bourget. Seine Ankunft, mit der ein Flug von 36½ Stunden zu Ende ging, wurde von 150 000 Zuschauern miterlebt. Die Menschen scharten sich um Lindbergh, als er mit wackligen Beinen aus dem Cockpit stieg. Die Nachricht von der gelungenen Landung verbreitete sich über die ganze Welt, und Lindbergh wurde in den Vereinigten Staaten zum Helden.

In einem kurz nach seinem historischen Flug erschienenen Buch erwähnte Lindbergh seine Begegnung mit den geisterhaften Präsenzen nicht. Es war eine sachliche Schilderung, die etwas von der Privatsphäre zu bewahren suchte, die der schüchterne junge Mann immer mehr schätzte. Doch nach und nach offenbarte er sein Geheimnis. In einer unveröffentlichten biografischen Skizze aus dem Jahr 1939 sprach er zunächst von »körperlosen Wesen«[4]. Später fügte er weitere Einzelheiten dieses eindeutig sehr persönlichen Erlebnisses hinzu, doch bis er seine ungewöhnliche Begegnung öffentlich preisgab, sollten noch etliche Jahre vergehen. Diese Offenbarung in seinem Buch *Mein Flug über den Ozean*, das fast drei Jahrzehnte nach seinem Flug herauskam, ein Bestseller wurde und ihm den Pulitzer-Preis einbrachte, erregte große Aufmerksamkeit. Zuerst war es jedoch in der *Saturday Evening Post* vom 6. Juni 1953 zu lesen. Lindbergh schrieb:

> Ich habe noch nie an Erscheinungen geglaubt, doch wie soll ich mir die Gestalten erklären, die mich an jenem Tag so viele Stunden begleiteten? Transparente Gestalten mit menschlichen Konturen – Stimmen, die klar und mit der Autorität des Sachkundigen sprachen – und mir sagten – mir sagten – ja, was haben sie mir eigentlich gesagt? Ich erinnere mich an kein einziges Wort.

Lindbergh tat diese Gegenwartsempfindungen nie als Halluzinationen ab, für ihn waren sie »Emanationen der Erfahrung von Generationen«. Er hatte das Gefühl, durch seinen langen Flug Zugang zu einer größeren Realität bekommen zu haben. Obwohl er sich nicht an die Einzelheiten der Unterhaltung mit seinen Phantomgefährten erinnern konnte, erinnerte er sich doch an genug, um ihre Worte als »freundlichen Rat« und »beruhigend« zu beschreiben.

Der Psychologe Woodburn Heron mutmaßte, Charles Lindberghs Begegnung mit den geisterhaften Wesen sei nicht etwa auf Schlafmangel zurückzuführen gewesen, was die naheliegende Erklärung gewesen wäre, sondern auf Monotonie. »Es ist nicht unwahrscheinlich«, so Heron, »dass manches nicht geklärte Flugzeug- oder Eisenbahnunglück auf eine lang anhaltende Monotoniesituation zurückzuführen ist.«[5] Er wies darauf hin, dass das Gehirn von den Sinnesorganen einen ständigen Informationsstrom fordere und »vielfältige Außenreize« für den Menschen unbedingt notwendig seien. Er fährt fort: »Monotonie ist für den Menschen ein schwerwiegendes und bleibendes Problem.« Ein hoher Signaldruck – d.h. ein ständiger Beschuss des Gehirns mit Signalen durch die Sinnesorgane – ist notwendig, um Aufmerksamkeit und Wachheit aufrechtzuerhalten. Der Mensch ist an eine »normale« Auswahl an Sinneseindrücken gewöhnt. Mit einem Mangel an Reizen kommt er schlecht zurecht.

Monotonie ist nicht auf abgeschiedene Gegenden auf der Erde beschränkt. Monotonie, verbunden mit Isolation, gibt es auch in »Kapselumgebungen«. Solche künstlichen Umgebungen ermöglichen es dem Menschen, sich an Orten aufzuhalten, an denen ein Überleben normalerweise schwierig oder vollkommen unmöglich wäre, beispielsweise in der Luft, in großen Meerestiefen und, am signifikantesten, im Weltraum.[6] Kapselumgebungen verändern allmählich die menschliche Existenz, weil eine immer größere Zahl von Menschen zum Arbeiten oder Spielen Kapseln betreten. Monotonie hat es für die Menschen schon in der Vergangenheit gegeben, und es wird sie auch in Zukunft geben.

Es ist eigenartig, dass es Forschungsreisende ausgerechnet in äußerst monotone Gegenden treibt, um der Monotonie zu entfliehen. In seiner Studie über die Raumfahrtpsychologie stellte der britische Neurologe W. Grey Walter fest: »Der Erkundungsdrang ist ein Teil unserer Nervenausstattung... In stabilen Umgebungen ist der Mensch instabil.«[7] Walter untersuchte Gesellschaften in Zeiträumen der Geschichte, als es einen explosionsartigen Anstieg an Entdeckungs- und Abenteuerreisen gab, und kam zu dem Ergebnis, dass die Theorie einiger Historiker, derzufolge Entdeckungsreisen eine Reaktion auf wirtschaftliche und militärische Zwänge seien, in den meisten Fällen nicht zutreffe. Er stellte vielmehr fest, dass die Heimatländer in solchen Perioden sogar häufig »gastlich, florierend und nur von alltäglichen Nöten heimgesucht waren«. Ein wesentlicher und beständigerer Faktor, so Walter, sei vielmehr die »Interaktion mentaler Kräfte«. Dies trifft heute mehr zu denn je. Eine große und immer größer werdende Anzahl von Menschen übt extreme Sportarten aus, unternimmt Abenteuerreisen und begibt sich freiwillig in extreme und ungewohnte, lebensfeindliche Umgebungen, beispielsweise die ersten Weltraumtouristen. Walter erklärte dies als einen Versuch, der Monotonie zu entfliehen. Eine gewisse Verachtung körperlicher Bequemlichkeit und das Bedürfnis nach Reizen, die aus riskanten Aktivitäten gewonnen werden, gehören seiner Ansicht nach zur menschlichen Natur.

In einer Studie, die in der Zeitschrift *Neuron* publiziert wurde, haben Wissenschaftler sogar einen alten Teil des Gehirns identifiziert, der die Abenteuerlust der Menschen befördert. Durch eine Messung der Blutströme fanden die britischen Forscher heraus, dass »neue Stimuli« bei kontrollierten Tests den sogenannten Streifenkörper des Großhirns, das ventrale Striatum, der Probanden aktivierten. Im ventralen Striatum sitzt das Belohnungssystem, und die Suche nach neuen, ungewohnten Erfahrungen wird durch die Freisetzung von Neurotransmittern wie Dopamin mit einem »Neuheitsbonus«, wie die Autoren es nennen, belohnt. (Nebenbei wiesen sie darauf hin, dass Firmen diese menschliche Anlage ausnutzen, indem sie »identische oder fast identische Produkte« mit einer neuen Verpackung wieder auf den Markt bringen.)[8] Die Abenteuerlust ist nicht auf den Menschen beschränkt. Selbst Laborratten wählen in einem Labyrinth verschiedene Wege zum Futter, wenn mehrere Möglichkeiten zur Auswahl stehen, und meiden vertraute Bereiche. Mit anderen Worten, auch Ratten »erkunden« gern.

Das Paradoxe ist, dass sich der Mensch in dem Bestreben, der Monotonie zu entfliehen, monotonen Verhältnissen aussetzt, und es gibt keine monotoneren Verhältnisse als künstliche Umgebungen, wie beispielsweise unter bestimmten Bedingungen das Cockpit eines Flugzeugs, vor allem aber in der Raumfahrt. Heron bezeichnete die Auswirkungen des Fehlens von Außenreizen als »Pathologie der Langeweile«. Als ein Beispiel für die Auswirkungen von Monotonie nannte er Fernfahrer, die zuweilen von bizarren Halluzinationen berichten. Von besonderem Interesse ist jedoch Herons Verweis auf das »Abbruch«-Phänomen, das bei allein fliegenden Piloten auf Höhenflügen auftritt, wenn die Maschine ständig geradeaus und auf gleicher Höhe fliegt, wenn nichts anderes in der Nähe und der Horizont nicht mehr sichtbar ist. Piloten sind im Sitz angegurtet, tragen häufig eine dicke Montur, ihre Sicht ist eingeschränkt, und im Hintergrund ist nichts als das Rauschen der Turbinen zu hören. Der sensorische Zustrom und die Verarbeitung von Informationen sind folglich reduziert, zugleich aber sind die Piloten größeren als den normalen Belastungen unterworfen. Unter solchen Bedingungen kann es passieren, dass sie einen Flug einfach abbrechen und niedergehen. Bevor es dazu kommt, waren sie sich, so berichten Piloten, »überdeutlich ihrer großen Einsamkeit und Isolation bewusst und hatten das Gefühl, ›außer Reichweite‹ zu sein«[9]. In einem Fall hatte ein Pilot bei einem Routinetestflug in großer Höhe »den Eindruck, sich außerhalb des Flugzeugs zu befinden und sich und die Maschine von außen zu sehen«[10]. Viele Piloten verschweigen diese Erfahrung, weil sie »das Gefühl haben, ihr Verhalten sei auf geistige Verwirrung zurückzuführen«[11]. Die Berichte stammten schließlich nicht von »Mystikern, sondern von praktisch veranlagten Menschen, die nur ungern darüber sprachen«. Andere Piloten haben ein Gefühl der »Nähe zu Gott« geschildert. In vielen Religionen gibt es die Tradition, durch Abgeschiedenheit, Monotonie und Langeweile »neue religiöse Einsichten, eine göttliche Offenbarung oder geistige Wiedergeburt zu erlangen. Solche Erlebnisse werden häufig von Visionen himmlischer Gestalten begleitet«[12]. Das Steuern eines Flugzeugs mag sich »vom Meditieren in einer Höhle zwar fundamental unterscheiden«, die Umgebung kann jedoch ebenfalls monoton und abgeschieden sein.

In Zusammenarbeit mit dem Psychologen Donald O. Hebb unternahm Heron eine vom *Defence Research Board of Canada* finanzierte wissenschaftliche Untersuchung der »Auswirkungen eines Langzeitaufenthalts in extrem monotoner Umgebung«. Heron führte Experimente mit sensorischer Deprivation durch, bei denen sich die Testpersonen allein in einer von jeglichen Sinneseindrücken abgeschotteten Kammer befanden. Die Probanden trugen beispielsweise milchige Visiere, und ihre Hände und Unterarme waren dick eingepackt, um keine Berührungen wahrnehmen zu können. Nach längerer Isolation empfanden viele der Testpersonen einen »Reizhunger«. Sie »redeten mit sich selbst, pfiffen, sangen oder rezitierten Gedichte«. Das Bedürfnis nach Sinneseindrücken wurde so stark, dass sogar das Streicheln eines Fingers der einen Hand mit einem Finger der anderen als sehr angenehm empfunden wurde. Einige Probanden »gaben an, dass sie das Gefühl hatten, ein anderer Körper liege neben ihnen in der Kammer. In einem Fall lagen die beiden Körper teilweise übereinander, nahmen also teilweise denselben Raum ein.«[13]

Hebb führte dies auf eine »Störung des Körperschemas« zurück. Das Körperschema sei, so der Forscher, ein »gedankliches Konstrukt«, das von normalen Menschen ignoriert werden könne, weil es auch durch andere Informationen vermittelt werde. »Ihre Wahrnehmung von sich selbst ist in diesem Augenblick eine Halluzination, die zufällig mit der Realität übereinstimmt.« Dass manche Menschen nach einer Amputation Phantomschmerzen haben, veranschauliche jedoch, dass die Wahrnehmung unseres Körpers »keine direkte Empfindung« sei. Sind die Gestalten, die Lindbergh in seinem Flugzeug wahrnahm, demnach auf eine Störung des Körperschemas zurückzuführen? Hebb unterstützte Herons Vermutung, derzufolge Lindberghs Phantompassagiere ein Produkt der Monotonie waren. In seinem *Essay on Mind* schrieb Hebb, dass in großer Höhe »das Darunterliegende eine monotone Gleichförmigkeit annehmen kann. So verhält es sich auch aus niedrigeren Höhen mit dem Ozean, und Charles Lindbergh nahm bei seinem einsamen Flug über den Atlantik ›geisterhafte Präsenzen‹ wahr.«[14]

Edith Foltz Stearns gehörte einer Generation von Flugpionierinnen an, deren bekannteste Amelia Earhart ist. 1928 erwarb sie ihren Pilotenschein und reiste dann durch den Nordwesten der Vereinigten Staaten, wo sie Kunstflüge vorführte. 1929 nahm sie am ersten Luftwettkampf mit ausschließlich weiblichen Teilnehmern namens »Powder Puff Derby« (»Puderquasten-Derby«) teil, der in Santa Monica, Kalifornien, begann und acht Tage später in Cleveland, Ohio, endete. Die Teilnehmerinnen durften zur Navigation lediglich eine Straßenkarte verwenden und mussten ihre Position mittels Koppelrechnung aus Geschwindigkeit und Kartenkurs ermitteln. Ein Viertel der zwanzig Teilnehmerinnen brach den Wettkampf vorzeitig ab, eine starb. Stearns errang in der Leichtflugzeugklasse den 2. Platz.

Einmal, bei einem Wettkampf 1932, war Stearns vom Kurs abgekommen. Weil ihr langsam der Treibstoff ausging, dachte sie, ihre einzige Chance, einen Absturz zu vermeiden, bestehe in einer Notlandung auf den Bahnschienen, denen sie gefolgt war. Sie setzte schon zu einer riskanten Landung an, als sie plötzlich eine Stimme vernahm, die ihr zurief: »Nein! Nein, Edie, tu's nicht!« Sie erkannte, dass es die Stimme einer alten Klassenkameradin war, eines Mädchens, das als Teenager bei einem Autounfall ums Leben gekommen war. Erschrocken zog sie die Maschine schnell wieder hoch, beschleunigte und flog weiter. Nach wenigen Minuten kam die Rollbahn von Phoenix in Sicht, wo sie sicher landen konnte. Stearns sagte einmal: »Ich fliege nie allein. Neben mir sitzt immer eine ›Präsenz‹, die für mich mein ›Kopilot‹ ist. Wenn ich in großer Gefahr bin, übernimmt eine unsichtbare Hand die Kontrolle und leitet mich ins Sichere.«[15]

Stearns erlebte dieses Phänomen der Intervention eines »leitenden Geistes« auch einmal in dramatischer Weise während des Zweiten Weltkriegs, als sie im Auftrag der britischen *Air Transport Auxiliary* neue oder generalüberholte Flugzeuge von den Werften zu Luftwaffenstützpunkten flog. Einmal musste sie trotz eingeschränkter Sicht einen Moskito-Bomber von Hamble nach Hawarden überführen, einem schottischen Stützpunkt der Royal Air Force. Weil sie vor dem Start zunächst eine Weile reglos im Cockpit saß, fragte ein Offizier sie, was los sei. Sie wollte ihm natürlich nicht sagen, dass sie auf ihren unsichtbaren Kopiloten wartete. Der Start ging dann ohne Zwischenfälle vonstatten, doch als sie sich dem näherte, was sie für ihr Ziel hielt, verlor sie in dichtem Nebel die Orientierung. Sie kreiste über dem Gebiet und setzte mehrere Male zur Landung an, musste die Maschine jedoch immer wieder hochziehen, weil die Sicht gleich null war. Die Nacht brach bereits herein, und nachdem die Chance auf eine Landung schon bei Tageslicht denkbar gering gewesen war, würde es bei Nacht noch schlechter gehen. »Ich war in meinem Leben schon einige Male mit knapper Not davongekommen, hatte mich aber noch nie so verloren und einsam gefühlt, von einem so intensiven Gefühl des nahen Untergangs durchdrungen.« Stearns begann, um Hilfe zu beten.

Plötzlich bellte eine Stimme: »Edie! Pass auf!« Dieses Mal kam es ihr vor, als sei es die Stimme ihres Vaters, der kurz zuvor gestorben war. Ohne zu zögern, zog sie die Maschine hoch und entging dadurch knapp dem Aufprall auf einen Berg. »Von diesem Augenblick an war ich nicht mehr allein.« Sie stellte zwar fest, dass sie ziemlich weit vom Kurs abgekommen war, fühlte sich nun aber seltsam gelassen. Nach einer Weile sichtete sie in der Dunkelheit eine Straße und folgte ihr bis zu einer Rollbahn, brachte das Flugzeug sicher hinunter und rollte auf den Kontrollturm zu. Ein verärgerter Offizier kam herausgerannt und verlangte zu wissen, warum sie seine Befehle nicht befolgt habe und gelandet sei: »Dieser Platz ist geschlossen!« Sie erwiderte, dass sie keinen Funk habe und dass dies eine Notlandung sei. In einem zehn Jahre später veröffentlichten Bericht über ihre Erfolge schrieb Stearns: »Ich zweifelte keinen Augenblick daran, dass ich es schaffen würde – mit der Hilfe meines Kopiloten.«

Brian H. Shoemaker ist einer jener Piloten, deren Fähigkeit, unter schwierigen, manchmal äußerst riskanten Bedingungen zu fliegen, die richtige wissenschaftliche »Entdeckung« der Antarktis mitzuverdanken ist. Seine auf dem US-Marinestützpunkt in Quonset Point, Rhode Island, stationierte Marineflugstaffel VX-6 war während des antarktischen Sommers, als die extreme Kälte nachließ und die Wissenschaftler auf dem Kontinent provisorische Lager errichten konnten, vier Monate lang in der McMurdo-Station im Einsatz. Der Shoemaker-Gletscher in den Southern Cross Mountains in Victoria Land ist nach ihm benannt. Sein Beitrag zum offiziell »Naval Support Force Antarctica« genannten, meist jedoch als »Operation Deep Freeze« bezeichneten Unternehmen brachte ihm in den 1980ern die Ernennung zum Kommandanten ein. Im Jahr 1967 wirkte Leutnant (später Kapitän) Shoemaker als Pilot eines H-34-Helikopters an vorderster Front bei der Suche nach Erkenntnissen über den weißen Kontinent mit.

Im Dezember jenes Jahres startete er mit dem Hubschrauber bei der McMurdo-Station – am Südzipfel von Ross Island in der Antarktis, 3500 Kilometer südlich von Neuseeland –, um gemeinsam mit einem Kopiloten und einem weiteren Besatzungsmitglied ein Forschungsteam zu einem Camp auf der antarktischen Hochebene zu bringen, die den Südpol ringsum Hunderte von Kilometern umgibt. Das Hochplateau ist wegen seiner Höhe von durchschnittlich knapp 3000 Metern und seiner geografischen Lage eins der unwirtlichsten Gefilde der Erde. Es weht dort nicht nur ununterbrochen ein starker Wind, hier herrschen auch die niedrigsten Temperaturen, die jemals aufgezeichnet worden sind. Shoemaker flog mit dem Helikopter zunächst in westlicher Richtung über den McMurdo Sound und überquerte dann das Transantarktische Gebirge, bis er schließlich das Plateau und die Stelle erreichte, wo die vier Glaziologen ihr Lager aufschlagen wollten. Wegen der extremen Kälte lief die H-34 weiterhin im Leerlauf, bis das Forschungsteam sein Zelt aufgestellt und überprüft hatte, ob die Funkverbindung funktionierte. Es dauerte alles länger als geplant, weil die Wissenschaftler die Funkbake nicht in Gang brachten. Der Funk selbst funktionierte jedoch, sodass Shoemaker schließlich entschied, dass er sie unbesorgt zurücklassen könne.

Ungefähr eine halbe Stunde nachdem der Helikopter sich auf den Rückweg gemacht hatte, verlor die Station in McMurdo jeglichen Funkkontakt, vermutlich wegen eines magnetischen Sturms. Ohne Funkkontakt wusste die Hubschrauberbesatzung nicht, in welcher Richtung die Basis lag. Sie hatten keinen Navigator an Bord. Weil es um diese Jahreszeit 24 Stunden hell ist und dazu die Landschaft unter ihnen eine einzige weiße Fläche, waren sie außerstande, ihre Position zu bestimmen. Shoemaker befürchtete, dass sie vom Kurs abgekommen waren. Weil er und sein Kopilot die Berge nicht sehen konnten, war es unmöglich, ihren Steuerkurs beizubehalten. Driften wir ab? Fliegen wir im Kreis?, fragte sich Shoemaker.

Nachdem sie sich schon einige Zeit in dieser prekären Lage befunden hatten, spürte er auf einmal, dass sich bei ihnen im Cockpit eine »leitende Präsenz« eingefunden hatte. Sie sprach mit ihm und versicherte ihm: »Alles in Ordnung.« Shoemaker fragte sich zwar: »Wer war das? Was war das?«[16], war jedoch keineswegs erschrocken und ließ sich den anderen gegenüber nichts anmerken. Die Präsenz riet ihm dann, »den Steuerkurs um 20 Grad nach rechts zu korrigieren«. Der Kopilot merkte offenbar nicht, dass etwas nicht stimmte, doch Shoemaker spürte die Gegenwart eines Dritten Mannes ganz intensiv unmittelbar hinter sich. Er korrigierte den Steuerkurs der H-34 wie angewiesen um 20 Grad nach rechts. »Ich hatte nichts anderes, nach dem ich mich hätte richten können ... Es war irgendwie unheimlich, aber nicht beängstigend. Ich empfand es als tröstlich. Ich musste mich entscheiden, ob ich auf diese Stimme hörte oder aufs Geratewohl selbst eine Richtung bestimmte, ohne zu wissen, wo es langging.«[17]

Seinem Kopiloten sagte er nichts von alledem, weil er befürchtete, dieser könnte »meine Richtungsentscheidung infrage stellen«. Das Gefühl der Gegenwart dauerte mindestens eine halbe Stunde und blieb auch noch bestehen, als der Helikopter die Berge erreichte, ein Indikator dafür, dass sie auf dem richtigen Kurs waren. Irgendwann hatte Shoemaker dann das Gefühl, er könne »diese Sache beiseiteschieben«. Sie schafften es unter Einhaltung des normalen Sicherheitsspielraums der Treibstoffreserven zurück zur Basis.

Auch in der Offiziersmesse sprach Shoemaker mit keinem der Piloten über das Vorgefallene, weil er befürchtete, man würde ihn für verrückt erklären. Später jedoch erzählte er Pater Gerry Creagh davon, der mehr als 25 Sommer hintereinander ehrenamtlich in der »Chapel of the Snows« der McMurdo-Station als Marinegeistlicher tätig war und den man inoffiziell »Kaplan der Antarktis« nannte. Creagh sagte ihm, dass »das, was er da erlebt habe, gar nicht so ungewöhnlich sei, wie man annehmen könnte. Es sei eines der Rätsel, das rational nicht erklärbar sei, sondern nur glaubensmäßig erfasst werden könne.«[18]

Nach dem Start der Raumfähre *Atlantis* in der Nacht des 12. Januar 1997 dockte die Fähre an der russischen Raumstation *Mir* an. Neben Bergen an Vorräten setzte sie dort den NASA-Astronauten Jerry M. Linenger ab, einen Arzt und promovierten Epidemiologen, der bis zu seinem Eintritt in die NASA im Jahr 1992 in der US-Marine gedient hatte. Linenger hatte 1994 bereits an einer elftägigen Mission der Raumfähre *Discovery* teilgenommen; er sollte nun über einen historischen Zeitraum von 132 Tagen in der *Mir* bleiben, würde in dieser Zeit mehr als 2000 Mal die Erde umkreisen und dabei 80 Millionen Kilometer zurücklegen. Die psychischen Auswirkungen von lange andauernder Isolation, Entfremdung von Vertrautem, Mangel an Außenreizen und anhaltender Monotonie – verbunden mit der Notwendigkeit hoher Wachsamkeit – stellten schon enorme Belastungen dar. Dazu kamen noch körperliche Auswirkungen wie Knochenerweichung und das sogenannte »Space Adaption Syndrome« (durch die Schwerelosigkeit und die Raumfahrt verursachte physiologische Veränderungen), insgesamt also schon mehr Stress als genug. Doch leider funktionierte die *Mir* ganz und gar nicht so, wie sie eigentlich hätte funktionieren sollen, sondern wurde von einer Reihe technischer Defekte nach dem Muster eines Domino-Effekts heimgesucht. Ständig neue Funktionsstörungen führten dazu, dass die eintönige Routine ausschließlich von lebensgefährlichen Notfallmaßnahmen durchbrochen wurde.

So kam es immer wieder zu Ausfällen der primären Sauerstoffversorgung. Mehrere Monate lang atmeten die drei Besatzungsmitglieder – neben Linenger waren zwei russische Kosmonauten an Bord – Ethylenglykol-Dämpfe ein und mussten wegen undichter Stellen in den verrosteten Kühlleitungen der *Mir* Temperaturen von 32 Grad Celsius ertragen. Aber das waren noch ihre geringsten Sorgen. Kurz nach dem Beginn von Linengers Einsatz, als sich beim Austausch der Besatzung sechs statt der üblichen drei Besatzungsmitglieder in der *Mir* befanden, brach in der Raumstation ein Feuer aus. Als die Alarmsirene ertönte, beachtete die Besatzung das Heulen anfangs kaum, weil sie an dieses Geräusch schon so gewöhnt war. Linenger schwebte durch die Station und wäre um ein Haar mit Wassilij Ziblijew, dem neuen Kommandanten, zusammengestoßen, der in der schwerelosen Umgebung des Moduls herumzappelte, auf das Linenger zukam. Linenger fragte ihn, ob es ernst sei, doch ehe der Russe ihm antworten konnte, sah er schon, wie sich hinter ihm eine dünne Rauchfahne emporschlängelte. Gleich darauf sah er, woher sie kam: von einem prasselnden Feuer im unteren

Bereich mit Flammen, die Funken sprühend einen Meter in die Höhe schossen. Das Feuer war so heiß, dass das Metall schon zu schmelzen begann und es sich rasch durch die Aluminiumhülle des Raumschiffs zu fressen drohte, was zu einer Druckverminderung und zum Ersticken der Crew geführt hätte.

Der sich in den Modulen ausbreitende Rauch war so dicht, dass »wir fast eine Stunde lang die Hand vor unseren Augen nicht sehen konnten«, so Linenger. In dem Qualm sahen die Besatzungsmitglieder wie Gespenster aus, während sie das Feuer hektisch einzudämmen versuchten. Einen schmutzigen Lappen vors Gesicht gepresst, schwebte einer von ihnen nahe an Linenger vorbei. Im Weltraum steigen warme Luft und Rauch nicht auf, und so konnten sie dem Qualm, der in ihren Augen brannte und in ihre Lungen eindrang, nicht entfliehen. Linenger hielt die Luft an, während er die Gurte einer Sauerstoffmaske entwirrte. Als er das Gerät angelegt hatte, versuchte er einen Atemzug zu machen, doch es funktionierte nicht. Obwohl Linenger schon glaubte, sterben zu müssen, geriet er nicht in Panik: Seine Ausbildung und sein Charakter ließen das nicht zu. Stattdessen sah er der Situation nüchtern ins Auge und tastete das Wandpaneel nach einem anderen Atemschutzgerät ab. Sein Kopf schmerzte, er war von Dunkelheit umgeben, die Zeit verstrich, jede Millisekunde erschien ihm wie eine Ewigkeit, und dann fand er endlich ein anderes Atemschutzgerät. Dieses Mal funktionierte es.

Ohne Sauerstoffmasken, schrieb Linenger, »wären wir alle erstickt. Wäre noch etwas anderes Lebensdrohliches, auch nur der winzigste Zwischenfall, hinzugekommen, wären wir sechs tote Weltraumforscher gewesen. Punkt, aus, fertig.«[19] Drei der russischen Besatzungsmitglieder wurden dazu eingeteilt, eines der beiden *Sojus*-Raumschiffe, die an der *Mir* angedockt hatten, für eine Evakuierung vorzubereiten. Das zweite *Sojus*-Raumschiff war wegen der Flammen unzugänglich. Also stand ihnen nur ein einziges Raumfahrzeug zur Verfügung, in das nicht mehr als drei Personen hineinpassten, was bedeutete, dass drei von ihnen sterben würden, wenn es nicht gelang, das Feuer zu löschen. Drei Feuerlöscher, mit denen sie die kritische Lage zu beenden versuchten, waren offenbar völlig wirkungslos. Nach vierzehn Minuten erlosch das Feuer schließlich von selbst, und sie kamen ungeschoren davon. Nachdem drei der Russen die *Mir* verlassen hatten, befassten sich die Übrigen nicht länger mit dem Vorfall, weil zu viele wichtige Routinearbeiten zu erledigen waren. Das Ereignis ging ihnen jedoch allen noch nach. »Uns wurde bewusst, wie unsicher unsere Existenz hier an diesem Vorposten der Menschheit im Weltraum war, dass unser Leben von einer Sekunde auf die andere ausgelöscht werden konnte«, schrieb Linenger.

Zu einem späteren Zeitpunkt entging die *Mir* nur knapp einer Kollision mit dem unbemannten Versorgungsschiff *Progress.* Dieses war kurz zuvor entladen und dann mit kaputten Ausrüstungsgegenständen und Abfall wieder beladen worden. Nach dem Abkoppeln sollte das Raumschiff, besser gesagt, der Müllfrachter, eigentlich zum kontrollierten Wiedereintritt in die Atmosphäre gebracht werden und verglühen. Damit wäre seine Mission beendet gewesen. Zur Überraschung der Besatzungsmitglieder der *Mir* teilte ihnen die russische Bodenkontrolle jedoch eine Woche nachdem die Einweg-*Progress* abgekoppelt worden war, mit, dass das Raumschiff nicht zur Erde zurückgeholt worden sei, sondern erneut andocken sollte. Als Grund wurde angegeben, dass ein neues Andockmanöver getestet werden sollte, bei dem das manuell gesteuerte Notfallsystem der *Mir* verwendet werden müsste.

Linenger hielt das für keine sehr gute Idee: »Das Notfallsystem der *Mir* war nur für die unmittelbare Nähe konstruiert und nicht für Fernsteuermanöver.« Überdies gab es keine Hilfe für das manuell gesteuerte System, weil es ja selbst das Notfallsystem *war*. Wenn etwas schiefging, würden sie in ernsthaften Schwierigkeiten sein, und die Wahrscheinlichkeit, dass etwas schiefging, war ziemlich groß. Und bald steckten sie auch tatsächlich in Schwierigkeiten. Radarstrahlen legten die Bildübertragung auf den Monitor lahm; es war unmöglich, das herannahende Raumschiff zu steuern. Folglich verwandelte sich der Müllfrachter schlagartig in eine heranschießende Rakete.

Der russische Kommandant Wassilij Ziblijew musste ständig zwischen der Kontrollstation und dem nächstgelegenen Fenster der Station hin und her schweben, um die Flugbahn des Raumschiffs abschätzen zu können. Einmal rief Alexander Lasutkin, der andere Kosmonaut: »Sie scheint direkt auf uns zuzukommen! Sie ist viel zu schnell!« Ziblijews Gesicht war schweißnass, als er ohne Sichtkontakt die Bremsraketen der *Progress* zündete. Die Lage war so prekär, dass Ziblijew seinem Kollegen Linenger schon zurief: »Fertigmachen zum Verlassen des Schiffs. Schnell in die *Sojus!*« Alle drei rechneten damit, dass die *Progress* jeden Augenblick mit der *Mir* zusammenstoßen würde, doch irgendwie wurde der Aufprall vermieden. Dieses Mal dankten sie Gott, dass sie überlebt hatten.

Aber die Schwierigkeiten hörten nicht auf. Wenig später führte der Ausfall eines Bordcomputers und des Navigationsgeräts dazu, dass sich die *Mir* aus ihrer stabilen Lage drehte, ihre Solarsegel nicht mehr zur Sonne ausgerichtet waren und in der Raumstation die Energieversorgung zusammenbrach. Es wurde auf einmal dunkel, und eine »angespannte Stille« trat ein. Eine kritische Situation. Wieder einmal stellte sich die Besatzung darauf ein, die tote Station zu verlassen und sich in ihr Rettungsboot, die *Sojus*-Raumfähre, zu flüchten. Sie schalteten sämtliche Betriebssysteme aus und warteten im Dunkeln, bis sie auf ihrer Umlaufbahn wieder auf der von der Sonne angestrahlten Seite der Erde waren, wo die Solarsegel genügend Licht einfingen, um die Akkus zumindest teilweise wieder aufzuladen. Dann mussten sie erneut warten, bis die nächste Umlaufbahn sie wieder ins Sonnenlicht brachte. Es dauerte zwei Tage, bis sie genügend Energie gespeichert hatten, um die *Mir* wieder in die richtige Lage zu bringen.

Die vielen unvorhergesehenen Ereignisse und ständigen Ausfälle wichtiger Systeme, die zur Folge hatten, dass die Alarmsirene der Station fast täglich schrillte, waren für die Besatzung äußerst zermürbend. Als Arzt nahm Linenger bei seinen Kollegen zunehmend neurotische Störungen wahr, zurückzuführen auf die Isolation in Kombination mit dem ständigen Stress an Bord der altersschwachen *Mir*. Es überraschte ihn, dass Menschen, die einer speziellen Tauglichkeitsprüfung unterzogen worden waren, »bis an den Rand des Durchdrehens«, so seine Worte, getrieben werden konnten. Linenger, der in seiner Zeit bei der US-Marine Isolation erlebt und sich mit den psychischen Auswirkungen lang andauernder Isolation befasst hatte, wunderte sich selbst darüber, dass er »die Belastung dermaßen unterschätzt hatte, die das Leben in dieser künstlichen Umgebung weit weg von der Erde mit sich brachte. Die Isolation war in jeder Hinsicht extrem.«

Bemerkenswert ist, dass es nicht die dramatischen Zwischenfälle in der *Mir* und die zahlreichen flüchtigen Berührungen mit dem Tod waren, die den größten Stress erzeugten, sondern Isolation und Monotonie. Um seelisch nicht an denselben Punkt zu gelangen wie seine Kollegen, traf Linenger bestimmte Vorbeugungsmaßnahmen. Er hielt ein intensives Arbeitsprogramm ein, achtete aber auch strikt darauf, dass er täglich eine bestimmte Zeit auf dem Heimtrainer verbrachte, weil sich durch das Training der psychische Druck zu einem großen Teil abbauen zu lassen schien. Dreieinhalb Monate nach Beginn seines Einsatzes und kurz vor dem Ende geschah dabei etwas, das er noch nie zuvor erlebt hatte.

Auf dem Heimtrainer versuchte Jerry Linenger der »Misslichkeit« seiner Lage zu entfliehen, indem er sich Orte auf der grünen Erde vorstellte. Im Geiste joggte er die Wege entlang, auf denen er vor seiner Weltraummission gelaufen war. Er stellte sich vor, wie er in Kalifornien am Strand entlangjoggte, sah im Geiste die Häuser, das Hotel Del Coronado, die lächelnden, lachenden und winkenden Menschen und sich selbst, wie er den Mädchen zuzwinkerte.

Dieses Verfahren hatte Woodburn Heron bereits 1957 beschrieben als eine notwendige und verständliche Reaktion des Menschen auf »extrem monotone Umgebungen ... [Manche Menschen] stellten sich vor, wie sie von einem vertrauten Ort zum nächsten reisten, und malten sich dabei aus, was sie auf dieser Reise erlebten.«[20] Linenger erleichterte dieser Visualisierungsprozess das halbstündige Konditionstraining, was deshalb so wichtig war, weil körperliches Training im Weltraum äußerst schwierig ist. Auf dem Heimtrainer hatte er immer das Gefühl, als säße jemand auf seiner Schulter. Deshalb war er froh über die Ablenkung.

Als Linenger sich bei seinem Training einmal nicht in die Visualisation flüchtete, nahm er plötzlich am äußersten Rand seines Blickfelds die Gegenwart einer anderen Person wahr. Er blickte weiter geradeaus. Es war nicht nötig, sich umzudrehen, um sich zu vergewissern. Er wusste, dass die Präsenz tatsächlich da war, und er wusste auch, dass es sich nicht um einen der beiden anderen Kosmonauten handelte. Es war sein Vater, Don Linenger, der seit sieben Jahren tot war. »Ich spürte die Präsenz ganz intensiv, vielleicht deshalb, weil ich dort oben im Himmel war, näher bei ihm. Ich führte ein stummes Gespräch mit ihm und sagte ihm, dass ich ihn vermisste.«[21] Jerry Linenger verstand auch, was ihm sein Vater mitteilte, so deutlich, als würde er laut sprechen. Es war eine ermutigende Botschaft. »Ich bin stolz auf dich«, sagte sein Vater. »Du wolltest immer Astronaut werden, nun hast du es geschafft.«[22]

Für den Astronauten war das ein zutiefst bewegendes Erlebnis. Er war seinem Vater nahe gewesen, hatte eine glückliche, normale Kindheit und zu seinem Vater stets ein gutes Verhältnis gehabt. Als Linenger dann plötzlich zu befürchten begann, einer seiner Kollegen könnte hereinkommen und ihn in diesem beseelten Gemütszustand antreffen, versuchte er die Präsenz wegzublinzeln, doch sie blieb 20 Minuten lang bei ihm. Nach diesem Erlebnis fühlte er sich mental 100 Prozent besser: »Die ganze Anspannung und der ganze Stress waren auf einmal weg.«

Während sein Einsatz in den darauffolgenden Wochen langsam dem Ende zuging, wiederholte sich das Erlebnis noch mehrere Male. Insgesamt hatte er noch dreimal eine lebhafte Begegnung mit der Präsenz, und etwa sieben Mal spürte er einfach nur, dass sein Vater in der Nähe war, ohne dass ein Gespräch stattfand.

»Es war keine religiöse Erfahrung«, so Linenger, »und als Arzt deutete ich das Erlebnis als einen psychischen Abwehrmechanismus. Aber ich wollte es gar nicht anzweifeln und versuchte auch nicht, es rational zu erklären.«[23]

Ein faszinierender Gedanke drängt sich auf, wenn man all diese Begebenheiten betrachtet – der Gedanke, dass wir niemals wirklich völlig *allein* sind, dass wir in bestimmten Situationen jemanden – einen anderen – herbeirufen können, vor allem in extremen und ungewohnten Umgebungen mit monotonen Lebensbedingungen. Der Dritte Mann kann zum Teil erklärt werden als ein Versuch des Gehirns, in einer monotonen Umgebung für genügend Sinneseindrücke zu sorgen. Es besteht kein Zweifel, dass in vielen EUEs die Pathologie der Langeweile auftritt und dass der Dritte Mann durch Monotonie genährt wird. Doch wie wir gesehen haben, steckt noch mehr dahinter.

Kapitel 6 Das Prinzip multipler Auslöser

Ein weiterer Schlüssel zur Lösung des Rätsels um den Dritten Mann liegt in den Erlebnissen dreier Antarktisforscher der jüngeren Vergangenheit: des Briten Robert Swan, des Neuseeländers Peter Hillary und der Amerikanerin Ann Bancroft. Alle drei erlebten im Verlauf eines strapaziösen Marsches zum Südpol, quer durch die lebensfeindliche, monotone Landschaft, die Hillary als »the great white everywhere« (die weiße Unendlichkeit) bezeichnete, das Dritter-Mann-Phänomen. Jeder von ihnen war einer Vielzahl von Belastungsfaktoren unterworfen, u. a. Übermüdung, Schmerzen und einem Mangel an Sinnesreizen, in Kombination mit weiteren Beanspruchungen – ein Zusammenspiel vieler Auslöser mit dramatischen Folgen. Alle drei gelangten zu derselben Erkenntnis: dass es dort draußen unsichtbare Wesen gibt, die einen begleiten, wenn man in Not ist. Dabei ist aufschlussreich, zu welchem Zeitpunkt der Dritte Mann auftritt, weil er mit bestimmten Ereignissen bei den jeweiligen Südpolarexpeditionen in unmittelbarem Zusammenhang steht. Hillary schrieb am Ende seiner eigenen Expedition: »O ja, sie sind immer noch da draußen. Ich sehe sie kommen und gehen … Und ich weiß noch immer nicht, was ich mit ihnen tun soll. Ist das nicht bei jedem so?«[1]

Am 4. Dezember 1985 hatte Robert Swan auf seinem 70-tägigen Marsch zum Südpol die ersten 500 Kilometer hinter sich. Die Expedition sollte ein Tribut an Captain Robert F. Scott sein, den gescheiterten britischen Forschungsreisenden, der bei einem Wettlauf zum Südpol von Roald Amundsen geschlagen worden und beim Rückmarsch im Jahr 1912 zusammen mit den übrigen Mitgliedern seiner Gruppe ums Leben gekommen war. Gemeinsam mit Roger Mear und Gareth Wood hatte Swan neun Stunden pro Tag, sieben Tage die Woche in einer extrem monotonen Umgebung seinen Schlitten hinter sich hergezogen. Es gab eine vorherrschende Farbe: Weiß. Die einzigen Geräusche waren das Heulen des Windes, die von den Männern bei ihrer körperlichen Anstrengung selbst erzeugten Geräusche und das Geräusch der über das Eis gleitenden Schlittenkufen. Abgesehen von der extremen Kälte kam sich Swan fast wie in einem von Außenreizen abgeschotteten Raum vor, in dem Experimente mit sensorischer Deprivation durchgeführt werden.

Sie näherten sich dem Beardmore-Gletscher, einem riesigen Eisstrom von über 50 Kilometern Breite mit tückischen Gletscherspalten, die auf der zerklüfteten, einem eingefrorenen schäumenden Bergbach ähnelnden Oberfläche kaum zu erkennen waren. Es war schlecht gelaufen. Swan schrieb in sein Tagebuch: »Es ist fast zu schrecklich, um es aufzuschreiben, aber mein Schlitten hat mir fast den Rest gegeben … Zum ersten Mal in meinem Leben wollte ich einfach aufgeben, und das macht mich richtig fertig.« Es war die letzte Dreistundenetappe des Tages gewesen, und Swan hatte kaum noch Kraft gehabt, seinen Schlitten zu ziehen. Er war so erschöpft, dass er schließlich den Punkt erreichte, wo er glaubte, keinen Kilometer mehr schaffen zu können, und schon gar nicht die restlichen 900 Kilometer bis zum Südpol. Es war eine niederschmetternde Erkenntnis, »ein gewaltiger Schlag in die Magengrube«, sich sagen zu müssen, dass der Pol, der seit fünfzehn Jahren sein Ziel gewesen war, unerreichbar war. Swan war es gewesen, der die Idee zu dieser Expedition gehabt hatte, und er war auch der Leiter. Von allen dreien hatte er am meisten trainiert und hätte eigentlich der Zäheste von ihnen sein müssen. Doch er musste hilflos mit ansehen, wie sich der Abstand zu den beiden anderen Männern immer mehr vergrößerte, bis sie schließlich nur noch als kleine Punkte am Horizont wahrnehmbar waren. Zu allem Übel kam auch noch ein Schneesturm auf. Roger Mear schrieb: »Robert war ein schwarzer Fleck in der Ferne, so winzig, dass man ihn zunächst kaum erkennen konnte. Er war weiter zurückgefallen, als einer von uns es je war.«[2] Als der »Sturm immer heftiger wurde, die Sicht immer schlechter und unsere Spuren sofort wieder verwehten«, beschloss Mear zurückzugehen, um Swan zu helfen, der inzwischen ganze eineinhalb Kilometer hinter ihnen war.

Während Swan sich mühsam vorangekämpft hatte, war etwas Merkwürdiges eingetreten: Er hatte auf einmal das Gefühl, dass nicht zwei, sondern drei Männer vor ihm hergingen. Dieser Eindruck wiederholte sich so oft, dass es ihm schließlich »ganz normal vorkam«. Trotzdem fragte er sich immer wieder: »Bin ich der Letzte? Eigentlich müssten da zwei sein ... Ich bin im Moment eindeutig Nummer drei, aber ich habe doch gerade drei Personen vor mir gesehen. Wie ist das möglich?«[3] Swan gelangte schließlich an den Punkt, wo er nicht mehr weiter konnte, und setzte sich auf seinen Schlitten. Er war am Ende. Obwohl die anderen nach wie vor weit voraus waren, spürte er gleich darauf, dass er nicht allein war. Er merkte, dass der Dritte Mann, den er vor einer Weile ein Stück weiter vorn gesehen hatte, jetzt neben ihm saß. Er dachte, es könnte Robert F. Scott sein. Wer auch immer es war, die Empfindung war jedenfalls so lebhaft und wirkte so real, dass er sogar feststellte, dass dieses andere Wesen ... lachte. Lachen ist ansteckend, und Swan fiel in das Lachen ein. Bald »weinte er vor Lachen über die absurde Situation und weil alles so sinnlos war«. Ihm war dabei jedoch bewusst, dass er auf die Gegenwart eines anderen reagierte: »Dieses Lachen kam nicht von mir, es kam von dem, was immer es auch sein mochte. Und es war tröstlich.«[4]

Als Mear schließlich bei Swan ankam, war er über dessen Zustand beunruhigt. Er sagte zu ihm, er solle sich keine Gedanken machen, er werde ihm helfen, seinen Schlitten zu ziehen. Swan, der noch immer grinste, zuckte nur die Achseln und sagte: »Also, das ist wirklich äußerst seltsam.« Weil Mear ein hartgesottener Kerl war, fragte sich Swan, ob er womöglich glaubte, er sei übergeschnappt. Mear wies Swan an, mit den Skiern bis zu ihrem Rastplatz vorauszufahren, während er selbst Swans Schlitten nahm und zu ziehen begann: »Nach vier oder fünf Schritten merkte ich schon, dass der Schlitten, den Robert seit Tagen hinter sich her gezogen hatte, schwerer war als bei unserem Aufbruch. Es war so ähnlich, als würde ich einen riesigen Kiefernstamm durch weichen Sand schleifen.« Sie untersuchten Swans Schlitten und stellten fest, dass die Kufen falsch montiert waren und man deshalb viel mehr Kraft aufwenden musste, um ihn zu ziehen. Es war erstaunlich, dass Swan damit überhaupt so weit gekommen war. Sie brachten die Kufen in Ordnung und setzten sich wieder in Bewegung. Von seiner Begegnung mit dem Dritten Mann erzählte Swan den anderen nichts, weil er es für eine »persönliche Sache hielt. Ich hatte das Gefühl, dass es mir half, nicht den Verstand zu verlieren. Wenn ich darüber gesprochen hätte, wäre die Wirkung vielleicht verflogen.«[5]

Am 11. Januar 1986 erreichten Swan, Mear und Wood nach einem Marsch von 1421 Kilometern den Südpol und stellten damit einen Rekord für den längsten Antarktismarsch ohne Unterstützung von außen auf. Drei Jahre später, am 14. Mai 1989, erreichte Robert Swan den Nordpol. Damit errang der britische Expeditionsreisende den letzten großen Polarpreis, denn als erster Mensch der Geschichte war er ohne Versorgungsflüge zu Fuß zum Nordpol und zum Südpol marschiert.

Es war von Anfang an ein mörderisches Unterfangen gewesen. Der Abenteurer Peter Hillary, der zusammen mit seinem Vater, dem Everest-Bezwinger Sir Edmund Hillary, schon den Everest bestiegen hatte – sie waren damit das erste Vater-und-Sohn-Team, das diese Leistung vollbrachte –, war am 4. November 1998 mit einem 200 Kilogramm schweren Schlitten von der Scott-Basis zum weit entfernten Südpol aufgebrochen. Der Neuseeländer hatte sich mit den Australiern Jon Muir und Eric Philips vorgenommen, Scotts letzte Expedition zu Ende führen. Ihr Ziel war, zu Fuß zum Südpol zu gelangen, indem sie das Ross-Schelfeis überquerten und ihre Schlitten dann über den Shackleton-Gletscher zum Polarplateau hinaufzogen. Statt sich dann vom Südpol ausfliegen zu lassen, hatten sie vor, am Pol umzukehren und auf ungefähr derselben Route zurückzugehen. Hin und zurück war das eine Strecke von insgesamt 2900 Kilometern. Schon kurz nach dem Aufbruch nagte die Kälte an ihren Gliedern. Heftige Stürme hielten die Männer in ihren winzigen Zelten gefangen. Der Wind peitschte ohne Unterlass auf sie ein. Sie verloren immer mehr Gewicht, weil sie bei dem strapaziösen Marsch und dem Ziehen der schwer beladenen Schlitten täglich mehr Kalorien verbrannten, als sie sich zuführen konnten.

Nicht nur die Schlitten waren schwer, auch der persönliche Umgang miteinander. Schon kurz nach Beginn ihrer Expedition hatte Hillary zufällig mitbekommen, wie sich Philips im Verlauf eines Gesprächs per Satellitentelefon über ihn beschwerte, und er hatte den Verdacht, dass die beiden über ihn redeten und ihn für einen Klotz am Bein hielten. Dieser nagende Verdacht belastete das Klima in der Gruppe bei ihrem Weitermarsch sehr. Hillary hatte das Gefühl, dass die beiden anderen ihn aus ihrer Gemeinschaft auszuschließen begannen. Die Folge war, dass Hillary sich zurückzog und die beiden vorausgehen ließ, während er selbst das Alleinsein suchte. Die gleichförmige Landschaft machte alles noch schwerer erträglich. Einmal beschrieb er in seinem Tagebuch das Dasein auf dem Ross-Schelfeis als »ein monochromes Elend«. »Alles war weiß, und meine Seele hatte nichts zu lesen: Nichts kam herein, weil alles weiß war … Wenn nichts hereinkommt, dann kommt, so glaube ich jetzt, alles aus einem heraus, alles wird aus einem ausgewaschen, wie Salz vom Süßwasser aus der Erde gewaschen wird.« In einer solchen Umgebung schrieb er: »Die Gedanken im Kopf sind die einzige Nahrung.«[6]

Dann, am 21. November, dem 18. Tag ihrer Expedition, nahm er in unmittelbarer Nähe eine Gegenwart wahr und wusste auch sofort, um wen es sich dabei handelte: Es war seine Mutter, die im Jahr 1975 zusammen mit seiner Schwester bei einem Flugzeugabsturz in der Nähe von Kathmandu ums Leben gekommen war. In seinem detaillierten Bericht über die Südpolexpedition mit dem Titel *In the Ghost Country* (unter Mitarbeit von John Elder) beschrieb Hillary das Phänomen, das mehr war als nur eine wachgerufene Erinnerung: »Es war, als wäre sie dorthin gekommen, um mir Gesellschaft zu leisten. Es war, als wäre sie wirklich dort. Genau dort. Irgendwie war es beinahe unheimlich. Trotzdem kam es mir ganz natürlich vor, neben ihr her zu gehen und dabei mit ihr zu reden.«[7] Hillary sagte mir, dass seine am Ende des 20. Jahrhunderts durchgeführte Expedition gewissermaßen ein Pendant zu dem gewesen sei, was in früheren Zeiten die Mönche getan hatten. Sie waren losgezogen und hatten in der Abgeschiedenheit unter einem überhängenden Felsen gelebt. Sie hatten das Gelübde abgelegt, mit keinem Menschen zu sprechen oder zu verkehren. Vielleicht hatten auch sie solche Gegenwartsempfindungen. Ich glaube, dass es so gewesen sein muss ... Man ist isoliert und dabei sehr häufig unterschiedlichen Graden sensorischer Deprivation ausgesetzt.[8]

Am frühen Nachmittag verschwand das Präsenzgefühl wieder. Am späten Nachmittag tauchte es wieder auf und hielt den ganzen darauffolgenden Abend an. Hillary schien es möglich, dass die beiden anderen Expeditionsmitglieder sein Lächeln bemerkten.

Es war, als ob die Spannungen zwischen den Männern sich in den darauffolgenden Tagen noch verstärkten. Hillary hatte das Gefühl, dass ihm unterschwellig der Vorwurf gemacht wurde, sie kämen seinetwegen langsamer voran, als es ohne ihn der Fall gewesen wäre. Seit Tagen hatte er mit einem seiner Stiefel Probleme, der ständig aufging. Einmal wollte Philips unbedingt einen Teil von Hillarys Ladung übernehmen, doch Hillary ließ es nicht zu. Er merkte zwar selbst, dass er langsamer war als die anderen, aber nicht so sehr, dass ihre Erfolgschancen dadurch geschmälert würden. Am 24. November tauchte die Präsenz wieder auf. Es fand kein Gespräch statt, sie »gingen einfach nur schweigend nebeneinander her, was ich als sehr wohltuend empfand«. Einige Tage später, als er halb wach im Zelt saß, nahm er die Gegenwart erneut wahr. Sie saß dicht bei ihm.

Am 1. Dezember wurden die Spannungen innerhalb der Gruppe schließlich beigelegt. Philips entschuldigte sich bei Hillary, dass er sich über ihn beschwert hatte, und sie gaben einander die Hand. Muir murmelte nur: »Danke, Jungs.« Hillary schrieb in sein Tagebuch, dass nun alles besser werden müsste. Rückblickend kam ihm jedoch manchmal der Gedanke, dass er sich weniger allein gefühlt hätte, wenn er die Tour allein und nicht mit den beiden anderen gemacht hätte. Am 36. Tag gesellten sich weitere Besucher zu ihm. Präsenzen »bevölkerten das ganze Zelt«, und in zweien von ihnen erkannte er frühere Kletterfreunde wieder, die schon länger tot waren. Dann, am Spätnachmittag des 39. Tages, als er sich gerade durch einen Schneesturm kämpfte, der ohrenbetäubende Wind ihn fast umriss und Wolken über sein Gesicht fegten, spürte er wieder die Anwesenheit seiner Mutter. Hillary stellte fest, dass »die Wolken durch sie hindurchzogen«. Er beschrieb das Polar-Plateau als »eine hohe, kalte Eiswüste mit tosendem Sturm und Spindrift – herumwirbelnder Schnee, der wie Sand von der einen Seite der Antarktis zur anderen geblasen wird«. Da war kein Himmel, keine Landschaft, nur ineinander übergehende Wolken und Schnee, eine Umgebung ohne jede Kontur.

Der Schneesturm fesselte die drei Männer ans Zelt, von dem Rauch des Kochers brannten ihnen die Augen, ihre Nahrungsvorräte schrumpften. Hillary, der in seiner Abenteuerkarriere viele physische und psychische Herausforderungen bewältigt hatte, fühlte sich angesichts dieser Naturgewalten auf einmal ganz klein und mickrig. Er musste an Scotts Worte denken: »Großer Gott. Dies ist ein schrecklicher Ort.« Das war genau der Punkt, an dem sie beschlossen, auf den geplanten Rückmarsch zu verzichten. Hillary schrieb: »Hätten wir die Tour zu Zeiten Captain Scotts unternommen, hätte dort draußen bald ein weiteres Zelt mit drei [toten] Männern darin gestanden.« Während sie sich dem Südpol näherten, bekam Hillary noch ein letztes Mal Besuch: »So wie die Kleckse, die meine beiden Gefährten waren, mal schärfer, mal unschärfer wurden, war es auch mit dem Bild meiner Mutter, das mit den Gedanken hin und her trieb.« Dieses Mal verabschiedete er sich von ihr. Wenig später kamen die Gebäude der Station am Südpol in Sicht. Hillary näherte sich dem Ende der Welt, doch es befanden sich Menschen aus Fleisch und Blut dort. Es würde keinen Rückmarsch auf dem Landweg geben. Die Strapaze war vorüber.

Bei der amerikanischen Polarforscherin Ann Bancroft trat das Phänomen schon sehr früh auf, im November 2000, wenige Wochen nach Beginn ihrer dreimonatigen Expedition, bei der sie versuchen wollte, den antarktischen Kontinent von Queen Maud Land bis zur amerikanischen McMurdo-Station zu durchqueren, eine Strecke von über 3200 Kilometern. Wenn Bancroft und ihrer Begleiterin, der Norwegerin Liv Arnesen, die Durchquerung gelang, wären sie nicht nur die ersten Frauen, die diese Leistung vollbracht hätten, sie hätten damit auch einen Entfernungsrekord aufgestellt. Doch für Bancroft brachte die Expedition etwas völlig Unerwartetes mit sich.

Das Gelände, das sie durchqueren wollten, war äußert schwierig. Beide Frauen zogen schwer beladene Vorratsschlitten von jeweils 120 Kilogramm hinter sich her (mehr als das Doppelte von Bancrofts Körpergewicht), kämpften sich über Sastrugi – Schneewellen – und mussten immer wieder Umwege machen, um die steilen Hänge zum Polar-Plateau zu erklimmen. Außerdem schneite es heftig. Um zu schaffen, was sie sich vorgenommen hatten, mussten sie auf Skiern, unter Zuhilfenahme von Segeln, jeden Tag 32 Kilometer zurücklegen. Sie blieben jedoch von Anfang an weit hinter der Geschwindigkeit, die sie hätten erreichen müssen, zurück, folglich mussten sie sich körperlich noch mehr verausgaben. Außerdem gerieten sie durch die Aussicht auf ein mögliches Scheitern auch unter großen psychischen Druck. Bancroft schrieb dazu später: »Der Zweifel sollte unser neuer Begleiter werden, der unwillkommene dritte

Gast bei unserer Expedition.«[9] Die Temperatur lag ziemlich konstant bei minus 34 Grad Celsius, der Wind war meist böig, zeitweise jedoch herrschte eine ungewöhnliche Windstille, die ihren Plan zu vereiteln drohte, über die Segel die antarktischen Winde zu ihren Gunsten zu nutzen. Als wären dies alles nicht schon Hindernisse genug, zog sich Bancroft auch noch eine äußerst schmerzhafte Muskelzerrung zu, als eine Windbö ihren Arm nach außen riss, während sie gerade eine verhedderte Leine entwirrte.

An einem bestimmten Tag, es lagen noch vier Stunden Schlittenziehen vor ihnen, kam es Bancroft plötzlich so vor, als ob eine andere Person in ihrer Nähe sei. Arnesen, die nicht nur kräftiger war, sondern sich auch nicht mit einer Verletzung herumquälen musste, hatte ein gutes Stück Vorsprung. Bancroft spürte die Präsenz direkt hinter ihrer rechten Schulter. Fast im gleichen Augenblick wurde sie von einem Gefühl des Trostes, der Wärme und neuer Kraft erfüllt. Bancroft erzählte mir:

> Es erschreckte mich, weil das Gefühl so aufwühlend war, so stark und beinahe unmissverständlich, aber es war eine gute Medizin, genau das, was ich brauchte. Was immer es auch gewesen sein mag, es wirkte ... Ich bejahte das Gefühl und die Wahrnehmung einer Gegenwart.[10]

Wie es zuvor bei Hillary der Fall gewesen war, glaubte auch Ann Bancroft, dass der Dritte Mann in Wirklichkeit eine Frau war, und außerdem »bestand keinerlei Zweifel, um wen es sich bei dieser Präsenz handelte«. Am 12. Tag ihrer Expedition, dem 25. November 2000, schrieb sie in ihr Tagebuch:

> »Ein starkes Gefühl der Anwesenheit meiner Mentorin (die vor nicht allzu langer Zeit verstorben war) durchdrang die

Gegend. Es war eine Gegenwart, die mich zum Durchhalten ermunterte. Sie vermittelte mir nicht nur das Gefühl von Kraft, sondern wirkte auch sehr beruhigend.[11]

Es war ihre verstorbene Großmutter, die sie Rannie genannt hatte, und sie war nicht nur über das äußerst intensive Gefühl überrascht, dass sie in unmittelbarer Nähe war, sondern auch darüber, dass es nicht die Großmutter war, mit der sie gerechnet hätte, wenn sie solch eine Situation hätte vorhersehen können. Es war ihre Großmutter väterlicherseits, die sechs Jahre zuvor gestorben war und der Bancroft nicht so nahegestanden hatte wie ihrer Großmutter mütterlicherseits.

Die Wahrnehmung der Präsenz dauerte einige Zeit an. »Nachdem sie schon eine Weile da gewesen war«, erinnerte sich Bancroft, »trat schließlich ein Moment ein, wo ich – so albern es auch klingen mag – glaubte, etwas zu ihr sagen zu müssen, wo ich laut mit dieser Präsenz sprach.«[12] Als Antwort erhielt Bancroft ein paar aufmunternde Worte und die Versicherung, dass sie ihr Ziel erreichen werde: »Du wirst diese Sache durchstehen, auch wenn sie furchtbar hart sein wird.« Anfänglich war das Gefühl einer Präsenz sehr stark, nach einer Weile ließ es nach, blieb jedoch im Hintergrund noch den ganzen restlichen Tag und die Nacht über spürbar. Am nächsten Tag besserte sich Bancrofts Zustand. Sie setzte die Expedition unbeirrt fort und erreichte schließlich gemeinsam mit Arnesen ihr Ziel. Für Bancroft stellte die Präsenzbegegnung eine entscheidende Unterstützung dar, als sie diese am meisten brauchte, sie war für sie »sowohl ein bedeutsamer Ansporn als auch ein Bewältigungsmechanismus«[13].

In jedem dieser drei Fälle – sowohl bei Swan als auch bei Hillary und Bancroft – trat die entscheidende Veränderung ihres Zustands ein, als zu den von Anfang an gegebenen Randbedingungen Monotonie und Isolation zusätzlich belastende Ereignisse hinzukamen. Über Polarforscher und das Phänomen des Dritten Mannes wurden verschiedene Studien durchgeführt und unterschiedliche Schlussfolgerungen gezogen. Für Evan Llewelyn Lloyd spielte das zusätzliche Auftreten von Kältestress eine entscheidende Rolle. Lloyd, Anästhesist an der Orthopädischen Klinik Princess Margaret Rose in Edinburgh, hat Berichte über Präsenzerlebnisse untersucht, u. a. auch den von Shackleton, und stellte 1981 bei einem Vortrag auf dem *Fifth International Symposium on Circumpolar Health* in Kopenhagen fest, dass »Kältestress, manchmal allein, aber häufig in Verbindung mit Übermüdung, in allen aufgezeichneten Fällen nachgewiesen wurde«[14]. Durch Kältestress hervorgerufene Halluzinationen sind nicht ungewöhnlich, sobald die Kerntemperatur des Körpers sinkt, »und diese kommen gelegentlich auch bei Personen vor, die in der Kälte trainieren«[15]. Lloyd zufolge treten die Halluzinationen auf, bevor die Unterkühlung so stark geworden ist, dass die betroffene Person, die äußerlich weiterhin ganz normal wirkt, außer Gefecht gesetzt ist. Lloyd vermutet, dass Kältestress zu »neurochemischen Veränderungen« führe und die Halluzinationen »auch eine Art Selbsthypnose als Reaktion auf eine äußerst beschwerliche Situation sein können«[16]. Solche Situationen erzeugten »eine tiefe Sehnsucht nach einer anderen Person, die dem Betroffenen Gesellschaft und Beistand leistet«[17].

Fiona Godlee entwickelte 1993 in einem Beitrag im *British Medical Journal* eine andere Theorie, derzufolge das Dritter-Mann-Phänomen bei Shackleton und seinen Begleitern beim Durchqueren der Insel Südgeorgien eine medizinische Ursache hatte, was auch auf andere Südpolexpeditionen zutreffen könnte. Symptomatisch für diese Expeditionen sei eine »so niedrige Blutzuckerkonzentration, dass man damit eigentlich kaum weiterleben könne«[18]. Godlees Schlussfolgerungen basieren auf einer Untersuchung der körperlichen Auswirkungen der extremen Strapazen, die Sir Ranulph Fiennes und der Arzt Mike Stroud durchmachten, als sie 1992/93 bei einem Marsch durch die Antarktis ohne Versorgungsflüge eine unfreiwillige Hungerkur machten, weil sie mehr Kalorien verbrannten, als sie sich zuführen konnten. Beim Aufstieg zur antarktischen Hochebene mit ihren schweren Schlitten im Schlepptau verbrauchten die Polarforscher auf ihrer täglichen Etappe über 11 000 Kalorien (46 000 Joule) – das Doppelte von dem, was sie durch Nahrungsaufnahme ersetzen konnten. Dies entsprach, schrieb Stroud, »einem Defizit, das man erreichen würde, wenn man an einem Tag mehrere Marathonläufe absolvierte, ohne auch nur etwas zu essen«[19]. Eine zu geringe Nahrungszufuhr führt zu Unterzuckerung, und Stroud stellte »extrem niedrige Blutzuckerspiegel« und einen radikalen Gewichtsverlust fest: Im Verlauf der 95 Tage dauernden Expedition verlor Fiennes 25 Kilogramm seines Körpergewichts, Stroud 22 Kilogramm.

Entsprechendes dürfte auch bei Robert F. Scott und den anderen Mitgliedern seiner Mannschaft der Fall gewesen sein. Forscher haben errechnet, dass sie zum Zeitpunkt ihres Todes im März 1912 fast 40 Prozent ihres Körpergewichts verloren haben mussten. Scott und die anderen verbrannten auf ihrem kräftezehrenden Marsch nämlich ebenfalls viel mehr Kalorien, als sie aufnehmen konnten, sodass sie alle stark abgemagert waren. »Diese Männer hatten nicht genügend zu essen dabei und litten ständig Hunger. Legt man die modernen Ernährungsstandards zugrunde, ist es nicht verwunderlich, dass solch erfahrene Forschungsreisende nicht überleben konnten.«[20] Godlee zufolge gibt es neben dem Gewichtsverlust noch weitere Symptome. Stroud hatte berichtet, dass er im Verlauf seiner Expedition mit Fiennes »immer wieder von einem Gefühl der Unwirklichkeit befallen wurde«. Godlee schrieb, dass »der extrem niedrige Blutzuckerspiegel zur Vermischung von Realität und Einbildung geführt haben kann, wie sie von vielen Polarforschern erlebt wird ... Shackleton und seine Mannschaft nahmen einen sogenannten ›Dritten Mann‹ wahr, eine beruhigende Präsenz, die sie als einen Beschützer ansahen.«[21]

Peter Suedfeld und Jane Mocellin stellten in einer Studie aus dem Jahr 1987 in der Fachzeitschrift *Environment and Behavior* ebenfalls fest, dass die Monotonie allein nicht zwangsläufig zu physiologischen Stressreaktionen führe. Stattdessen, so die beiden Autoren, werde Stress erzeugt, wenn Langeweile oder Monotonie verknüpft seien mit der dringenden Notwendigkeit, die Aufmerksamkeit intakt zu halten.[22] Es gebe jedoch noch viele andere Belastungsfaktoren, und stets sei Stress der auslösende Faktor für die Veränderung eines Zustands. »Stress«, so schrieben Suedfeld und Mocellin, »ist für die Kommunikations- oder Unterstützungskomponente bei Präsenzempfindungen mit zuständig.«[23] Es ist durchaus möglich, dass die »Umgebungskälte« ein relevanter Umweltfaktor war, es könnte aber auch etwas anderes gewesen sein – Hypoxie (Sauerstoffmangel in den Geweben), Durst oder Mangelernährung, Krankheit oder eine Verletzung, Erschöpfung, Schlafmangel, Angstgefühle – oder eine Kombination davon.[24] Es könnten aber auch die sehr spezifischen Probleme gewesen sein, mit denen die Betroffenen jeweils konfrontiert waren. In Bancrofts Fall war es eine Verletzung, bei Hillary das Gefühl, von den anderen nicht akzeptiert zu sein, bei Swan der Defekt an seinem Schlitten. Voraussetzung für das Auftreten des Dritter-Mann-Phänomens ist das Vorhandensein mindestens einiger dieser Faktoren oder aller zusammen. Es ist nicht ein Faktor allein, der das Phänomen auslöst, sondern das Zusammenwirken vieler Stressfaktoren. Das ist mit dem Prinzip multipler Auslöser gemeint.

Kapitel 7 **Das Gefühl einer Gegenwart (I)**

Zu den Forschungsschwerpunkten des Neurologen Macdonald Critchley gehörten Kopfschmerzen, Störungen höherer Hirnaktivität und die entwicklungsbedingte Dyslexie (Legasthenie); und er lieferte wichtige Beiträge zu diesen Spezialgebieten. Sein Buch über die Scheitellappen des Gehirns gilt als Klassiker, die »musikogene« Epilepsie (durch Musik ausgelöste epileptische Anfälle) wurde von ihm zum ersten Mal beschrieben und benannt. Mehrere neurologische Störungen tragen seinen Namen, u.a. eine Störung der Greifreflexe. Das war noch nicht alles. Sein Interesse am menschlichen Verhalten erstreckte sich auf so unterschiedliche Themen wie die Auswirkungen des Boxens auf das Nervensystem, die Einstellung des Menschen zu seiner Nase, die halluzinogene Wirkung der Droge Ayahuasca und das Miss-Havisham-Syndrom – eine Art Lebenshemmung, benannt nach einer Figur in Charles Dickens' Roman *Große Erwartungen*.

Critchley war eine eindrucksvolle Gestalt. Während seine Kollegen öffentliche Verkehrsmittel vorzogen, fuhr er in einem schwarz glänzenden Rolls-Royce zur Klinik. Fremden gegenüber wirkte er scheu, begrüßte sie mit schlaffem Händedruck und einem kaum hörbar gemurmelten »Guten Tag«, den Blick nervös auf den Boden gerichtet. Im Hörsaal hingegen hielt er bravouröse Vorlesungen über neurologische Fälle und hatte tatsächlich einmal an eine Schauspielerkarriere gedacht.[1] Critchley war stets wie aus dem Ei gepellt, hatte tadellose Manieren und war außerordentlich gebildet. Mit seiner charismatischen Ausstrahlung wurde er zum gefeierten Star der internationalen Neurologenszene und bekleidete das Amt des Präsidenten der World Federation of Neurology.[2] Nebenbei sammelte er kurioserweise Erinnerungsstücke an Oscar Wilde sowie Keramiktöpfe.

Als Mitglied der Reserveeinheit der Königlichen Marine im Zweiten Weltkrieg waren ihm unter Schiffbrüchigen Fälle des Dritter-Mann-Phänomens begegnet. Das regte ihn dazu an, Nachforschungen unter Expeditionsreisenden und Überlebenden anzustellen und die Berichte über ihre Abenteuer eingehend zu studieren. Unter anderem las er auch Shackletons Erinnerungen. Er schien das Dritter-Mann-Phänomen nicht ungewöhnlich zu finden:

> Es ist mir von Bergsteigern geschildert worden, die wegen schlechten Wetters in großer Höhe festsaßen, sowie von Gefangenen auf dem grausamen Marsch von einem deutschen Konzentrationslager zum nächsten. Bei einem Expeditionsreisenden, der den Mount Everest bestieg, kam es ebenfalls zu einer solchen Sinnestäuschung, vermutlich eher durch Sauerstoffmangel als durch Erschöpfung ausgelöst. Bei seiner einsamen Reise in seinem kleinen Segelschiff um die Welt phantasierte [Joshua] Slocum, einen Begleiter zu haben.[3]

Critchley war der erste Wissenschaftler, der sich eingehend mit Berichten über Dritter-Mann-Begegnungen unter der normalen Bevölkerung beschäftigte, und er war sich sicher, dass die Ursprünge nicht außerhalb, sondern innerhalb des Körpers lagen. Für Critchley waren diese Fälle kein Beweis für die Existenz eines Schutzengels. 1955 veröffentlichte er den Aufsatz »Idea of a Presence« über diese, wie er es nannte, »ziemlich ungewöhnliche geistige Erfahrung«, in dem sich die klassische Beschreibung dieses Phänomens findet:

> Das Gefühl oder der Eindruck – manchmal auch regelrecht eine Sinnestäuschung –, dass die betroffene Person nicht allein ist. Oder in dem Fall, dass sich die Person in Gesellschaft anderer Personen befindet, der Eindruck, dass noch ein anderes Wesen anwesend ist, obwohl dies in Wirklichkeit nicht zutrifft.[4]

Critchley stellte fest, dass es zwar Fälle gibt, wo der Dritte Mann als ein »deutlich wahrgenommenes, scheinbar aus Fleisch und Blut bestehendes Wesen«[5] erscheint, dass die Präsenz normalerweise aber flüchtig, unkörperlich und nur eine verschwommene Vorstellung ist:

> Manchmal ist die Vorstellung lebhaft, manchmal ist sie subtil und ephemer. Sie kann von längerer oder auch nur ganz kurzer Dauer sein. Sie kann aber auch abwechselnd kommen und gehen, stärker und schwächer werden. Um wen genau es sich bei dem Besucher oder der »Präsenz« handelt, wird nur selten festgestellt. Normalerweise ist das Gefühl lediglich mit dem Glauben verbunden, dass »jemand« in der Nähe sei. Oder es ist lediglich das vage Gefühl, »als ob« man nicht allein wäre.[6]

Critchley stellte fest, dass es Fälle gibt, wo diesem »Jemand« ohne irgendwelche Emotionen begegnet wird, und dass »der

Besucher in diesen Fällen neutral und farblos ist und keine persönliche Bedeutung hat«. Etwas Ähnliches komme auch bei Epileptikern, Narkoleptikern, Schizophrenen und Menschen mit Hirnverletzungen vor, fügte er an. Critchley schilderte den Fall einer Frau, die an biparietaler Atrophie, einem mit Alzheimer in Verbindung stehenden klinischen Syndrom, litt und »nachts häufig mit dem Gefühl erwachte, dass sich jemand im Zimmer befand«. Das Gefühl war so bezwingend, dass sie manchmal aus dem Bett stieg »und auf Zehenspitzen von Zimmer zu Zimmer ging, um den Eindringling zu überraschen«. In einigen der Fälle, bei denen organische Hirnkrankheiten oder andere Erkrankungen vorlagen, »wird die ungesehene Präsenz eher als Bedrohung empfunden statt als Beistand«.

Critchley beklagte, dass »in der neuro-psychiatrischen Literatur kaum eine klare Beschreibung dieses Phänomens zu finden ist«. Lediglich im Werk des deutschen Philosophen Karl Jaspers fand er eine kurze Erörterung des Themas. 1913 stieß Jaspers bei seiner Arbeit in der psychiatrischen Abteilung einer Heidelberger Klinik zufällig auf ein seltsames Phänomen, das bei sechs an Schizophrenie leidenden Patienten unabhängig voneinander aufgetreten war. Jeder von ihnen berichtete, in unmittelbarer Nähe eine ungesehene Präsenz wahrgenommen zu haben. Eine Kranke sagte, sie fühle sich »beobachtet«, obwohl eindeutig niemand in der Nähe war. Ein anderer Kranker hatte das Gefühl, als würde eine vom ihm geliebte Dame hinter ihm stehen, als machte sie, während sie ihm den Rücken zukehrte, »genau dieselben Bewegungen« wie er. Ein anderer Kranker sagte: »Es war, als ob dieser Jemand immer neben mir ging.«[7]

Jaspers zufolge unterscheidet sich dieses Phänomen von einer normalen Erscheinung, beispielsweise wenn man ein dunkles Zimmer betritt, in dem sich tatsächlich eine andere Person befindet, die man zwar nicht sieht, aber durch leise Geräusche, leichte Bewegungen oder Veränderungen des Luftdrucks wahrnehmen kann. In den anderen Fällen hingegen treten die Wahrnehmungen »völlig primär« auf. Noch etwas anderes unterscheidet sie. Laut Jaspers haben die Wahrnehmungen eines unsichtbaren Wesens den »Charakter des Eindringlichen, Gewissen, Leibhaftigen«. Er zitierte den Fall, wo ein Kranker das Gefühl hatte, dass jemand in seiner Nähe war und immer die gleichen Bewegungen machte wie er: »Der Kranke hat ihn niemals gesehen, niemals gehört, niemals an seinem Körper empfunden, getastet, und doch erlebte er es mit außerordentlicher Bestimmtheit, dass der Jemand da war.«[8]

Jaspers gab diesen Phänomenen den Namen »leibhaftige Bewusstheiten« oder »Bewusstheitstäuschungen«. Jaspers' Beobachtungen beschränkten sich auf Psychiatriepatienten, dennoch lieferte er die erste wissenschaftliche Definition für dieses Phänomen:

> Es gibt Kranke, welche bestimmt fühlen, dass jemand in ihrer Nähe, hinter ihnen, über ihnen ist, ein Jemand, den sie auf keine Weise sinnlich wahrnehmen, dessen leibhaftige Gegenwart aber von ihnen *unmittelbar* erlebt ist.[9]

Fast drei Jahrzehnte, nachdem sich Jaspers mit diesem Phänomen beschäftigt hatte, beschrieb auch der Schweizer Arzt Ferdinand Morel die Wahrnehmung von Präsenzen bei Psychiatriepatienten und ordnete sie dem Bereich visueller Halluzinationen zu. Er gab dem Phänomen einen anderen Namen, bezeichnete das ungesehene Wesen als »Begleiter«. Er schilderte den Fall einer Kranken, die eine geheimnisvolle unsichtbare Präsenz ein paar Meter von sich entfernt, manchmal ein Stück hinter sich, »mehr fühlte als sah«, wobei diese Präsenz sie, wenn sie ging, begleitete. Dieses Wesen, so kam es ihr vor, »behielt sie stets im Auge«. Doch wie Jaspers hatte auch Morel keine Erklärung für dieses Phänomen, sondern stellte lediglich fest, dass »wir noch nicht wissen, wie man herausfinden kann, was genau ... gestört ist, wenn dieses Symptom auftritt«[10]. Es sei jedoch »klar definiert« und komme »bei verschiedenen Hirnstörungen relativ häufig vor«, so Morel.

Critchley ergänzte die wegweisenden Beobachtungen dieser beiden Forscher durch die Erkenntnis, dass das Gefühl einer Präsenz auch »bei normalen Menschen« auftreten kann, die »in großer Gefahr sind, Strapazen erleiden oder erschöpft sind«. Außerdem erkannte er, dass das Gefühl einer Gegenwart in solchen Fällen häufig eine »wohltuende Eigenschaft« hat. Critchley hielt sie für eine Art Halluzination, auch wenn er die offensichtlichen Unterschiede zwischen dem Präsenzgefühl und den konventionellen Halluzinationen mit dem damit einhergehenden Gefühl des Unwirklichen nicht zu erklären vermochte. Erklärungen, die auf psychotischen Halluzinationen oder Fieberhalluzinationen basieren, schienen auf das Dritter-Mann-Phänomen nicht übertragbar zu sein. Critchley machte jedoch eine andere wichtige Beobachtung – dass der Dritte Mann nicht auftaucht, wenn sich die betroffene Person im Delirium befindet, sondern wenn ihre Sinne verhältnismäßig intakt sind: »In manchen Fällen kann die Vorstellung einer Präsenz beinahe als das genaue Gegenteil der geläufigeren Trugwahrnehmungen betrachtet werden.«[11] Eine Theorie für den Ursprung des Phänomens konnte Critchley jedoch nicht liefern. Die allem Anschein nach irrationale Natur des Dritter-Mann-Phänomens vermochte er nicht in gleicher Weise zu ordnen wie seine Keramiktöpfe.

Kapitel 8 Der Hinterbliebenen- oder Witweneffekt

Im Juli 1953 unternahm der 28-jährige österreichische Bergsteiger Hermann Buhl den Versuch, im Alleingang den Gipfel des Nanga Parbat im Himalaya zu erreichen, des neunthöchsten Berges der Erde. Sein Name bedeutet »nackter Berg«, er hat aber auch den Ruf eines mörderischen Bergs. Verglichen mit den anderen Achttausendern sind dort unverhältnismäßig viele Bergsteiger ums Leben gekommen, bis heute ist die Zahl der Todesfälle an diesem Berg dreimal höher als am Everest. Vor Buhls Gipfelversuch hatte der Nanga Parbat schon 31 Opfer gefordert, darunter den britischen Bergsteiger Alfred Mummery, der dort im Jahr 1895 verschollen ist, sowie zehn Bergsteiger einer deutschen Expedition unter der Leitung von Willy Merkl im Jahr 1934.

Buhl und ein zweiter Bergsteiger namens Otto Kempter befanden sich in ihrem Lager auf 6900 Meter Höhe. Sie hatten sich mehrmaligen Rückzugsbefehlen aus dem Basislager widersetzt, wo man einen Schlechtwettereinbruch befürchtete. Buhl wusste, dass es ein gewaltiges Risiko war: »Eine kolossale Entfernung, eine Strecke, wie sie im Himalaya in diesen Höhen bisher noch nicht überwunden wurde. Es liegt weit über dem Durchschnitt, ich weiß es. Aber was kann man tun? Die Träger machen nicht mehr mit! Wir müssen es versuchen!« Am 3. Juli

1953 um ein Uhr morgens machte sich Buhl zum Aufbruch fertig. Kempter hatte »keinen Auftrieb« und erklärte Buhl, er werde etwas später nachkommen. Buhl wusste, dass jede Minute zählte, wenn er es an einem Tag zum Gipfel und wieder hinunter schaffen wollte, und brach allein auf.

In mancherlei Hinsicht war seine Ausrüstung außerordentlich schlecht. Er hatte nicht genügend Proviant und keinen künstlichen Sauerstoff dabei und stellte folglich bei seinem Aufstieg fest: »Ich ringe nach Luft und führe einen wahren Kampf um dieses lebensnotwendige Element.« Außerdem blieb er allein, weil Kempter ihn nicht einholte und schließlich ganz aufgab. Trotz der extremen Schwierigkeiten, die der siebzehnstündige, fast übermenschliche Kräfte erfordernde Aufstieg mit sich brachte, kam Buhl zügig voran, »... jeder Schritt ... ein Kampf, eine unbeschreibliche Willensanstrengung«. Buhl wusste, »hier befiehlt nur mehr der Geist, der Geist, der an gar nichts anderes mehr denkt als an das Hinauf. Der Körper kann schon lange nicht mehr. Wie in einer Selbsthypnose bewege ich mich vorwärts.« Die Stunden vergingen, und seine Kräfte schwanden. Bald konnte er sich nicht mehr aufrecht halten: Er war, schrieb er später, »nur noch das Wrack von einem Menschen«. Schließlich kroch er auf allen vieren weiter.

Dann änderte sich etwas. Buhl stellte fest, dass es nicht mehr weiter aufwärts ging. Doch als er den Gipfel erreichte, verspürte er nicht die geringste Freude über den errungenen Sieg, sondern nur Erleichterung. Vollkommen erledigt ließ er sich zu Boden fallen und steckte ganz automatisch seinen Eispickel in den Schnee. Dann machte er ein paar Aufnahmen und errichtete in der Nähe des Eispickels ein kleines Steinmal. Erst nachdem er die Fotos gemacht hatte, blickte er sich um. Von der kleinen Gipfelfläche fielen nach allen Seiten die steilen Flanken des Nanga Parbat tief in die Täler ab: »Man hat das Gefühl, über allem zu schweben, in keinem Zusammenhang mehr mit der Erde zu stehen, losgelöst von der Welt und der Menschheit.« Kurz nach 19 Uhr begann Buhl mit dem Abstieg. Die Sonne ging schon unter, und binnen kürzester Zeit wurde es bitterkalt.

Was folgte, war eine Entscheidung, die fast selbstmörderisch anmutet: ein Biwak – ein provisorisches Lager – knapp unterhalb des Gipfels. Buhl ging damit das Risiko ein, an Unterkühlung zu sterben, hatte aber kaum eine Wahl. Nach etwa 130 Metern Abstieg brach die Dunkelheit herein. Ein Stück entfernt sah er den Schatten eines riesigen Blocks, auf dem er hätte sitzen oder liegen können. Weil es ihm aber in der Dunkelheit zu gefährlich erschien, über den glatten Fels dorthin zu klettern, blieb er auf einer Felskanzel stehen, die zu klein war, um darauf zu sitzen. Und so musste er die Nacht stehend, an die Felswand gelehnt, verbringen. Weil Buhl weder eine Biwakausrüstung noch einen Schlafsack dabei hatte, zog er seine gesamte Reservebekleidung an, dazu eine Wollhaube über die Ohren und zwei Paar Handschuhe. Trotzdem war die Kälte fast unerträglich. Hunger und Durst quälten ihn. Von Müdigkeit übermannt, vermochte er sich kaum mehr aufrecht zu halten. Der Kopf fiel ihm immer wieder nach vorn. Schließlich döste er ein, schreckte aber nach kurzer Zeit wieder auf. Im ersten Moment wusste er nicht, wo er war, doch dann fiel ihm ein, dass er noch immer hoch oben am Nanga Parbat war. In den steif gefrorenen Schuhen wurden seine Füße allmählich gefühllos. Die Zeit verrann so langsam, dass er das Gefühl hatte, die Nacht würde niemals zu Ende gehen. Um zwei Uhr ging zwar der Mond auf, doch weil er sich hinter dem Gipfel verbarg und ihm den Weg nicht erhellte, musste Buhl bis zum frühen Morgen warten, bis er weiterklettern konnte. Als der Morgen anbrach – es war, so Buhl, »wie eine Erlösung« – und die ersten Sonnenstrahlen seine Erstarrung lösten, konnte er den Abstieg endlich fortsetzen. Er musste sehr vorsichtig sein. Der kleinste Fehltritt konnte tödliche Folgen haben. Jedes Mal, wenn er im Schnee auch nur leicht ausglitt, kostete ihn das eine derartige Anstrengung, dass er Minuten brauchte, um sich wieder zu erholen. Die Gefahr war umso größer, weil er seinen Eispickel als Beweis der Ersteigung am Gipfel hatte stecken lassen.

Doch völlig überraschend zog Buhl aus einer unerwarteten Quelle Kraft: »In diesen Stunden höchster Anspannung erfasst mich ein eigenartiges Gefühl. Ich bin nicht mehr allein! – Da ist ein Gefährte, der mich behütet, bewacht, sichert. Ich weiß, dass das Unsinn ist, aber das Gefühl bleibt …«[1] Er spürte nicht nur, dass da ein Wesen war, das ihm zur Seite stand, sondern fühlte sich sogar für die Sicherheit seines unsichtbaren Gefährten verantwortlich, was wiederum bewirkte, dass er noch größere Vorsicht walten ließ. Als er gerade über kleinsplittrigen, brüchigen Fels kletterte, stellte er fest:

> … alles bröckelt ab. Zu riskant erscheint mir das. Ein Rutscher, ein kleiner Sturz wäre mein Ende! Bestimmt würde ich auch den Gefährten mitreißen, den Freund – der gar nicht da ist … Jeder Meter muss vorsichtig abgeklettert werden.[2]

Um die Mittagszeit hatte Buhl seine beiden Handschuhpaare ausgezogen, um sich an kleingriffigen Felsen festhalten zu können. Als er die Handschuhe wieder anziehen wollte, waren sie weg. Er fragte seinen Begleiter, ob er sie gesehen habe. Buhl hörte deutlich die Antwort: »Die hast du doch verloren.« Die Stimme kam ihm bekannt vor, sie gehörte einem seiner Freunde, aber er wusste nicht, welchem. »… öfters wollte ich mich umdrehen, um mit meinem Begleiter zu sprechen«, berichtete er später.[3] Dennoch hatte er zu keinem Zeitpunkt das Gefühl, dass sein logisches Denkvermögen auch nur im Geringsten beeinträchtigt sei.

Buhls Abstieg war eine unsägliche Qual. Er war vollkommen ausgedörrt, die Zunge klebte ihm regelrecht am Gaumen, der Mund schäumte. Er kam nur langsam, im Schneckentempo voran, musste für jeden Schritt bis zu 20 Atemzüge machen. Schließlich rastete er und begann einzudösen, aber es wurde schon wieder Abend, und er wusste, dass er eine zweite Nacht im Freien nicht überstehen würde. Diese Erkenntnis schien seine Lebensgeister zu mobilisieren, und mit letzter Kraft setzte er den Abstieg fort.

> Und während des ganzen Ganges begleitet mich der Gefährte, den ich nie sehe und der doch so vertraut ist. Besonders an schwierigen Stellen ist dieses Gefühl noch deutlicher. Es beruhigt mich, es lullt ein: Wenn ich stürze oder rutsche, hält mich doch der andere am Seil. Aber da ist kein Seil. Da ist kein »anderer«.[4]

Schließlich kam das Lager in Sicht, 41 Stunden nachdem Buhl von dort aufgebrochen war. Er sah schwarze Punkte, die eindeutig Menschen waren: »Ich weiß, ich bin gerettet.« Während er auf das Lager zuwankte, stieg ihm Hans Ertl, ein anderes Mitglied des Teams, entgegen, und sie fielen sich in die Arme. Buhl bot einen schockierenden Anblick: »Er war um 40 Jahre gealtert und leer. Tiefe Furchen sind in sein Gesicht gezogen … Höhe und Sonne haben ihn gezeichnet.«[5] Buhl sagte nur: »Gestern war der schönste Tag meines Lebens.«

Der österreichische Bergsteiger Herbert Tichy stellte Mutmaßungen über die Ursache von Buhls Begegnung mit einem ungesehenen Gefährten an. »Ein sechster Sinn, das Unterbewusstsein, ein Schutzengel, die Hilfe verstorbener Freunde?«[6], fragte er sich. Buhl hatte einfach nur das Gefühl, dass ihm »eine gütige Macht« die Bezwingung des riesigen Berges ermöglicht hatte. Nach diesem Gipfelsieg hatte Hermann Buhl vom Bergsteigen noch längst nicht genug. Vier Jahre später stürzte er an der Chogolisa, einem Berg im Karakorum in Pakistan, mit einer abbrechenden Wächte in den Tod. Seine Leiche wurde nie gefunden.

Dr. Griffith Pugh, Arzt und Experte für die physiologischen Auswirkungen von Kälte und großer Höhe auf den Organismus, der die britische Everest-Expedition des Jahres 1953 begleitete (in deren Verlauf Sir Edmund Hillary und Tensing Norgay als erste Menschen den Gipfel des Everest erreichten), bestätigte, dass vielen Bergsteigern der Dritte Mann begegnet sei, die meisten jedoch dieses Phänomen als eine »krankhafte Veränderung des Gehirns« abtaten. Pugh vertrat die Ansicht, dass »all diese geisterhaften Erscheinungen nichts weiter als Halluzinationen sind, verursacht durch extreme Kälte, Erschöpfung und Sauerstoffmangel, selbst bei Verwendung von Atemgeräten«[7]. »Erschöpfte Personen, die ihre Kräfte an einem Berg messen, können alles mögliche sehen«, so Pugh. »Typisch ist eine Begegnung mit verstorbenen Angehörigen oder Freunden.«[8]

Bergsteiger haben in den Bergen tatsächlich schon die unmöglichsten Dinge gesehen. 1865 sah Edward Whymper bei seinem Abstieg nach der Erstbesteigung des Matterhorns – wenige Stunden, nachdem drei seiner Gefährten in den Tod gestürzt waren – Kreuze in der Luft schweben. Frank Smythe nahm am Everest »vibrierende Teekannen« wahr. Einem anderen Bericht zufolge erblickte jemand »hoch oben am Aconcagua in Argentinien tanzende Pferde«[9]. Dieser Kategorie bizarrer Vorstellungen ordnete Pugh auch Begegnungen mit dem Dritten Mann zu.

Charles S. Houston, Arzt, Bergsteiger und Experte für Höhenphysiologie, stellte ebenfalls fest, dass dieses Phänomen vielfach erlebt wird. »Die am häufigsten vorkommende Halluzination ist die eines Gefährten in unmittelbarer Nähe, der den Betroffenen begleitet, mit ihm redet und die Erfahrung mit ihm teilt.[10] Houston führt die Erscheinung auf ernsthafte Symptome der Höhenkrankheit zurück, das sogenannte Höhenhirnödem. Es tritt auf, wenn der Körper bei dem Versuch, genügend Sauerstoff zu bekommen, die Blutzirkulation erhöht, was in manchen Fällen zu einem Anschwellen des Gehirns führt. Houston schrieb: »Die meisten Bergsteiger, die an einem Hirnödem leiden, hören Stimmen. Viele sehen seltsame Gegenstände. Häufig kommt es zu zeitlicher und räumlicher Desorientierung. Wenn diese extremen Symptome auftreten, ist die Diagnose eindeutig, und die betroffene Person muss schnellstmöglich medizinisch versorgt werden, damit sie nicht stirbt.«[11]

In ihrem Buch *Man at High Altitude* stellen Donald Heath und David Reid Williams ebenfalls fest: »... das charakteristischste Phänomen ... ist der Phantomgefährte«. Auch sie hielten Präsenzbegegnungen für ein Symptom extremer Höhen und erklärten, dass »die Hypoxie [Sauerstoffmangel in den Geweben] schwere Auswirkungen auf die höheren Gehirnfunktionen hat«. Heath und Williams machten noch eine andere wichtige Beobachtung: dass der Dritte Mann als helfende Kraft empfunden wird: »Der Phantomgefährte wird in großen Höhen vermutlich vom Gehirn erzeugt, um dem Bergsteiger in einer sehr gefährlichen Situation psychischen Beistand zu leisten.«[12] Charles Clarke, ein britischer Neurologe, der an zahlreichen Bergexpeditionen teilgenommen hat, bestätigte ebenfalls, dass der zusätzliche Gefährte als Beruhigung empfunden wird. Als auslösende Faktoren nannte er unter anderem Schlafmangel und Angst, bezweifelte hingegen die Ansicht anderer Fachleute, dass auch »Stoffwechselstörungen wie z. B. die Hypoxie« dafür verantwortlich sein können.[13]

Auch Pugh konnte Macdonald Critchleys Frage nicht beantworten. Wenn der Dritte Mann durch eine »krankhafte Veränderung des Gehirns« verursacht wird, wie Pugh behauptete, wie kommt es dann, dass er, im Gegensatz zu konventionellen Halluzinationen, so konkrete Hilfe bietet? Wir haben es in der Antarktis gesehen, in oder auf dem Meer, und auch auf den Bergen sehen wir das gleiche Phänomen: Erscheinungen des Dritten Mannes sind keinesfalls ein charakteristisches Symptom einer Bewusstseinstrübung. Wenn ein Scheitern – oder auch der Tod – unabwendbar scheint, taucht bei den gefährdeten Personen ein unsichtbares Wesen auf. Was verändert sich dadurch? Wie kommt es, dass jemand, der praktisch schon mit dem Tod gerechnet hat, dann doch überleben kann? Es beginnt mit einem Glauben – dem Glauben, dass einem ein Gefährte zur Seite steht. Menschen, die den Dritten Mann erleben, kommen gar nicht auf die Idee, dass es ein Symptom für einen bevorstehenden Zusammenbruch sein könnte.[14] Ganz im Gegenteil! Viele Bergsteiger schreiben dem Dritten Mann Kräfte zu, die eine höhenbedingte Beeinträchtigung des Verstandes kompensieren. Der Bergsteiger Greg Child schreibt: »Alle, die diese andere Präsenz wahrgenommen haben, betonen, dass sie nichts mit einer Halluzination zu tun hat, die einen meist in die Irre führt und verwirrt. Die Präsenz mutet viel realer an, sie hilft dem Betroffenen, indem sie ihn entweder leitet oder durch ihre Anwesenheit dessen Ängste zerstreut.«[15]

Wenn eine durch große Höhen ausgelöste »krankhafte Veränderung des Gehirns« die Ursache dafür wäre, wie ist es dann zu erklären, dass beispielsweise Stephanie Schwabe beim Tauchen in den Bahamas ebenfalls ein solches Erlebnis hatte? Oder Joshua Slocum beim Überqueren des Atlantiks? Critchley stellte darüber hinaus fest, dass hilfsbereite, freundliche, unsichtbare Gefährten im Kindesalter häufig als etwas ganz Normales empfunden werden. Erstaunlich oft berichten völlig gesunde Kinder von solchen Begegnungen. Der imaginäre Spielkamerad der Kindheit ist ein Beispiel für ein wohlmeinendes unsichtbares Wesen, von dem die meisten Menschen gehört haben und das viele aus eigener Erfahrung kennen. Critchley schrieb dazu: »Bei Angst vor Gefahren, Krankheit oder als quälend empfundener Einsamkeit kann die Vorstellung einer Präsenz besonders lebhaft sein, und Kinder können sie problemlos mit ihrem Glauben an einen himmlischen Beschützer oder Begleiter vereinbaren.«[16]

Kinder geben diesem ungesehenen Wesen einen Namen, beschreiben sein Aussehen, unterhalten sich und spielen mit ihm. Mit anderen Worten, »dem Kind kommt es wie etwas Reales vor, aber scheinbar ohne objektive Basis«[17]. Die imaginären Spielkameraden können alle erdenklichen Eigenschaften haben. Sie können »alt oder jung, mürrisch oder fröhlich, kompliziert oder schlicht sein«. Sie kommen bei etwa 30 Prozent der Kinder im Alter zwischen drei und sechs Jahren vor, über eine Zeitspanne von durchschnittlich einem halben Jahr.

Einige Forscher, die das Phänomen untersucht haben, sind überzeugt, dass es sich nicht um Phantasiegestalten handelt, sondern um echte Halluzinationen. Sie sagen, die Kinder tun nicht nur so, als seien sie da, sondern sehen ihre Spielkameraden tatsächlich, hören sie sprechen und unterhalten sich so mit ihnen. Ein Beleg dafür sei, dass die Kinder mit fremder Stimme sprechen, um ihre Spielkameraden zu imitieren. Bei einer Befragung von Studentinnen in den USA stellte sich heraus, dass die Hälfte von ihnen »solche halluzinierten Spielkameraden gehabt hatte, und die Hälfte von diesen wiederum erinnerte sich noch ganz genau an Art und Tonlage ihrer Stimme«[18]. Eltern können die Intensität dieser Freundschaften besorgniserregend finden, doch viele Kinder erzählen ihren Eltern gar nichts davon, weil sie vermutlich ahnen, dass ihre Eltern kein Verständnis dafür haben.

Während Erziehungsratgeber früher davon abrieten, Kindern das Spielen mit imaginären Spielkameraden zu erlauben, wird dieses Phänomen seit den 1960er-Jahren als »etwas Positives angesehen, als ein Zeichen für eine gesunde Entwicklung und Kreativität«[19]. In der Regel treten imaginäre Spielkameraden bei Kindern auf, die einsam sind oder unter Stress stehen. So kann der Zeitpunkt, zu dem er zum ersten Mal in Erscheinung tritt, zeitlich mit der Geburt eines Bruders oder einer Schwester zusammenfallen; häufig liegt er aber auch nach einem Verlust, beispielsweise während längerer Abwesenheit eines Elternteils, nach der Scheidung der Eltern oder dem Tod eines Elternteils. Darüber hinaus tritt das Phänomen bei Einzelkindern überdurchschnittlich häufig auf. Psychologen nehmen deshalb an, dass imaginäre Spielkameraden eine Schutzfunktion haben können, um Einsamkeit und Stress zu lindern. Kinder sehen sie mit Sicherheit so.

Manchmal überlebt der imaginäre Spielkamerad das Vorschulalter. In solch einem Fall »wird er mit dem Kind zusammen älter und gibt ihm in Stresszeiten Ratschläge, was es tun soll«[20]. Eine neuere Studie ergab, dass dieses Phänomen auch in der Pubertät vorkommt, besonders im Alter von vierzehn, fünfzehn Jahren. Jugendliche greifen in Ermangelung eines engen realen Freundes einfach auf einen imaginären Freund zurück, und es handelt sich dabei gerade um »sozial kompetente und kreative Menschen«[21]. In seltenen Fällen tritt dieses Phänomen auch bei normalen Erwachsenen in Alltagssituationen auf. Eine Frau, die in der Kindheit mehrere imaginäre Spielkameraden hatte, stellte als Erwachsene fest, dass in Stresssituationen »alle ihre imaginären Spielkameraden wieder auftauchen, allerdings nicht mehr als Kinder, sondern ebenfalls erwachsen geworden«.

In welchem Maße unterscheiden sich nun die imaginären Spielkameraden der Kindheit von jenem Dritten Mann, der Frank Smythe am Everest oder Hermann Buhl am Nanga Parbat zur Seite stand? Bestimmen die jeweiligen Bedürfnisse einer Person die Art, in der ihr »Engel« auftritt? Erscheint die Präsenz einsamen Kindern also als ein anderes kleines Kind, mit dem sie spielen können, oder als Ersatz eines Elternteils, Bergsteigern in kritischen Situationen am Berg hingegen als Autoritätsfigur?[22]

Bergsteiger können vielerlei und extremen Belastungsfaktoren ausgesetzt sein. Kein Wunder also, dass beim Höhenbergsteigen der Dritte Mann fast in gleichem Maße dabei ist wie künstlicher Sauerstoff. Nicht alle Bergsteiger haben das Phänomen selbst erlebt, aber es gibt nur wenige, die nicht davon gehört haben oder die nicht jemanden kennen, der es erlebt hat. Eine Umfrage unter 33 spanischen Bergsteigern, die sich in extremer Höhe (über 7500 Meter) aufgehalten hatten, ergab, dass ein Drittel »halluzinatorische Erlebnisse« gehabt hat, am häufigsten »die Wahrnehmung einer imaginären Präsenz, die hinter ihnen herging«[23]. Sicherlich spielen Isolation, Monotonie und Einsamkeit dabei eine Rolle. Auch die Kälte. Pugh glaubt – und die meisten Bergsteiger stimmen ihm da zu –, dass der wichtigste Faktor die große Höhe sei. Es gibt noch unzählig viele andere Faktoren, die psychischen und physischen Stress erzeugen können. Im Falle von Hermann Buhl, der nach der Aufgabe seines Kletterpartners den Gipfel im Alleingang erreichen musste, und in den nachfolgenden Berichten war jedoch eine andere Kraft im Spiel – der Stress nach dem Verlust eines Partners. Diesen Faktor nennt man den Hinterbliebenen- oder Witweneffekt.

Unter all den Ereignissen, bei denen das Dritter-Mann-Phänomen in großer Höhe aufgetreten ist, gibt es wohl kein unglaublicheres als das Drama, das Mitgliedern des Oxford University Mountaineering Club bei ihrer Besteigung des Haramosh 1957 widerfuhr. Wie auch der Nanga Parbat, ist der Haramosh ein Gipfel im Karakorum-Gebirge im Nordwesten Pakistans. Ins Leben gerufen und organisiert hatte die Expedition der 23 Jahre alte Bernard Jillott, ein ungestümer Mensch, aber ein hervorragender Felskletterer. Begleitet wurde er von dem britischen Medizinstudenten John Emery, dem Neuseeländer Rae Culbert, der gerade sein Botanikstudium beendet hatte, und dem Amerikaner Scott Hamilton. Weil keiner von ihnen über ausreichende Erfahrung im Höhenbergsteigen verfügte, heuerten sie Tony Streather, einen britischen Soldaten, an, der unmittelbar vor der Teilung Britisch-Indiens in der indischen Armee und anschließend mehrere Jahre in der pakistanischen Armee gedient hatte. Später war er als Ausbilder an der britischen Militärakademie Sandhurst tätig. Streather war fast aus purem Zufall zum Bergsteigen gekommen, indem er sich 1950 bei einer Besteigung des Tirich Mir im Nordwesten Pakistans als Transportoffizier anwerben ließ. Er fand sofort Gefallen daran, und sein Geschick und seine Disziplin machten ihn zu einem unentbehrlichen Mitglied des Teams. Gleich bei seiner allerersten Bergexpedition hatte er es bis zum Gipfel geschafft. Im Jahr 1953 zeichnete er sich bei einer amerikanischen K2-Expedition durch seine mentale Stärke aus, zwei Jahre später erreichte er den Gipfel des Kangchendzönga, damals der höchste noch unerstiegene Berg der Erde. Aufgrund dieser Leistungen wandte sich Jillott an Streather und bat ihn, bei der Besteigung des 7409 Meter hohen Haramosh die Leitung zu übernehmen.

Die Expedition, die auf dem Anmarschweg von Hunza-Trägern unterstützt wurde, sollte eigentlich nicht mehr als eine Erkundungsexkursion sein, doch Jillotts Zielstrebigkeit war ansteckend, und es war klar, dass sie die Besteigung so weit wie möglich vorantreiben würden. Nachdem sie sich bei ihrem Aufstieg durch tiefen Schnee gewühlt hatten, errichteten sie schließlich am Nordostgrat des Haramosh II, des 6684 Meter hohen Nebengipfels, Lager IV. Inzwischen war ihnen klar geworden, dass sie sich den Hauptgipfel aus dem Kopf schlagen mussten. Bis auf Hamilton, der im Lager III zurückblieb, beschloss die Mannschaft, vor ihrem Abstieg noch die letzten 300 Meter bis zum nächsten Kamm hinaufzusteigen, von dem aus sie eine noch bessere Aussicht zu haben glaubten. Am 15. September 1957 erreichten sie den Rücken dieses Kamms. Es war ein strahlender, klarer Tag, und die vier Männer wurden mit einem grandiosen Blick auf den Hauptgipfel belohnt. Jillott meinte, noch besser sei der Blick, wenn sie noch das Stück bis zu einer Schneeformation, die sie »Kardinalshut« nannten, hinaufstiegen. Streather und Culbert blieben zurück, während Emery einwilligte und ihn begleitete.

Jillott und Emery arbeiteten sich vorsichtig durch den Schnee den ansteigenden Grat empor, doch kurz bevor Jillott das obere Ende erreichte, hörten sie eine »gedämpfte Explosion, ein Knirschen und ein lautes Knacken«. Fast gleichzeitig begann sich der Schnee unter ihren Füßen zu bewegen, und sie zappelten ungelenk wie Marionetten mit Armen und Beinen, um nicht das Gleichgewicht zu verlieren. Direkt neben ihrer Aufstiegsroute hatte sich ein Riss gebildet, an dem sich eine Lawine löste, die die beiden Männer mitriss. Streather und Culbert mussten hilflos mitansehen, wie Jillott und Emery über den Kamm in ein riesiges Schneebecken geschleudert wurden.

Während sie sich von dem ersten Schock über das, was sie gerade mitangesehen hatten, erholten, querten Streather und Culbert das nun von der Lawine freigefegte Gelände. Durch ein Seil von Culbert gesichert, stieg Streather bis an den Rand des Hangs und blickte in das Becken hinein. Durch stäubende

Schneewolken hindurch konnte er eine winzige Gestalt in einem grünen Anorak erkennen. Es war Jillott, und er bewegte sich. Kurz danach sah es so aus, als würde Jillott mit den Händen im Schnee graben. Eine andere Gestalt tauchte auf. Wie durch ein Wunder hatten Jillott und Emery den Sturz überlebt, trotz der riesigen Eisklippen, die zwischen ihnen und den anderen standen. »Ich weiß nicht, wie wir sie da rausholen sollen«, meinte Streather zu Culbert.[24]

Es war früh am Abend. Nachdem Jillott und Emery vergeblich nach einer Route gesucht hatten, über die sie aus dem Becken herausgelangen würden, kehrten sie zu dem Bereich zurück, wo die Lawine heruntergekommen war, damit die anderen sie lokalisieren könnten, und bereiteten sich auf ein Biwak im Freien vor. Sie hatten nichts zu essen oder zu trinken und keinerlei Schutz gegen die Kälte. Es blieb ihnen nichts anderes übrig, als zu warten. Streather und Culbert zogen ihre Daunenjacken aus, steckten sie zusammen mit etwas Proviant in einen Rucksack und warfen ihn in das Becken hinunter, doch er verschwand in einer Gletscherspalte. Die Rettung der beiden in der Mulde festsitzenden Gefährten wurde somit noch dringlicher.

Streather und Culbert kehrten zunächst zum Lager IV zurück, um etwas zu essen und sich ein bisschen auszuruhen, dann machten sie sich wieder auf den Weg und begannen, den 60 Grad steilen Hang in das Becken hinunterzusteigen. Von Culbert durch ein 30-Meter-Seil gesichert, ging Streather, Stufen in den Schnee tretend, voran. Die lange Nacht ging allmählich in den Tag über, während sie vorsichtig, Schritt für Schritt, abstiegen. Oberhalb der Eisklippen mussten sie nach rechts queren und dabei Stufen in das steinharte Eis hacken. Es war eine aufreibende Prozedur, die ihre ganze Kraft erforderte. Culbert verlor bei dieser langwierigen Querung ein Steigeisen – Metallzacken, die unter den Schuhsohlen befestigt werden, um besseren Halt zu haben. Steigeisen sind auf vereistem Gelände unerlässlich, und der Verlust minderte ihre Erfolgschancen noch mehr. Culbert musste den linken Überschuh ausziehen, weil er damit keinen Halt hatte und ins Rutschen geriet.

Als Streather in Hörweite von Jillott und Emery zu sein glaubte, rief er ihnen zu: »Setzt euch in Bewegung, so schwierig es auch sein mag. Es geht um Leben und Tod.« Er konnte ihre entmutigende Antwort nicht hören: »Es geht nicht ... wir haben unsere Eispickel verloren.«[25] Streather und Culbert blieb nichts anderes übrig, als immer weiter abzusteigen, bis die vier Männer schließlich am Grund des Beckens wieder vereint waren. Es wurden nicht viele Worte gewechselt. Jillott und Emery, die seit 24 Stunden nichts gegessen oder getrunken hatten, bekamen eine warme Suppe aus der Thermosflasche.

Inzwischen war es schon wieder später Nachmittag. Sie kamen zu dem Schluss, dass sie sofort versuchen mussten, aus dem Becken herauszukommen. Alle vier seilten sich an. Culbert führte, gefolgt von Streather, Jillott und Emery. Als sie 60 Meter geklettert waren und die Plattform, an der die Querung begann, in Sicht war, rutschte Culbert, der wegen des verloren gegangenen Steigeisens große Schwierigkeiten hatte, ab und prallte auf den hinter ihm aufsteigenden Streather. Wie Dominosteine purzelten die vier Männer in das Schneebecken zurück. Es wurde zwar niemand verletzt, aber Streather verlor bei dem Sturz seinen Eispickel. Sie starteten sofort einen neuen Versuch, diesmal führte Streather, unter Verwendung von Culberts Eispickel, dem letzten, der ihnen noch geblieben war. Kurz bevor sie wieder die Stelle erreichten, an der die Querung begann, wurde Jillott urplötzlich von einem Sekundenschlaf überwältigt, und wieder wurde das ganze Team 60 Meter bis zu der Stelle hinuntergerissen, an der sie angefangen hatten. Bei diesem Sturz büßten sie ihren letzten Eispickel ein. Erschöpft kauerten sich die Bergsteiger auf einem Sims dicht aneinander, um sich gegenseitig zu wärmen. Culbert litt inzwischen an Erfrierungen am linken Fuß. Sie verbrachten eine unruhige Nacht, die immer wieder von Jillotts Schreien durchbrochen wurde, der, vermutlich infolge einer Gehirnerschütterung, halluzinierte. Nachdem die anderen ihm eine Morphiumspritze gegeben hatten, konnten sie alle ein bisschen schlafen. Mit dem Anbruch des neuen Tages kam ihre letzte Chance, lebend aus dem Becken herauszukommen. Es war der 17. September, zwei Tage nach dem Sturz, mit dem alles begonnen hatte. Ohne Wasser, Proviant und Schutz gegen die Kälte war es unwahrscheinlich, dass sie eine weitere Nacht überstehen könnten. In seinem erschütternden offiziellen Expeditionsbericht schrieb Ralph Barker an dieser Stelle: »Sie konnten alle nicht mehr klar denken und handelten nur noch rein instinktiv.«[26] Mit seiner Erfahrung und seiner mentalen Stärke war Streather für die ihnen bevorstehende Aufgabe von allen vieren vielleicht am besten gerüstet. Dieses Mal verzichteten sie auf das Kletterseil. Jeder kletterte für sich. Nach etwa 90 Metern stießen sie auf einen der verloren gegangenen Eispickel. Streather konnte damit bessere Stufen schlagen und somit die Gefahr, dass einer von ihnen ausrutschte, verringern. Als sie dann die Plattform erreicht hatten, von der aus sie die Querung oberhalb der Eisklippen machen mussten, begann der schwierigste und gefährlichste Teil der Kletterei. Aber sie schafften es mit Mühe und Not hinüber.

Als sie gerade das letzte Stück in Angriff nahmen, rief Jillott plötzlich aus: »Rae hat Probleme!« Culbert, dessen Fuß wegen der Erfrierungen angeschwollen war, kam nicht mehr weiter. Er bat Streather, ihn auf dem letzten Teilstück mit einem Seil zu sichern. Streather stieg bis zu der Stelle zurück, an der der Hang langsam auszulaufen begann, ein Stück oberhalb der Eisklippe, und rammte an einer sicheren Stelle seinen Eispickel in den Schnee. Das Seil sollte Culbert stabilisieren, aber es würde schwierig sein, ihn zu halten, wenn er abrutschte, was nach ein paar Schritten schon geschah. Weil Streather außer Sichtweite war und keine Vorwarnung bekam, spürte er nur unvermittelt den heftigen Ruck und verlor das Gleichgewicht. Die beiden Männer stürzten genau in dem Bereich, in dem die Lawine niedergegangen war, wieder in das Schneebecken hinunter. Sie landeten hart, aber sie überlebten den Sturz. Hier zeigte sich die schreckliche Ironie dieser Rettungsaktion. Emery und Jillott, die sich schon auf dem oberen Hang befanden, waren in Sicherheit, während nun Streather und Culbert, die die beiden anderen hatten retten wollen, in der Falle saßen.

Emery und Jillott beschlossen, den Weg bis zu Lager IV fortzusetzen, um sich dort etwas zu stärken, auszuruhen und neue Kräfte zu sammeln, bevor sie wieder zurückgingen. Weil es inzwischen dunkel war, schlug Emery vor, abzuwarten, bis der Mond aufging, doch Jillott wollte unbedingt gleich weitergehen, und Emery willigte widerstrebend ein. Jillott ging voraus, sodass Emery ihn nach einiger Zeit aus den Augen verlor, in dem tiefen Schnee aber seinen Spuren folgen konnte. Einmal verlor Emery den Halt und rutschte in eine kleine Gletscherspalte. Sein Sturz wurde an einer Stelle, wo sich die Spalte verengte, gebremst. Es gelang ihm, sich aus der Spalte in die Höhe zu arbeiten, indem er sich zwischen den Wänden hochstemmte. Während er sich ins Freie kämpfte, hatte er das Gefühl, dass er »in zwei Teile gespalten ... zwei Personen war«[27]. Der eine Teil war ganz von der Anstrengung in Anspruch genommen, sich aus der Gletscherspalte zu befreien, der andere sah völlig unbeteiligt zu. »Zeitweise hatte der Beobachter die gesamte Kontrolle, während ich selbst überhaupt nichts tat«, sagte er später. Als er endlich draußen war, kam er zu dem Schluss, dass es zu gefährlich sei weiterzugehen, und wartete auf den nächsten Morgen.

Bei Tagesanbruch setzte sich Emery wieder in Bewegung und erreichte schließlich den Grat oberhalb von Lager IV. Rechts von ihm dehnte sich eine tiefe Gletscherspalte bis ins Stak-Tal hinunter aus. Während er im großen Bogen um den Rand des Grats ging, sah er die alten Spuren, die die vier Männer bei ihrem Aufstieg hinterlassen hatten, und entdeckte dann die frische Spur von Jillott. Statt der alten Aufstiegsspur zu folgen, hatte Jillott sie merkwürdigerweise im rechten Winkel gekreuzt. Vermutlich hatte er die Spur in der Dunkelheit nicht gesehen. Nach zwei Metern endeten seine Fußspuren. An dieser Stelle brach das Gelände bis zu einem Eis- oder Felsvorsprung 90 Meter weiter unten steil ab, darunter ging es weitere 1800 Meter in die Tiefe bis hinunter ins Tal. Jillott, realisierte Emery entsetzt, war tot. Er setzte seinen Weg fort, bis er schließlich Lager IV erreichte. Er hatte Erfrierungen an Fingern und Zehen. Ohne Gefühl in den Fingern dauerte es eine Ewigkeit, bis er den Gaskocher in Gang gebracht und eine Dose mit Saft geöffnet hatte. Die Haut an seinen Fingern schälte sich dabei wie die Haut einer Weintraube ab, darunter kam das rohe Fleisch zum Vorschein. Emery sank in einen unruhigen Schlaf.

Unten im Schneebecken kam Streather bei Tagesanbruch wieder zu Bewusstsein. Culbert war in seiner Nähe, in einem verwirrten Zustand. Obwohl er seinen linken Fuß so gut wie nicht belasten konnte, machten sie sich sofort an den Aufstieg. Nachdem sie etwa die Hälfte der Strecke bis zum Beginn der Querung geschafft hatten, blickte Streather sich um und sah, dass Culbert wieder in das Becken zurückgefallen war. Er rief ihm etwas zu, worauf Culbert erwiderte, dass alles in Ordnung sei und er es noch einmal versuchen würde. Als Streather die Plattform erreichte, an der die Querung begann, blickte er sich zu Culbert um und stellte fest, dass dieser stetig höherstieg, doch als er sich das nächste Mal umblickte, lag Culbert wieder unten im Becken. Dieses Mal rappelte er sich nicht mehr auf, sondern blieb einfach hocken. »Was sollen wir tun?«, rief er. Streather antwortete ihm, er solle bleiben, wo er sei, die beiden anderen würden bestimmt bald kommen, um ihnen zu helfen.

Streather selbst beschloss weiterzugehen und zu versuchen, Lager IV zu erreichen, um von dort aus eine Rettungaktion in die Wege zu leiten, falls die anderen dies nicht schon getan hätten. Die Stufen, die er am Vortag geschlagen hatte, waren schon fast wieder zugeschneit, er selbst war nahezu schneeblind. Langsam und mechanisch stieg er weiter, indem er die Stufen mit den Ellbogen vom Schnee befreite. Die Lage, in der er sich befand, war, so Streather, »ziemlich beängstigend«[28]. Obwohl er halb weggetreten war, trieb ihn doch der Gedanke an seine Frau und sein kleines Kind an, die er in England zurückgelassen hatte und nun im Stich lassen würde, wenn es ihm nicht gelang, sich zu retten.

Auf einmal nahm er etwas wahr, eine »abstrakte Präsenz«[29], die ihm Beistand leistete. Es kam ihm vor, als wäre er in einen Brunnen gefallen und als sei oben jemand – oder, wie er sich ausdrückte »irgendein Wesen« –, der ihn zum Durchhalten anspornte.[30] Manchmal schien ihn die Präsenz nicht nur zu ermuntern, sondern aktiv von oben zu ziehen, damit er »aus der schwarzen Grube« herauskam. Das Gefühl hielt mehrere Stunden mit Unterbrechungen an. Später schilderte er das Erlebnis dem Bergsteiger Wilfrid Noyce, der dazu schrieb: »Er musste mit diesem Jemand oder diesem Etwas zusammenarbeiten, indem er seinen Eigenanteil erbrachte. Wenn er nicht aufgab, sondern weiterkletterte, würde ihm geholfen werden.«[31] Erst als Streather sicher aus dem Schneebecken heraus war, verschwand das Präsenzgefühl.

Er ging weiter bis zu Lager IV, wo er Emery vorfand; dieser berichtete ihm, dass Jillott in den Tod gestürzt war. Das bestärkte die beiden in ihrem Beschluss, am nächsten Morgen zurückzugehen, um Culbert zu retten. Sie waren mit ihren Erfrierungen nicht imstande, etwas zu essen, und nahmen nur Flüssigkeit in Form von Suppe und Ovomaltine zu sich, dann nickten sie ein. Am nächsten Morgen war Streather noch schwächer als am Tag zuvor und schaffte es kaum, aus dem Zelt zu kriechen. Emery war völlig entkräftet. Anfangs konnte er nicht einmal aufstehen und nach einer Weile nur unter Zuhilfenahme von Skistöcken herumhumpeln. Sie mussten sich eingestehen, dass sie Culbert nicht helfen konnten, der vielleicht gar schon tot war. Diese Entscheidung, die sie in ihrer Zwangslage treffen mussten, sollte ihnen noch lange zu schaffen machen, denn Culbert würde aus dem Schneebecken nie mehr herauskommen. Ob sie selbst mit dem Leben davonkommen würden, stand ebenfalls noch in den Sternen. Vorsichtig stiegen sie den steilen Hang hinunter zu Lager III und erreichten schließlich Hamilton, mit dessen Hilfe und schließlich mit Unterstützung der Hunza-Träger sie in Sicherheit gelangten.

Nachdem Emery die Haramosh-Expedition überlebt hatte, wurden ihm die erfrorenen Finger und Zehen amputiert, außerdem musste er sich einer schmerzhaften Operation unterziehen, bei der seine Hände mit vom Brustkorb transplantierter Haut rekonstruiert wurden. Er beendete sein Universitätsstudium und fing dann wieder zu klettern an. Ein paar Jahre später starb er bei einem weiteren Kletterunfall. Streather kehrte wieder an die Militärakademie Sandhurst zurück. In einem Seminar zum Thema »Führung und Teamarbeit« erwähnte er seine Begegnung mit der Präsenz zum ersten Mal. Ein Student hatte ihn gefragt: »Was war es, das Sie weitermachen ließ? Wie haben Sie es geschafft, da rauszukommen?« Streather erwähnte die

Präsenz – »um eine Diskussion über Teamarbeit und Überleben in Gang zu bringen« –, konnte aber keine Erklärung dafür liefern, was genau es gewesen war, das ihm geholfen hatte. Noyce schrieb dazu: »Das Gefühl, das er damals hatte, eine Weile ›auf der anderen Seite‹ gewesen zu sein, wird ihm ... für immer fest in die Seele eingebrannt bleiben, unvergessen, wenn auch ungeklärt.« Das Erlebnis ließ sich schlicht mit folgenden Worten zusammenfassen: »Da war ein Wesen, das mir half zu überleben.«[32] In einem späteren Brief fügte Streather noch an: »Der ›Gefährte‹, den ich wahrnahm, als ich damals aus dem Becken stieg, war mit ziemlicher Sicherheit eine spirituelle Begegnung.«[33]

Reinhold Messner aus Südtirol gilt weithin als der größte Bergsteiger aller Zeiten. Er hat den Mount Everest als erster Mensch im Alleingang und ohne künstlichen Sauerstoff bestiegen und als Erster die Gipfel aller vierzehn Achttausender der Erde erreicht. Doch als Messner am 27. Juni 1970 kurz nach zwei Uhr morgens im Alter von 25 Jahren aus seinem Zelt unterhalb der Merkl-Rinne ins Freie kroch, um im Alleingang einen Aufstieg zum Gipfel des Nanga Parbat zu versuchen, war er noch kaum bekannt. Er hatte vor, so schnell wie möglich aufzusteigen, um den Gipfel vor Einsetzen des vorhergesagten Wetterumschwungs zu erreichen. Diese Strategie, die auch die Grundlage von Hermanns Buhls Erfolg gewesen war, war mit anderen Mitgliedern des Teams abgesprochen, von denen zwei – sein jüngerer Bruder Günther und Gerhard Baur – in Lager V bleiben sollten, während Messner die Durchsteigung der Rupal-Flanke des Nanga Parbat in Angriff nahm. Er stieg geradewegs die Merkl-Rinne, eine tiefe, vereiste Scharte, empor. Nur mit dem Allernötigsten ausgerüstet, kam er anfangs stetig voran und erreichte schließlich die Rampe zwischen Südschulter und

Südostgrat. Er stieg über die Rampe, doch das Spuren war mühevoll, denn die Spätvormittagssonne brannte auf ihn nieder und setzte ihm zusammen mit der dünnen Luft heftig zu. Immer wieder legte er Verschnaufpausen ein und blickte öfter zurück, um sich den Weg für den Abstieg einzuprägen. Bei einer dieser Pausen bemerkte er ein Stück weiter unten eine rasch näher kommende Gestalt und erkannte schließlich, dass es Günther war. Bei Sonnenaufgang hatte der jüngere Messner zusammen mit Baur Fixseile für Reinholds Rückkehr installiert und dabei spontan beschlossen, seinem Bruder zu folgen. Das war nicht vereinbart gewesen, und Reinhold sagte später, dass er irritiert gewesen sei. Um die Besteigung wie geplant durchzuführen, war es wichtig, dass er zügig und unbehindert vorankam. Ein weiterer Bergsteiger würde den raschen Aufstieg unweigerlich behindern. Doch er wartete auf Günther, und die beiden Brüder stiegen zusammen weiter.

Der Tag zog sich hin, während sie den letzten steilen Schneehang hinaufstiegen, und bald darauf standen sie zusammen auf dem Gipfel. Für Reinhold war es enttäuschend. Er war erschöpft und fand, dass nicht viel zu sehen war. Es hatte wenig Ähnlichkeit mit dem Ort, von dem er oft geträumt hatte. Doch Günther zog einen Fäustling aus, und die beiden Brüder gaben sich die Hand. Der Aufstieg hatte einen Großteil des Tages beansprucht, deshalb mussten sie möglichst schnell wieder absteigen, bevor es dunkel wurde. Günther war sehr müde und begann beim Abstieg Symptome der Höhenkrankheit zu zeigen. Er schien nun den Preis dafür zahlen zu müssen, dass er seinem Bruder Reinhold am Morgen so unbesonnen gefolgt war. Er meinte, dass er die technisch anspruchsvolle Route, über die sie hinaufgekommen waren, nicht zurückgehen könne, weil er zu müde sei. Er schlug vor, in die Diamirseite abzusteigen, weil er überzeugt war, dass es dort leichter sei. Reinhold, der sich sagte, dass das einzig Wichtige darin bestand, so schnell wie möglich ein Stück weit abzusteigen, willigte schließlich ein. Diese Entscheidung, die ihnen nun schon vertraute Route in der Rupal-Flanke mit Fixseilen, Lagern und Gefährten unten im Lager zu verlassen, setzte eine Reihe von Ereignissen in Gang, die schließlich einen der beiden Brüder das Leben kosten sollten.

Als es dunkel geworden war, mussten sie in extremer Höhe biwakieren. Unterhalb leicht überhängender Felsen fanden die beiden Brüder eine Mulde und richteten sich dort für die Nacht ein. Es war klirrend kalt. Günther und Reinhold wickelten sich Astronautenfolien um den Körper (dünne, aluminiumbeschichtete Plastikplanen, die die Körperwärme nach innen reflektieren sollen, um eine Unterkühlung zu verhindern) und warteten aneinandergekauert auf den Morgen. Am nächsten Tag stiegen sie weiter über die Diamir-Flanke ab. Es war ein äußerst gefährliches Unterfangen, denn sie kannten die 4000 Meter hohe eisbedeckte Felswand nur von Karten und Abbildungen her. Dass sich Günthers Zustand weiter verschlechtert hatte, erschwerte ihre Lage noch. Reinhold ging voraus, um nach dem besten Weg zu suchen und Günther Umwege zu ersparen. Manchmal war er so weit voraus, dass sie sich fast aus den Augen verloren. Wenn Reinhold einen Weg gefunden hatte, winkte er seinem Bruder, dass er nachkommen solle, was dieser auch tat, wenn auch furchtbar langsam. In seinem Buch *Der nackte Berg* beschrieb Reinhold Messner, wie es weiterging:

> Plötzlich ist ein dritter Bergsteiger neben mir. Dieser eine klettert mit uns abwärts. Regelmäßig ein bisschen rechts von mir. Ich ahne ihn einige Schritte von mir entfernt, gerade nicht mehr in meinem Gesichtsfeld. Ich kann die Gestalt also nicht sehen, ohne mich von meinem Konzent-

rationsfeld abzuwenden, aber ich bin sicher, dass da noch einer ist. Ich fühle seine Präsenz. Nein, Beweise brauche ich nicht dafür.[34]

Die Gestalt sprach nicht. Es wurden keine Worte gewechselt. Es waren auch keine nötig: In gleichbleibendem Abstand ging die Gestalt neben Messner her. Wenn er kletterte, kletterte sie auch, wenn er stehen blieb, blieb sie ebenfalls stehen. Reinhold hatte keine Angst, hatte auch nicht das Gefühl, dass das, was er gerade erlebte, außergewöhnlich war. »Ich saß nicht etwa da und sagte mir: ›Oh! Das ist etwas Besonderes‹«, erzählte er mir. »Ich hatte vielmehr das Gefühl, dass es ganz normal war.«[35] Trotzdem sagte er sich wiederholt, dass er einer Täuschung unterliegen müsse, dass kein anderer Bergsteiger da sein könne, dass sie nur zu zweit waren, nicht zu dritt. Doch das Gefühl ließ sich nicht abschütteln, und er empfand es als tröstlich: »Die bloße Präsenz half mir irgendwie, nicht die Fassung zu verlieren.«[36]

Es wurde wieder Abend. Die blanke Eiswand war nun mit Felsinseln durchsetzt. Sie konnten es trotz der zunehmenden Dunkelheit noch nicht riskieren, eine längere Pause einzulegen, weil die Gefahr bestand, dass die riesigen Séracs – durch die Bewegung des Gletschers und durch Aufreißen des Eises entstandene Eistürme – abbrechen und sie vom Eisschlag zerschmettert würden. Im Licht der Sterne setzten sie ihren Abstieg fort. Um Mitternacht begannen sie mit ihrem zweiten Biwak und warteten, bis der dunkelste Teil der Nacht vorüber war. Als der Mond sein silbriges Licht auf die Flanke des Berges warf, stiegen sie weiter ab.

Die Rast und die geringere Höhe, die sie inzwischen erreicht hatten, schienen Günthers Kräfte wieder aufleben zu lassen. Sie stiegen zügig abwärts. Jeder ging dort, wo es ihm einfacher erschien. Reinhold blieb zwischendurch immer wieder stehen, um auf Günther zu warten, rief ihm zu, dass sie sich beeilen müssten, weil mit Lawinenabgängen zu rechnen sei, sobald die Mittagssonne auf den Hang schien. Die Brüder besprachen den Weg für das letzte Stück, das sie aus der Gefahrenzone führen würde. Sie waren von dem strapaziösen Abstieg zwar erschöpft, doch Reinhold glaubte, dass sie nun das Schlimmste hinter sich hatten. Er wartete nicht mehr, bis Günther ihn eingeholt hatte, dachte, dass alles in Ordnung sei, dass er schon nachkommen werde. Im oberen Diamir-Tal würden sie wieder aufeinandertreffen. Doch Günther kam nicht. Reinhold wartete eine Weile, löschte seinen Durst mit Gletscherwasser und ging weiter abwärts in Richtung des Tals. Er wunderte sich zwar, wo sein Bruder blieb, machte sich aber immer noch keine Sorgen.

Messner hatte sich an einem Gletscherbach niedergelassen. Er glaubte Stimmen zu hören, eine Stimme, die seinen Namen rief, und andere, die ganze Sätze sprachen, von denen er jedoch nur Fetzen verstand. Ihm wurde leicht, und er schloss die Augen. Er blieb eine Weile so sitzen. Eine der Stimmen glaubte er als die seiner Mutter zu erkennen. Dann hörte er wieder seinen Namen: »Reinhold!« Messner wusste, es war die »seltsame Anwesenheit«, die ihn rief: »Verwundert stehe ich auf ... Ja, da ist er wieder, der Eine. Nein, Günther ist es nicht.«[37] Schließlich begann er sich zu fragen, ob sein Bruder womöglich in Schwierigkeiten sei. Es war schon spät, aber er hatte wieder genügend Kräfte gesammelt und beschloss zurückzugehen, um seinen Bruder zu suchen. Zuerst ging er bis zum unteren Rand des Diamir-Gletschers zurück. Als dort von Günther nichts zu sehen war, stieg Messner zur Diamir-Wand auf. Wenn ihm sein Bruder nicht gefolgt war – und er konnte ihm nicht gefolgt sein, denn sonst hätte er ihn gesehen –, konnte er nur diesen Weg genommen haben. Dann stieß Messner auf die Trümmer einer frischen

Lawine: riesige Eisbrocken, dazwischen stäubender Schnee. Er stand da und starrte auf das Chaos. Das Entsetzen packte ihn, aber er konnte nicht glauben, dass Günther irgendwo unter all dem Eis lag.

Verzweifelt begann er nach seinem Bruder zu suchen, und während er zwischen den Trümmern umherkletterte, stellte er fest: »Verloren steht da wieder der Eine.«[38] Messner irrte die ganze Nacht umher, rief immer wieder nach seinem Bruder, nickte zwischendurch ein paar Mal kurz ein, wachte frierend wieder auf und suchte weiter. Ausgehungert, geschwächt und mit Erfrierungen an den Zehen wurde ihm bewusst, dass seine eigene Lage langsam kritisch zu werden begann. Er fühlte sich völlig leer, erschöpft, allein und doch nicht allein: »Und doch, in meinem Unterbewusstsein ist immerzu der Eine präsent.« Er versuchte zu erfassen, was das alles bedeutete, fragte sich, ob »der Eine« nicht in Wirklichkeit er selbst war, ob er sich »von daneben« sah.

Messner wankte schließlich ins Tal hinab. Er war halb verhungert, litt an schweren Erfrierungen und war verzweifelt. Er war, so empfand er es, »mehr tot als lebendig«[39]. Schließlich traf er auf ein paar Holzfäller, die ihn in ein Dorf brachten. Vier junge Männer trugen ihn auf einer Bahre, bis sie eine Straße erreichten, wo ihn ein Soldat mitnahm. Reinhold Messner überlebte, musste aber mit dem Tod seines jüngeren Bruders zurechtkommen. Später schrieb er, er habe beim Bergsteigen immer das Gefühl, dass Günther bei ihm sei. Im Juni 1970 war am Nanga Parbat auch noch ein anderer Bergsteiger bei ihm: Der Dritte Mann half ihm durch das schlimmste Martyrium seines Lebens.[40]

Am 3. Juni 1981 erlebte Parash Moni Das, ein erfahrener Höhenbergsteiger und Beamter der indischen Polizei, nach der Besteigung des 6150 Meter hohen Bhagirathi, einem der vier Gipfel des Bhagirathi-Massivs im Garhwal Himalaya in Indien, eine Tragödie. Der 28 Jahre alte Das war mit zwei anderen Männern unterwegs, der eine war Pratiman Singh von der indo-tibetischen Grenzpolizei, der andere ein Pilzzüchter namens Nirmal Sah. Die beiden hatten ebenfalls große bergsteigerische Erfahrung im Himalaya.

Der Bhagirathi II galt bis auf die letzte Seillänge, ein 40 Meter langes Teilstück mit gemischtem Fels- und Eisgelände direkt unterhalb des Gipfels, als technisch einfach. Die drei seilten sich an, um den Gipfelgang in Angriff zu nehmen. Singh übernahm die Führung, Sah war in der Mitte und Das am hinteren Ende des Seils. Singh stieg mit einer solchen Sorglosigkeit den Hang hinauf, dass er streckenweise lässig die linke Hand in die Tasche steckte. Um sechs Uhr abends erreichten sie den Gipfel. Nachdem sie einander die Hand geschüttelt und ein Foto gemacht hatten, bemerkte Das plötzlich, dass aus südlicher Richtung ein Unwetter heranzog. Sie machten sich sofort an den Abstieg. Dieses Mal übernahm Das die Führung, Sah war in der Mitte, und Singh ging als Letzter. Die beiden Ersten ließen große Vorsicht walten, doch Das befürchtete, dass Singh nicht ganz bei der Sache sein könnte. Er war sichtlich zufrieden mit sich, weil er beim Aufstieg den Weg gespurt hatte. »Sein ganzes Wesen spiegelte seine Selbstzufriedenheit wider, und das war gefährlich.«[41] Das blieb stehen, um den beiden anderen einzuschärfen, dass der Abstieg äußerste Konzentration erforderte. Später fragte er sich, ob er da vielleicht schon dunkle Vorahnungen gehabt habe.

Das setzte sich wieder in Bewegung, stieg weiter abwärts und stieß dabei die Fersen in den weichen Schnee, bis er eine große Felsstufe erreichte. Er drehte sich mit dem Gesicht zum Fels, um die drei Meter hohe Felswand hinunterzuklettern, während Sah ihn sicherte. Als er unten angekommen war und hochblickte, stellte er fest, dass Singh zu Sah aufgeschlossen hatte. Singh, der wieder eine Hand lässig in die Tasche gesteckt hatte, schien sich mit einem Steigeisen im Seil verheddert zu haben. Während er auf dem rechten Bein herumhüpfte, schlenkerte er mit dem linken Bein hin und her, um es freizubekommen. Dabei verlor er das Gleichgewicht, stürzte über die Kante und riss zunächst Sah mit hinunter und kurz darauf auch Das. Die drei Männer stürzten 400 Meter in die Tiefe. Das erinnerte sich nur, dass er »auf das Ende des unendlich scheinenden Sturzes wartete«, und versuchte, sein Gesicht mit den Händen zu schützen. Sie hingen immer noch alle an einem Seil, als sie schließlich im Schnee aufschlugen. Singh und Sah waren in dem Seilgewirr regelrecht gefangen und lagen halb übereinander. Das, der sich bei dem Sturz starke Prellungen zugezogen hatte, ansonsten jedoch unverletzt war, hörte Singh stöhnen. »Hat sich jemand was gebrochen? Hat jemand Schmerzen?«, fragte Das die anderen. Singh, offenbar unter Schock, antwortete: »Aap Kaun Hai?« (»Wer bist du?«)[41]. Er hatte eine Verletzung im Gesicht und klagte, sein linkes Bein sei gebrochen. Das wandte sich daraufhin Sah zu, der mit dem Gesicht im Schnee lag. Als dieser nicht reagierte, zog Das ihn an der Kapuze in eine seitliche Lage. Sahs Gesicht war schrecklich entstellt, Blut tropfte aus klaffenden Wunden in den Schnee. Sein Genick war gebrochen, und an dem seltsam eingedrückten Brustkorb war zu erkennen, dass er schwere innere Verletzungen davongetragen hatte. Sah war tot.

Das versuchte Singh aus dem Seilgewirr zu befreien, schaffte es aber nicht, und so blieb dieser durch das Seil fest mit Sah verbunden. Das zerrte Sahs Körper ein Stück zur Seite, damit er den verletzten Singh in eine ausgestreckte Position legen und den Druck von dessen Beinen nehmen konnte. Das merkte, dass sich der Zustand seines überlebenden Kollegen zusehends verschlechterte, konnte aber nichts dagegen tun. Ohne Eispickel, Steigeisen oder Reservekleidung befand er sich selbst in einer prekären Lage. Das zog sich Ersatzsocken über die nackten Hände. Vor Kälte schlotternd und mit den Füßen aufstampfend, um warm zu werden, rief er laut um Hilfe, in der Hoffnung, dass ihn jemand hörte.

Er konnte nichts weiter tun, als seinen Freund immer wieder zu beruhigen und sich auf sein eigenes Überleben zu konzentrieren. Das blickte auf die Uhr: Es war erst 20.30 Uhr. Er durfte auf gar keinen Fall einschlafen. Kurz nach Mitternacht spürte er auf einmal, dass »jemand, ein Freund«[42], an seiner rechten Seite saß. Von diesem Augenblick an nahm Das die Anwesenheit eines anderen Wesens wahr:

> Diese Präsenz war bei mir, und manchmal unterhielt ich mich mit ihr, und sie schärfte mir ein, mich auf mein Überleben zu konzentrieren, was ich auch tat. Es war keine geisterhafte Erscheinung, sie kam mir vielmehr wie ein Gefährte vor. Eine Präsenz.[43]

Vor Sonnenaufgang, als am Himmel die ersten schwachen Lichtschimmer auftauchten, sagte Das zu seinem »Freund« – der Präsenz – und zu Singh, er würde Hilfe holen gehen. Neben einer Lawinenbahn stieg er ab und ging weiter, bis er in etwa 30 Meter Entfernung das Lager dreier Bergsteiger erblickte. Er setzte sich in den Schnee, um etwas auszuruhen, und begann wieder mit der Präsenz zu sprechen, die mit ihm abgestiegen war und »außerhalb der Lawinengefahr rechts von mir saß«[44]. Die anderen Bergsteiger hatten Das inzwischen bemerkt, zwei von ihnen kamen auf ihn zu. Genau in diesem Moment »verschwand die Präsenz aus meinem Bewusstsein«. Kurze Zeit später wurde Singh von den Helfern heruntergetragen, starb allerdings eine halbe Stunde nachdem sie das Lager erreicht hatten. Zwei Jahrzehnte nach seiner Begegnung mit der Präsenz berichtete mir Das, dass es eine »intensive und sehr persönliche«[45] Erfahrung gewesen sei. Er habe das Erlebnis nie als unwirklich empfunden, im Gegenteil. Einen Monat nachdem ich zum letzten Mal von ihm gehört hatte, am 24. September 2005, kam er zusammen mit vier anderen Bergsteigern bei der Besteigung des Chameo Moho in Sikkim in einem heftigen Schneesturm ums Leben.

Greg Child spürte, dass »in mir etwas Seltsames vorging«. Zusammen mit Peter Thexton war er dabei, den Hauptgipfel des Broad Peak zu besteigen, des zwölfthöchsten Berges der Erde, mitten auf der Grenze zwischen China und Pakistan. Sie befanden sich in 7900 Meter Höhe und hatten gerade den Vorgipfel erreicht, als Child, ein erfahrener australischer Bergsteiger, Kopfschmerzen bekam, ein erstes Anzeichen für ein Höhenhirnödem. Er hatte das Gefühl einer Loslösung von sich selbst und dazwischen immer wieder kurze Blackouts. Obwohl diese Bewusstseinsverluste jeweils nur von kurzer Dauer waren, hatte sich hinterher die Wirklichkeit verändert. Es kam ihm alles vor »wie im Traum«. Die Symptome verschlimmerten sich. Die Kopfschmerzen wurden so stark, dass sein Sprachvermögen beeinträchtigt war und er kaum noch mehrere vernünftige Wörter aneinanderreihen konnte. Obwohl die beiden Bergsteiger nur noch sechs oder sieben Höhenmeter vom Hauptgipfel entfernt waren, wusste Child, dass er auf den Gipfel verzichten musste. Thexton versuchte ihn zu überreden weiterzugehen, doch Child ließ sich nicht umstimmen: »Kontrolle verloren ... Zu hoch, zu schnell.« In weniger als drei Tagen hatten sie mehr als 3000 Höhenmeter überwunden. Thexton, der selbst Arzt war, musste schweren Herzens akzeptieren, dass ihnen nichts anderes übrig blieb als abzusteigen. Nur wenig später stellten sich auch bei ihm beunruhigende Symptome ein. »Ich kann nicht richtig atmen«, sagte Thexton mit schwacher Stimme zu Child. Die Atembeschwerden waren möglicherweise ein Anzeichen für ein Lungenödem, eine Flüssigkeitsansammlung in den Lungen. »Sind meine Lippen blau?«, fragte er Child. Sie waren tatsächlich blau, ein Hinweis auf akuten Sauerstoffmangel. Thexton und Child mussten so schnell wie möglich in tiefere Lagen absteigen.

Ihr nächstgelegenes Ziel war ihr Zelt 600 Meter weiter unten. Die Dämmerung brach schon herein. Während es Child inzwischen wieder besser ging, verschlechterte sich Thextons Zustand rapide. Er atmete schwer und kam kaum noch von der Stelle. Als sie ein Schneefeld erreichten, sagte Child, er werde vorausgehen und den Weg spuren. Er schärfte Thexton ein, schnellstmöglich nachzukommen. Thexton nickte, doch als Child sich nach hundert Metern umdrehte, stellte er fest, dass Thexton kaum vorangekommen war. Während Child zurückging, um seinen Partner zu holen, erlosch am Himmel das letzte Licht. Ab und zu kroch Thexton ein paar Meter auf allen vieren. Dann wieder musste Child ihn ziehen oder stützen. Während alledem hatte Child »das Gefühl, als würde mir jemand über die Schulter schauen und auf mich aufpassen«[46]. Als Thexton keine Kraft mehr hatte, stellte sich bei Child das Gefühl ein, er hätte Hilfe: »Jemand führte mich.« Mehr als das, es kam ihm vor, als helfe ihm jemand dabei, »Pete zu stützen«[47].

Um 22 Uhr konnte Thexton auf einmal nichts mehr sehen, und bald darauf war er so schwach, dass er kaum noch weiterkam. Die Lage war kritisch. An einem Felsabbruch musste Child ihn abseilen. Beide Männer waren völlig ausgelaugt. Sie hatten den ganzen Tag nichts gegessen oder getrunken und stiegen in völliger Dunkelheit ab. Die Lage verschlimmerte sich noch, als ein Sturm aufkam. Sie waren, schrieb Child später, »völlig verloren in der riesigen Westwand des zwölfthöchsten Berges der Erde«. Trotzdem spürte Child während des Abstiegs die ganze Zeit, dass sie von einer Präsenz begleitet wurden. Später schrieb er in sein Tagebuch: »Mein Beobachter verfolgte jede meiner Bewegungen und Entscheidungen. Ich drehte mich immer wieder um, in der Erwartung, jemanden zu sehen.«[48] Child schrieb weiter, dass die Empfindung, von einer dritten Präsenz begleitet zu werden, stärkend und beruhigend war. Er war zuversichtlich, dass »Pete und ich zu unserem Zelt geleitet würden«.

Er hatte recht. Um zwei Uhr morgens erreichten sie ihr Zelt. Zwei andere Mitglieder ihrer Expedition kümmerten sich um sie. Thexton und Child, die 22 Stunden unterwegs gewesen waren, konnten sich nun erholen. Nachdem Thexton etwas Warmes getrunken hatte, schien er wieder aufzuleben, und sein trockener Humor kehrte langsam zurück. Dann fielen ihnen beiden die Augen zu, und sie schliefen ein. Am darauffolgenden Morgen wurde Thexton wach und bat um etwas Wasser, doch als man ihm Minuten später einen Becher an den Mund führte, war er schon tot. Child hingegen überlebte und gab trotz dieser schrecklichen Erfahrung das Bergsteigen nicht auf. Dies scheint bei vielen Bergsteigern so zu sein. Child fragt sich immer noch, woher der unsichtbare Verbündete kam, der ihn durch die schlimmste Nacht seines Lebens geleitete. Es war, erzählte er mir, »kein beängstigendes Gefühl, anders, als man es erwarten würde, wenn man etwas Übernatürlichem begegnet«[49].

Das Ganze hatte sich im Juni 1983 zugetragen, doch drei Jahre später hatte Child bei seiner erfolgreichen Expedition zum Gasherbrum IV ein ähnliches Erlebnis: »Das erste Mal hatte ich es in der Schneehöhle wahrgenommen und ein zweites Mal letzte Nacht, kurz vor Sonnenaufgang – die Empfindung, dass da eine vertraute Person war, ein alter Freund, der neben mir lag, die Arme um mich legte und mich wärmte.« In seinem Buch *Thin Air* schrieb Child, er habe bis zu diesem Zeitpunkt »für jede Empfindung dort oben eine Erklärung gehabt: Symptome von Sauerstoffmangel, Dehydration, Müdigkeit oder ein gestörtes Gleichgewicht im Körperhaushalt«. Für das Gefühl der Begleitung durch den Dritten Mann hingegen hatte er keine Erklärung. Es war, fand er, »so lebhaft« und viel »realer« als lediglich eine durch eine krankhafte Veränderung des Gehirns verursachte Halluzination.

Frank Smythes Präsenzerlebnis am Everest, dem höchsten Berg der Erde, die Erlebnisse von Hermann Buhl und Reinhold Messner am Nanga Parbat, dem neunthöchsten Berg, und das Erlebnis von Tony Streather am Haramosh traten eindeutig in extremen Situationen auf. Es sind dies vier der berühmtesten Bergbesteigungen der Geschichte: Sie fanden in extremer Höhe statt, unter widrigen Verhältnissen und waren mit einem enormen Risiko verbunden. Auch Parash Moni Das am Bhagirathi II und Greg Child am Broad Peak waren großer Höhe und weiteren belastenden Faktoren ausgesetzt. Alle diese Erlebnisse verbindet jedoch noch ein weiterer Faktor: Bei jeder dieser Bergexkursionen spielte der Stress durch einen Verlust eine Rolle. Der Dritte Mann erschien nach der Trennung von einem Klettergefährten, nach einer schweren Verletzung oder dem Tod eines Gefährten. In Situationen, in denen man bereits Isolation, großen Strapazen und akuter Gefahr ausgesetzt ist, kommt der Verlust eines Partners einem besonders schweren Trauma gleich. Dies wirft eine interessante Frage auf, nämlich die, ob Erwachsene in gleicher Weise auf Stress reagieren wie Kinder. Macdonald Critchley stellte als Erster die Verbindung zu imaginären Spielgefährten her. Auch hier scheint der Dritte Mann eine Reaktion auf Stress zu sein, indem er die Leere ausfüllt, die jemand anderer hinterlassen hat. Studien haben nicht nur gezeigt, dass Kinder, die unter Stress stehen, eher dazu neigen, einen unsichtbaren Freund zu haben, es gibt auch eine Reihe von Untersuchungen, die eindeutig belegen, dass durch einen Verlust erzeugter Stress bei Erwachsenen ein Präsenzempfinden hervorrufen kann – auch unter viel alltäglicheren Umständen und nicht nur in Extremsituationen wie in diesem Buch beschrieben. Eine Studie aus Arizona etwa befasste sich mit verwitweten Frauen.

Im Jahr 1988 befragten Forscher an der University of Arizona in Tucson 500 Witwen im Alter von über 65 Jahren und fanden heraus, dass etwa die Hälfte von ihnen gelegentlich die Gegenwart ihres verstorbenen Ehepartners wahrgenommen hatte. Dieses Ergebnis überraschte die Forscher, weil »die Wahrnehmung der Gegenwart Verstorbener als ein anomales Verhalten gilt, das durch Dissoziation, den Verlust der Realitätskontrolle, verursacht wird. Aus diesem Grund sprechen viele Menschen auch nur ungern über solche Erlebnisse.«[50] Dies war jedoch nicht die einzige Studie, die zu einem solchen Resultat kam. Einer britischen Studie zufolge ist dieses Phänomen »alltäglich«: »In seiner schwächsten Ausprägung ist es ein Gefühl, irgendwie beobachtet zu werden, in seiner stärksten Ausprägung ist es eine voll ausgebildete sensorische Erfahrung.«[51]

Eine Befragung von 227 Witwen und 66 Witwern in Wales führte zu einem ähnlichen Ergebnis. Fast die Hälfte gab an, ihren verstorbenen Ehepartner wahrgenommen zu haben, wobei die Häufigkeit des Auftretens dieser Erscheinung bei Männern und Frauen gleich war. Zudem dauerten die Halluzinationen oft viele Jahre an. Bei dieser im *British Medical Journal* veröffentlichten Studie von W. Dewi Rees stellte sich heraus, dass die meisten befragten Personen, die dieses Phänomen erlebt hatten, im Laufe eines Tages mehrere »Besuche« erhielten, während zehn Prozent angaben, sie »nehmen den verstorbenen Ehepartner ständig wahr«. Sämtliche Befragten gaben an, die Anwesenheit des Verstorbenen zu spüren, einige sahen oder hörten den Verstorbenen auch. Diese Erlebnisse wurden keineswegs als beängstigend empfunden, und Rees kam zu dem Schluss: »Solche Halluzinationen sind ... normale und hilfreiche Begleiterscheinungen der Witwe(r)nschaft«[52]. In Japan durchgeführte Untersuchungen unter Witwen, deren Ehemänner bei Autounfällen ums Leben gekommen waren, ergaben sogar ein noch häufigeres Auftreten des Phänomens, und auch dort kamen die Forscher zu dem Ergebnis, dass die Präsenz »ein positives Zeichen sein kann, das ihnen bei der Verarbeitung des erlittenen Verlusts hilft«[53].

In einer Studie wurde sogar die These aufgestellt, dass »sich der imaginäre Gefährte älterer Menschen hinsichtlich Zweck und Inhalt nicht vom imaginären Gefährten der Kindheit unterscheidet«. Ein 81-jähriger kanadischer Witwer kochte regelmäßig für seine verstorbene Frau und wurde jedes Mal nervös, wenn er sie im Haus nicht finden konnte. Einmal gab er zu ihren Ehren ein Essen für Mitglieder der Familie. Obwohl er unbeirrt an der Vorstellung festhielt, dass sie an dem Essen teilgenommen hatte, konnte er »die Tatsache, dass seine Frau ihn nach ihrem Tod immer noch besuchen kam, selbst nicht richtig erklären, und verstand durchaus, dass andere diesen Glauben befremdlich fanden«[54]. In einem anderen Fall schilderte eine Witwe, der durchaus bewusst war, dass ihr Mann gestorben und beerdigt worden war, dass er ein paar Tage nach seinem Tod zurückgekommen sei, um bei ihr zu wohnen. Aus Angst, ihn »zu verletzen«, zweifelte sie diesen Lauf der Ereignisse nicht an, sondern lebte »kommentarlos« weiter wie bisher. Ein paar Monate später stellte sie jedoch fest, dass ihr verstorbener Mann

»auf mysteriöse Weise verschwunden« sei. Sein Weggang traf sie sehr, und sie »argwöhnte, dass er eine andere Frau gefunden haben könnte«[55].

Bei einer umfassenderen Erhebung aus dem Jahr 1995, bei der in Großbritannien 1603 Personen aller Altersgruppen befragt wurden, stellte sich heraus, dass etwa 35 Prozent »schon einmal die Anwesenheit eines Verstorbenen gespürt hatten«. Bei den befragten Personen handelte es sich nicht nur um Witwen und Witwer, sondern um eine repräsentative Auswahl aus allen Bevölkerungsgruppen. Es zeigte sich, dass die Fortdauer einer wichtigen Beziehung über den Tod hinaus nicht auf Menschen beschränkt ist, die einen Ehepartner verloren haben. Häufig wurde auch die Präsenz eines verstorbenen Elternteils oder anderer verstorbener Familienmitglieder wie beispielsweise eines Großelternteils wahrgenommen. Manche gaben auch an, die Gegenwart eines verstorbenen Freundes gespürt zu haben. In einem Fall schlief ein Mädchen nach dem Tod ihres Vaters in seinem Bett, »damit ihre Mutter nicht allein war. Nach einigen Tagen verkündete sie, sie werde nicht mehr dort schlafen, weil sie die Gegenwart ihres Vaters spüre: Sie hatte das Gefühl, als würde er ständig um das Bett herumgehen.«[56] Normalerweise wird die Gegenwart Verstorbener als Trost empfunden, doch obwohl in diesem Fall »das Mädchen überzeugt war, dass ihr Eindruck nicht der Wirklichkeit entsprach, machte es ihr Angst«. Die vorherrschende wissenschaftliche Erklärung lautet, dass »solche Erlebnisse illusorischer Natur sind – Symptome eines gebrochenen Herzens und von seelischem Chaos«. Diese Sichtweise könnte dafür verantwortlich sein, dass die meisten Menschen nicht über solche Erlebnisse sprechen, und wenn, dann nur mit engen Freunden oder Angehörigen, aus Angst, »man könnte sie für verrückt erklären«[57]. Es gibt jedoch auch Forscher, die der Ansicht sind,

»dass man dieses Phänomen als ›real‹ und ›natürlich‹ ansehen könne«[58].

In den ersten Monaten nach einem schmerzlichen Verlust ist das Gefühl der Anwesenheit des Verstorbenen sehr weit verbreitet. Etwa die Hälfte der im Rahmen einer Studie befragten Personen gab an, das Phänomen in den ersten drei Monaten erlebt zu haben.[59] Nach einem Jahr lässt diese Wahrnehmung nach, allerdings nur leicht, denn 42 Prozent der befragten Personen gaben an, die Präsenz immer noch zu spüren. Fälle, in denen Hinterbliebene die Gegenwart des Verstorbenen nicht nur wahrnehmen, sondern auch mit ihm sprechen, ihn hören oder von ihm berührt zu werden glauben, kamen wesentlich seltener vor, und solche Empfindungen nahmen binnen weniger Monate auch deutlich ab. Bei einer Untersuchung an einer schwedischen Klinik stellte sich bei der Analyse von Trauerreaktionen heraus, »dass Halluzinationen oder Illusionen häufiger bei Personen auftraten, die einen Monat nach einem schmerzlichen Verlust sehr unter Einsamkeit, Weinanfällen und Gedächtnisstörungen litten«[60]. Mit anderen Worten: Bei Personen, die größeren Stress empfinden, tritt das Phänomen häufiger auf.

In Situationen, in denen es um Leben und Tod geht, wie das bei Extrembergsteigern häufig der Fall ist, hat der Verlust des Kletterpartners – oder auch nur der drohende Verlust desselben – schwerwiegende Auswirkungen. Dies wurde im Jahr 1950 bei der Erstbesteigung des Himalaya-Gipfels Annapurna von einem französischen Team eindringlich demonstriert. In diesem Fall ist es sogar möglich, diese Auswirkungen von ihrem Einsetzen bis zum körperlichen Zusammenbruch eines der Bergsteiger zurückzuverfolgen. Als Maurice Herzog, der Leiter dieser Expedition, von einer Erkundung des Dhaulagiri, eines benachbarten Gipfels, zurückkehrte, spürte er, wie seine Kräfte nachließen. Er merkte, dass er mit seinem Kletterpartner Marcel Ichac, der in zügigem Tempo voranging, nicht Schritt halten konnte. Alle zehn Schritte blieb Herzog stehen und sank in den Schnee. Ichac, der sich darüber ärgerte, beschimpfte Herzog, sodass dieser sich zusammenriss und weiterstapfte. Als sie schließlich ihr Lager erreichten, erzählte Ichac, dass ihm unterwegs etwas »Komisches« passiert sei. Während er sich durch den Schnee kämpfte, habe er das Gefühl gehabt, dass noch ein anderer Bergsteiger bei ihnen sei. Hier Ichacs Worte:

> Ich meinte hinter mir jemanden zu hören … einen dritten Mann. Er folgte uns. Ich wollte es dir mitteilen, aber es ging nicht. Verstohlen warf ich einen Blick nach hinten, um mich zu beruhigen. Doch wie eine Zwangsvorstellung ließ sich das Gefühl, dass da noch jemand war, einfach nicht abschütteln.[61]

Ichacs Begegnung mit der Präsenz fand zur gleichen Zeit statt, als Herzog die Kraft ausging. Als Herzog sich dann wieder aufrappelte, ging die unmittelbare Krise vorüber, und die Anwesenheit verschwand.

Im Fall von Reinhold Messner war es zuerst der drohende Verlust und schließlich der tatsächliche Tod seines Bruders, der das Präsenzempfinden auslöste. In vielen anderen Fällen war der Kletterpartner gar nicht einmal ein enger Freund, sondern manchmal nur ein zufälliger Begleiter. Das Fehlen von Gesellschaft in extremen Situationen hat dennoch schwere Konsequenzen. Das kann in großen Höhen der Fall sein, aber auch in einer normalen Umgebung, beispielsweise nach dem Tod eines geliebten Menschen. Der Dritte Mann ist also nicht nur eine Begleiterscheinung dramatischer Abenteuer, er kann auch die Gestalt des imaginären Freundes von Kindern annehmen und bei Hinterbliebenen die eines Verstorbenen.

Auch Messner erlebte diese Gesellschaft eines Dritten Mannes, der ihm, wie er mir sagte »seelischen Beistand leistete, um gegen die Einsamkeit anzukämpfen ... Der Körper erfindet Mittel, um sich Gesellschaft zu verschaffen.«[62] Dies ist der sogenannte Hinterbliebenen- oder Witweneffekt. Es ist die schöne und deutlichste Veranschaulichung dafür, dass wir soziale Wesen sind – dass es in Zeiten größter Einsamkeit und Not eine Möglichkeit gibt, uns zu versichern, dass wir nicht allein sind, und uns dieses Gemeinschaftsgefühl zu vermitteln, das den Unterschied zwischen Leben und Tod ausmacht.

Kapitel 9 Das Gefühl einer Gegenwart (II)

Im Jahr 1976 stellte der amerikanische Psychologe Julian Jaynes einen Zusammenhang her, mit dem sich der Dritte Mann als das Produkt von Gehirnvorgängen erklären ließ. Jaynes ist wegen seiner These, dass das Bewusstsein, so wie wir es heute verstehen, eine späte Entwicklung der menschlichen Evolutionsgeschichte sei, umstritten. Dieser Theorie zufolge nahmen die Menschen früherer Zeiten das, was ihre rechte Gehirnhälfte produzierte, als von außen kommend wahr, als fände es in der Außenwelt statt. Bis vor etwa 3000 Jahren sei das menschliche Gehirn dieser Theorie zufolge in zwei Teile geteilt gewesen: in eine rechte Hälfte, die »Gottseite«, die wie ein allmächtiges Wesen oder eine Autoritätsfigur erschien und mittels visueller und akustischer Halluzinationen Ermahnungen und Befehle erteilte, und eine linke Hälfte, die »Menschseite«, die eine Art Gefolgsmann oder Befehlsempfänger war, der zuhörte und gehorchte. »Alle früheren Zivilisationen scheinen von solchen Halluzinationen oder Göttern beherrscht worden zu sein«[1], so Jaynes.

Er brachte die Altphilologen gegen sich auf, indem er Homers *Ilias* zur Beweisführung für die Existenz der »Zwei-Kammer-Psyche« oder der »bikameralen Psyche« heranzog. Er stellte fest, dass die Urfassung der *Ilias* nichts von einem echten Bewusstsein – Denken, Fühlen oder Wahrnehmen – wisse: »Die Helden der *Ilias* überlegen nicht, was als Nächstes zu tun ist. Sie haben kein Bewusstsein in dem Sinn, wie wir das von uns sagen, und auf gar keinen Fall verfügen sie über die Gabe der Introspektion.« Immer wenn eine Entscheidung getroffen werden muss, tauche stattdessen »eine Stimme auf, die den Menschen sagt, was sie tun sollen«, beispielsweise als Apollon Hektor davon abrät, mit Achilles zu kämpfen. »Diesen Stimmen wird unverzüglich gehorcht. Diese Stimmen werden Götter genannt. Für mich ist dies der Ursprung der Götter. Ich betrachte sie als akustische Halluzinationen.«[2]

Die Vorstellung, dass eine physische Trennung zwischen den Gehirnhälften eine Erklärung dafür sein könnte, wenn jemand Stimmen im Kopf hört, ist angesichts einiger von Neurologen dokumentierter ungewöhnlicher Funktionsstörungen im Gehirn gar nicht so radikal. Beispielsweise beschreiben wissenschaftliche Studien Fälle des »Dr.-Strangelove-Syndroms«, einer neurologischen Störung bei Menschen mit organischen Hirnschädigungen, die zur Folge hat, dass eine der beiden Hände autonom zu handeln scheint – wie bei der von Peter Sellers dargestellten Gestalt in dem Filmklassiker »Dr. Seltsam« – und Befehlen des Gehirns nicht gehorcht. Bei einer betroffenen Patientin versuchte die eine Hand sie ständig zu erwürgen, sodass sie sich mit der anderen Hand dagegen wehren musste. Die Frau erklärte sich diese Störung folgendermaßen: »Vermutlich steckt ein böser Geist in der Hand.« In einer Studie aus dem Jahr 2000 wurde ein anderer ungewöhnlicher Fall beschrieben, der eines Mannes, dessen linke Hand nach einem Schlaganfall ständig masturbierte, ohne dass der Mann das wollte. Das passierte in öffentlichen wie auch in privaten Situationen und wurde in einer klinischen Umgebung beobachtet. Überflüssig zu sagen, dass »die Ehefrau des Patienten ... ziemlich besorgt war«[3]. In solchen

Fällen scheint ein Teil des Gehirns nicht mehr der willentlichen Steuerung zu unterliegen, und es sieht so aus, als wäre die unkontrollierbare Hand von einer äußeren oder fremden Macht besessen. In diesem Zusammenhang erscheint Jaynes' Theorie über die bikamerale Psyche gar nicht so abwegig.

Jaynes, ehemaliger Professor an der amerikanischen Princeton University, wurde zum Teil auch deshalb von der Fachwelt kritisiert, weil er seine radikalen Theorien über die bikamerale Psyche nicht zuerst in Fachzeitschriften publizierte, sondern es vorzog, ein populärwissenschaftliches Buch darüber zu schreiben, das 1976 unter dem Titel *The Origin of Consciousness in the Breakdown of the Bicameral Mind* (dt.: *Der Ursprung des Bewusstseins*) erschien. Mit seiner interdisziplinären Zusammenschau von Neurologie, Anthropologie, Archäologie, Theologie und den klassischen Texten der Antike betrat Jaynes einen Weg, auf den sich nur wenige Gelehrte gewagt hatten, und wurde deshalb auf Kongressen von Fachkollegen heftig attackiert. Trotzdem haben Jaynes' Theorien bis heute überlebt und veranlassten einen Rezensenten zu der Frage: »Wie viele Studenten der kognitiven Wissenschaften mögen dieses äußerst unmoderne Buch wohl unter der Bettdecke gelesen haben?«[4]

Jaynes vertrat die Ansicht, dass es beim vorbewussten Menschen einen physiologischen Auslöser für Halluzinationen gab. Der einzig erforderliche Stress, um eine Halluzination zu bewirken, »war der, der auftritt, wenn irgendetwas hinzutretend Neuartiges an einer Situation eine Verhaltensänderung notwendig machte«. Die Intervention dieses persönlichen Gottes brauchte man für »alles, was irgendeine Entscheidung erforderte«[5]. Während die vorbewussten Menschen nicht viel anders aussahen und sich meist nicht viel anders verhielten als moderne Menschen, unterschieden sie sich grundlegend in diesem wichtigen Punkt. Jaynes führte den späteren Zusammenbruch der bikameralen Psyche und die Herausbildung eines subjektiven Bewusstseins auf mehrere Faktoren zurück, darunter das Aufkommen der Schrift, »die zum schrittweisen Abbau der Macht des Hörens und der Schwächung der göttlichen Autorität führte«[6]. Erst seitdem nähmen die Menschen die Prozesse beider Hirnhälften als ihre eigenen wahr und nicht als die einer äußeren Quelle.

Man könnte viele Beispiele aus dem Altertum anführen, um Jaynes' These zu untermauern, beispielsweise ein altes Reliefbild, auf dem der König von Assyrien vor dem leeren Thron seines Gottes kniet und ihm folglich für sein Handeln die göttliche Leitung fehlt. Auf einer Schrifttafel aus jener Zeit steht zu lesen: »Mein Gott hat mich verlassen und entschwand. Meine Göttin hat mich im Stich gelassen und hält sich von mir fern. Der gute Engel, der mir zur Seite schritt, ist auf und davon.« Auch im Alten Testament sind Beispiele dafür zu finden, dass die Völker im Altertum Stimmen hörten. Der hebräische Prophet Amos war Schäfer und hütete auf den Feldern in einer abgeschiedenen Umgebung seine Herde, als er eine Stimme vernahm: »Ich bin kein Prophet ... ich bin ein Viehzüchter, und ich ziehe Maulbeerfeigen. Aber der Herr hat mich von meiner Herde weggeholt und zu mir gesagt: ›Geh und rede als Prophet zu meinem Volk Israel!‹«[7]

Jaynes zufolge gibt es bis heute Relikte der bikameralen Psyche. Ein Beispiel ist der imaginäre Spielkamerad der Kindheit, den man besser einen »halluzinierten Spielkameraden« nennen sollte. Auch die Stimmen, die Schizophrene hörten, gehörten dazu. Viele dieser Stimmen werden als »imperative Halluzinationen« erlebt, d.h., die Stimmen befehlen den Betroffenen, bestimmte Handlungen zu begehen. Jaynes verwies auf eine Studie, bei der ein System entwickelt wurde, mit dessen Hilfe man mit hospitalisierten Tetraplegikern [gleichzeitige Lähmung aller vier Gliedmaßen] zu kommunizieren vermochte, die noch nie sprechen konnten. Wurden sie gefragt, ob sie Stimmen hörten, machten die meisten Patienten »erschrockene Mienen, gefolgt von aufgeregten ›Ja‹-Signalen«. Die Stimmen gehörten meist demselben Geschlecht an wie die Patienten, klangen wie die eines Familienangehörigen, wurden aber als Gott identifiziert. Die Patienten hatten den Eindruck, dass sie von außen zu ihnen sprachen.«[8] Außerdem, so Jaynes, »gaben ›die Stimmen‹ autoritäre Befehle, die den Heimbewohnern sagten, wie sie sich verhalten sollten, und diese haben sich daraufhin verpflichtet gefühlt, ihnen zu gehorchen«[9].

Beim modernen Menschen jedoch sei die Stressschwelle zur Auslösung einer bikameralen Halluzination viel höher. »Den meisten von uns müssten die Sorgen über dem Kopf zusammenschlagen, wenn wir anfangen sollten, Stimmen zu hören«[10], schrieb Jaynes. Dennoch »kommen sie, im Unterschied zu dem, was so mancher leidenschaftliche Psychobiologe gern glauben möchte, auch bei normalen Menschen vor«[11]. Neuere Studien bestätigen diese Meinung, wobei einige zu dem Ergebnis kamen, dass ein großer Teil der Bevölkerung, d. h. zwischen 30 und 40 Prozent, angibt, akustische Halluzinationen gehabt zu haben. Häufig wird der eigene Name gehört, manchmal aber auch vollständige Sätze einer Stimme vom Rücksitz des Autos oder die Stimmen abwesender Freunde oder verstorbener Angehöriger.[12] Jaynes fügte hinzu, dass es »absolut sicher ist, dass solche Stimmen existieren und sie, wenn man sie hört, genauso klingen wie echte Töne«. Auch heutzutage komme es vor, dass vollkommen normale Menschen Stimmen hörten, was sie aber nur ungern zugäben. Dies sei häufig dann der Fall, wenn sie unter Stress stünden.

Jaynes führt ein Beispiel an, wo bei Menschen mit normalem Bewusstsein Relikte der bikameralen Psyche aufgetreten sind, insbesondere bei »schiffbrüchigen Matrosen während des

Krieges, die sich, während sie auf dem Meer trieben, stundenlang mit einem deutlich vernehmbaren Gott unterhielten, bis sie gerettet wurden«[13]. Mit anderen Worten, das Phänomen tritt bei normalen Menschen auf, die in extrem monotonen Umgebungen großem Stress ausgesetzt sind. Bei einer amerikanischen Untersuchung von Kriegsveteranen mit posttraumatischen Belastungsstörungen gab eine Mehrheit von 65 Prozent an, Stimmen zu hören, manchmal »Befehlshalluzinationen, auf die der Betroffene mit mechanischem Gehorsam reagierte«[14]. Auf seiner außergewöhnlichen Seereise von Sydney nach Los Angeles im Jahr 1932, der ersten dokumentierten Einhand-West-Ost-Überfahrt, hörte der lettische Segler Fred Rebell »die Stimme«, eine gebieterische männliche Stimme, die Englisch sprach und ihm Ratschläge erteilte, auf die er auch tatsächlich hörte.[15] Der britische Bergsteiger Joe Simpson, berühmt geworden durch sein Buch und den Film *Sturz ins Leere*, schrieb, er habe im Kopf eine »kühle, rationale« Stimme gehört, als er am Siula Grande in Peru in Lebensgefahr schwebte:

> Die Stimme war klar und scharf und gebieterisch. Sie hatte immer recht, und ich hörte ihr zu und befolgte ihre Befehle. Während das andere Ich zusammenhanglose Bilder, Erinnerungen und Hoffnungen produzierte, die wie in einem Tagtraum vor mir abliefen, gehorchte ich den Befehlen dieser Stimme.[16]

Der Einfluss der normalerweise dominanten linken Hirnhemisphäre wird zurückgedrängt, was zur Folge hat, dass das logische, lineare Denken beeinträchtigt wird. Die rechte Hirnhemisphäre, die für die Kreativität zuständig ist, wird aktiver, »und die Resultate, zu denen auch die Wahrnehmung eines imaginären ›Anderen‹ gehören kann, dringen ins Bewusstsein ein«[17].

Bei Experimenten, in denen die Versuchspersonen künstlich einer Umgebung mit äußerst reduzierten Sinnesreizen ausgesetzt wurden, stellte man ebenfalls eine Veränderung des normalen hemisphärischen Dominanzverhältnisses fest. Jaynes konzentrierte sich zwar auf akustische Halluzinationen, stellte aber nebenbei fest: »Visuelle Halluzinationen können sich in die reale Umgebung einfügen, die Gestalten laufen herum.« Es ist vielleicht kein Zufall, dass von den Abenteurern, Bergsteigern und Expeditionsreisenden, die das Dritter-Mann-Phänomen erlebt haben, vier Personen, mit denen ich sprach – Jim Sevigny, Ann Bancroft, Reinhold Messner und Parash Moni Das – von sich aus angaben, dass sie die Präsenz rechts von sich wahrgenommen hätten.

Einer der Forscher, die Jaynes' Theorie auf die reale Welt übertrugen, ist Peter Suedfeld, Psychologe an der University of British Columbia in Vancouver und einer der führenden Erforscher der psychischen Auswirkungen extremer und ungewohnter Umgebungen. In seinen Untersuchungen versucht er herauszufinden, wie sich der Mensch auf Neuartiges, auf Probleme, Stress und Gefahr einstellt und damit zurechtkommt. Suedfeld kam durch eigene Erfahrungen zu seinem Spezialgebiet. Der Holocaust-Überlebende wurde im Alter von acht Jahren von seinen Eltern getrennt. Seine Mutter starb in Auschwitz, sein Vater überlebte das Konzentrationslager Mauthausen. Peter konnte sich verstecken und landete schließlich in einem Waisenhaus, wo ihm ein Angestellter einen neuen Namen gab, um seine Identität zu verschleiern. Nach dem Krieg fand ihn eine Tante nach langer Suche. Es war, sagte er, »der glücklichste Tag meines Lebens«[18]. Suedfeld, mittlerweile emeritierter Hochschulprofessor, widmete einen Großteil seiner Forschungstätigkeit dem Studium der Auswirkungen von Isolation. Er war

Leiter der Canadian High Arctic Psychology Research Station, hat in der Antarktis gearbeitet und für die amerikanische Weltraumbehörde NASA die psychologischen Belastungen bei Langzeitraumflügen erforscht. Suedfeld fand Jaynes' These interessant, dass »unter Stress Relikte der bikameralen Psyche auftauchen«. Als Suedfeld Ende der Siebzigerjahre ein Buch über sensorische Deprivation schrieb, suchte er nach Material über Situationen mit reduzierter sensorischer und sozialer Stimulation außerhalb des Labors. Bei der Lektüre von Tagebüchern und Erfahrungsberichten von Polarforschern, Einhandseglern, Bergsteigern und Eremiten stieß er auf Beschreibungen von »Halluzinationen anderer Menschen oder übermenschlicher Wesen, die meist als hilfreich und unterstützend empfunden wurden und imstande waren, den Halluzinierenden zu retten«[19]. In keinem der Berichte handelte es sich um Schizophrene oder Menschen mit anderen Psychosen. Im Gegenteil, es waren ausnahmslos »psychisch normale und körperlich gesunde Menschen, von denen viele risikofreudig waren und Außergewöhnliches geleistet hatten«[20]. Für Suedfeld waren ihre Erlebnisse »Beispiele für die bikamerale Psyche«[21].

Noch etwas anderes fand Suedfeld heraus: »Der Eindruck des Betroffenen, dass die Phantompräsenz ihm Hilfe und Ermutigung bietet, verleiht diesem Erlebnis eine große psychische Unmittelbarkeit und lässt das Phänomen dadurch zu einem wichtigen Bewältigungsmechanismus werden.«[22] Ihn beeindruckte nicht nur die »unmittelbare Wirkung auf die betroffene Person, indem die Präsenz so real, lebendig, aktiv und sachkundig und/oder mächtig ist«, sondern auch »die Unmittelbarkeit für das Überleben, das die Präsenz ermöglicht oder zumindest erleichtert«[23]. In manchen Fällen leistet sie nicht nur Gesellschaft, sondern gibt auch nützliche Informationen oder Ratschläge, und zuweilen scheint sie auch aktiv an einer Verbesserung der Überlebenschancen beteiligt zu sein.[24] Es sei, meinte Suedfeld, ein dramatisches Phänomen, und die Vielzahl an Faktoren, die sein Erscheinen auslösen können, unterstreicht seine Bedeutung noch: »Das Phänomen ist so weitverbreitet, bei allen Arten von Expeditionsreisenden – Seglern, Inuit-Jägern, heranwachsenden indianischen Ureinwohnern –, dass man ihm Beachtung schenken muss.«[25]

Es lässt sich nicht abschätzen, wie häufig das Phänomen nun tatsächlich erlebt wird, es dürfte aber noch häufiger auftreten, als wir glauben, weil es mit ziemlicher Sicherheit oft verschwiegen wird. Suedfeld stellte fest, dass manche Menschen »solche Phänomene verleugnen«, weil es ihnen peinlich sei – sie sprechen nicht gern darüber, weil sie befürchten, es könnte ein Hinweis darauf sein, dass sie sich von physischen und psychischen Herausforderungen überwältigen lassen. In seiner bedeutenden Studie über dieses Phänomen, »*The ›Sensed Presence‹ in Unusual Environments*« (zusammen mit Jane Mocellin) weist Suedfeld solche Befürchtungen jedoch als unbegründet zurück: »Menschen, die Faktoren ausgesetzt sind, die dieses Phänomen hervorrufen, sowie Wissenschaftler und Psychohygieniker sollten ein solches Erlebnis keinesfalls als ein Symptom für einen drohenden oder gerade stattfindenden Zusammenbruch deuten.«[26] Es ist das genaue Gegenteil, meint Suedfeld, nämlich »eine adaptive Reaktion, d.h. eine normale Reaktion auf eine ungewöhnliche Situation«. Des Weiteren stellt er fest:

> Es gibt abgesehen von seiner oberflächlichen Ähnlichkeit mit gewissen psychotischen Halluzinationen keinerlei sachliche Grundlage, es der Kategorie psychiatrischer Symptome zuzuordnen ... Die gespürte Präsenz sollte den anerkannten Bewältigungsstrategien in bestimmten ungewohnten Situationen zugeordnet werden.[27]

Unter extremem Stress und in monotonen Umgebungen verliere die dominierende linke Hirnhälfte an Einfluss, was dazu führe, so Suedfeld, dass »das logische, lineare, realitätsbezogene Denken keinen Vorrang mehr hat. Die rechte Gehirnhälfte, die (vereinfacht ausgedrückt) für kreatives, intuitives, nichtlineares Denken zuständig ist, hat mehr Einfluss als gewöhnlich, und die Resultate, zu denen auch die Wahrnehmung eines imaginären ›Anderen‹ gehören kann, dringen ins Bewusstsein ein.«[28] Suedfeld bemängelte die Tendenz, sämtliche Antworten in der Gehirnstruktur zu suchen, und rief dazu auf, die Aufmerksamkeit auf die Psyche zu richten. Statt die Erklärung dieses Phänomens ausschließlich in neurochemischen Veränderungen zu suchen, solle man das Augenmerk lieber auf die Psychologie lenken.[29] »Man darf nicht außer Acht lassen, dass es sich um eine bewusste Erfahrung handelt«[30], so Suedfeld.

Ein anderer Forscher, der sich auf Julian Jaynes' Theorie stützte, ist Michael Persinger, Psychologe an der Laurentian University in Sudbury, Ontario. Persinger und sein Behavioral Neuroscience Laboratory sind nicht nur in der exklusiven Disziplin Neurotheologie – ein von Aldous Huxley in seinem Roman *Island* (dt. *Eiland*) geprägter Begriff, unter dem man die wissenschaftliche Untersuchung der neuronalen Grundlagen der Spiritualität versteht –, sondern auch in den populären Medien allgemein bekannt geworden. Und das insbesondere durch die Entwicklung eines Geräts, dem man den Spitznamen »Gotteshelm« gegeben hat, weil sich damit durch Stimulation des Gehirns mit niedrigen Dosen komplexer, schwacher (schwächer als die von einem Haartrockner erzeugten) Magnetfelder religiöse Erlebnisse hervorrufen lassen sollen.

1988 wies Persinger auf einen möglichen Zusammenhang zwischen Halluzinationen und elektromagnetischen Störungen hin, seien sie nun innerlich durch das Gehirn erzeugt oder äußerlich durch andere natürliche Ursachen wie beispielsweise Sonneneruptionen und seismische Aktivität oder auch durch künstlich erzeugte Quellen wie Mikrowellenübertragungen und elektrische Geräte. Es gebe, schrieben er und seine Kollegen im *International Journal of Neuroscience*, immer mehr Anhaltspunkte dafür, dass »die rechte Hemisphäre des normalen Gehirns empfindlicher auf Veränderungen der geomagnetischen Aktivität reagiert als die linke«[31]. Er stellte die Theorie auf, dass solche Schwankungen Mikro-Anfälle verursachen könnten, die wiederum zu veränderten Wahrnehmungen führten, insbesondere zu dem Gefühl, dass sich eine Präsenz in unmittelbarer Nähe befinde. In einer Reihe anderer Experimente wurden die Auswirkungen geomagnetischer Aktivität auf bestimmte Hirnreaktionen untersucht. Eines davon ergab einen statistisch signifikanten Zusammenhang zwischen dem Sonnenwind und den damit zusammenhängenden Magnetfeldern und historischen Berichten über Halluzinationen, die beide in den Monaten März und Oktober ihren Höchststand erreichen.[32] Auch die Psychologin Jane Mocellin stellte in ihrer Untersuchung von Berichten über Präsenzwahrnehmungen in der Forschungsstation Esperanza in der Antarktis die Vermutung auf, dass die Präsenzempfindungen, die Mitglieder der argentinischen Besatzung erfuhren, durch zwei Umweltfaktoren ausgelöst worden waren: Zum einen ereigneten sich die Vorfälle stets in der Nähe des stationseigenen Generators, der starke elektrische Felder erzeugt, zum anderen befindet sich die Esperanza-Station in der Nähe einer sehr starken lokalen magnetischen Anomalie, die dazu geführt hat, dass Schiffs- und Flugzeugkompasse nicht mehr richtig funktionierten.

Auf Jaynes' Thesen aufbauend, stellte Persinger fest, dass der Sinn für das Selbst normalerweise durch die linke Hirnhälfte gesteuert werde, doch wenn der »Normalzustand wechselseitiger Hemmungen zwischen den beiden Hemisphären« durch Faktoren wie Drogen, psychische Traumata oder Magnetfelder verändert werde, könne es vorübergehend zu Invasionen der rechten Hemisphäre kommen. Diese würden vom linkshemisphärischen Selbst entdeckt, das dann versuche, aus einem nichtexistierenden Wesen etwas Sinnvolles zu kreieren. Persinger schrieb:

> In Zeiten, als sich das Bewusstsein grundlegend veränderte ... traten die bikameralen Merkmale teilweise wieder in Erscheinung. Nichtspirituelle Menschen deuten die rechtshemisphärischen (»ego-intrusiven«) Phänomene als eine Präsenz, ein Wesen oder eine Kraft, während derselbe Prozess bei religiösen Menschen als Geist, Engel oder kulturspezifischer Gott verstanden wird.[33]

Mit dem von ihm entwickelten »Gotteshelm« wollte Persinger seine Hypothese testen.

»Wenn sämtliche Erfahrungen durch Hirnaktivitäten erzeugt werden, müssten sich Gottes- und Geistererlebnisse ebenfalls durch entsprechende zerebrale Stimulation erzeugen lassen können«, meinte er. Seit über fünfzehn Jahren haben seine Experimente demonstriert, dass »durch sehr spezielle gepulste transkranielle Magnetfelder die Gegenwart eines ›empfindsamen Wesens‹ hervorgerufen werden kann«[34]. Versuchspersonen wurden gebeten, sich in einer schallisolierten Kammer in einen bequemen Sessel zu setzen. Es wurden ihnen eine Augenbinde angelegt und eine Art Motorradhelm mit vier Magnetspulen auf jeder Seite aufgesetzt, dann wurden die Schläfenlappen der Versuchsperson einem schwachen Magnetfeld ausgesetzt. Die daraus resultierenden interhemisphärischen Veränderungen »haben bei etwa 80 Prozent der Versuchspersonen zu Präsenzerlebnissen geführt«[35].

Die meisten Versuchspersonen gaben an, das vage Gefühl gehabt zu haben, dass sie beobachtet würden. Manche Präsenzerfahrungen, so Persinger, hätten sich auf einfache Feststellungen beschränkt wie: »Ich habe das Gefühl, dass da jemand hinter mir im Raum ist.« Manchmal waren es auch komplexere Beobachtungen wie: »Ich begann die Anwesenheit von Leuten zu spüren, konnte sie aber nicht sehen, weil sie seitlich von mir waren. Sie waren farblos, gräulich. Ich weiß, dass ich mich in einem Versuchsraum befand, aber es war sehr real.« Nur wenige der von den Testpersonen gemachten Aussagen entsprechen den reißerischen Berichten über Persingers neuartige Forschungen in den populären Medien. Beispielsweise berichtete ein Artikel in der Zeitschrift *Wired* von echten religiösen Erlebnissen: »Elias, Jesus, die Jungfrau Maria, Mohammed, der Heilige Geist.«[36] In einer Fachzeitschrift berichtete Persinger allerdings tatsächlich von einer Versuchsperson, der bei einem Experiment »ein religiöses Wesen« begegnet sei, und er selbst schrieb, dass das Präsenzempfinden »als die phänomenologische Basis der meisten Schilderungen von Erscheinungen von Geistern, Göttern und außerirdischen Wesen betrachtet werden kann«[37]. Einige der von Persinger veröffentlichten Berichte haben eine verblüffende Ähnlichkeit mit Beschreibungen von Dritter-Mann-Erlebnissen von Forschungsreisenden und anderen Personen in extremen und ungewohnten Umgebungen:

> Ich spürte eine Präsenz; zuerst war sie hinter mir, dann links von mir. Als ich mich auf ihre Position zu konzentrieren versuchte, bewegte sie sich. Immer wenn ich wahrzunehmen versuchte, wo sie war, bewegte sie sich an eine andere Stelle. Als sie rechts von mir war, verspürte ich ein

> Gefühl tiefer Sicherheit, wie ich es noch nie zuvor empfunden hatte. Als ich spürte, dass es langsam verging, fing ich an zu weinen.[38]

Unter den Schriftstellern und Journalisten, die Persinger in seinem Laboratorium in Sudbury besuchten und sich den »Gotteshelm« aufsetzten oder, korrekt ausgedrückt, den »transkraniellen Magnetstimulator«, war im Jahr 2003 auch der britische Erzatheist und Zoologe Richard Dawkins aus Oxford, weithin bekannt geworden durch sein Buch *The God Delusion* (dt. *Der Gotteswahn*). Im Rahmen der Wissenschaftssendung »Horizon« der BBC hatte sich Dawkins für das Experiment zur Verfügung gestellt, um herauszufinden, ob sich bei ihm ein religiöses oder mystisches Erlebnis hervorrufen lasse. Die Magnetfelder bewirkten bei ihm jedoch nichts weiter als ein paar leichte Zuckungen und ein seltsames Kribbeln. »Es war eine große Enttäuschung«, befand Dawkins:

> Wenn ich auch scherzhaft die Möglichkeit in Betracht zog, rechnete ich natürlich nicht wirklich damit, dass ich am Ende an etwas Übernatürliches glauben würde. Ich hoffte allerdings, wenigstens einen Anflug der Gefühle zu erleben, wie sie gläubige Mystiker verspüren, wenn sie über die Geheimnisse des Lebens und des Kosmos nachsinnen.[39]

Persinger räumt ein, dass die Menschen für dieses Phänomen unterschiedlich empfänglich sind und begründet dies damit, dass die Schläfenlappen bei manchen Menschen stärker auf natürliche elektromagnetische Felder ansprechen als bei anderen. Dass der Versuch, ein Wesen zu spüren, bei Dawkins fehlgeschlagen sei, lasse sich damit erklären, dass bei dem psychologischen Test, der vor dem Experiment durchgeführt wurde, um die Sensibilität seiner Schläfenlappen zu messen, geringe Werte ermittelt wurden.

Es könnte noch eine andere Erklärung geben. 2005 veröffentlichten schwedische Wissenschaftler eine Studie mit dem Ergebnis, dass die in Persingers Versuchslaboratorium erzeugten Präsenzempfindungen und mystischen Erlebnisse nicht auf die schwachen komplexen Magnetfelder von Persingers Helm zurückzuführen gewesen seien, sondern auf Beeinflussbarkeit. Persingers Befunde hielten ihrer Wiederholungsstudie nicht stand[40], Persinger jedoch focht die Ergebnisse der schwedischen Wissenschaftler an. Sie hätten zwei wichtige von ihm durchgeführte Studien mit 148 Versuchspersonen nicht berücksichtigt, die als Doppelblindversuche, d. h. mit Magnetfeldstimulation und mit Scheinstimulation, durchgeführt worden waren. In einer auf seiner Website veröffentlichten Stellungnahme unterstellte Persinger außerdem, dass die Schweden sich nicht genau an das Verfahren seines Laboratoriums gehalten hätten, sondern »die Software über einen Pentium-Computer laufen ließen, der die durch die Magnetspulen erzeugten magnetischen Muster verzerrt haben dürfte. Statt bioeffektiver Muster wird auf diese Weise lediglich Lärm erzeugt.«[41]

Persinger ließ sich durch die Kritik nicht beirren. Ich begegnete ihm am 10. März 2006 kurz in der Pause einer Diskussion an der University of Toronto zum Thema »Der Glaube und das menschliche Gehirn: Wohnt Gott im Gehirn?«, das passenderweise von der Toronto Secular Alliance organisiert worden war. Er war ein hagerer Mann und schien in seinem dreiteiligen Anzug für diesen Anlass (und anderen Aussagen zufolge bei den meisten Anlässen) viel zu fein angezogen. Einer seiner Kollegen bekannte, dass er »Persinger noch nie mit etwas anderem als einem Dreiteiler bekleidet gesehen habe, nicht einmal beim Rasenmähen«[42]. In seinem Vortrag stellte Persinger erneut fest, dass die gespürte Präsenz der Prototyp aller übernatürlichen Wesen sei, von Göttern bis zu Außerirdischen. »In der Natur hat es das schon immer gegeben. Was wir da machen, ist überhaupt nichts Versponnenes. Wir haben einfach nur getan, was in der Wissenschaft immer getan wird, nämlich durch wissenschaftliche Methoden zu messen, was die Natur macht, dies dann im Versuchslabor nachzustellen und unter kontrollierten Bedingungen zu replizieren.«

Sein Vortrag wurde positiv aufgenommen, und Persinger war keinerlei Frustration über die Zweifler anzumerken. Doch in einer Mitteilung auf seiner Website beklagte er sich bitter über die schwedische Studie: »Bedauerlicherweise ist dies ein weiteres Beispiel in der Geschichte der Wissenschaft, wie die wissenschaftliche Erklärung eines sehr wichtigen Phänomens, in diesem Fall die vom Gehirn erzeugte gespürte Präsenz, der Prototyp für Gottesbegegnungen, durch soziale und persönliche Faktoren zunichte gemacht werden kann.« Das Magazin *The Economist* kommentierte diesen Streit mit der Bemerkung, dass er am besten durch eine weitere Versuchsreihe vonseiten eines dritten Wissenschaftlerteams beizulegen sei: »Die Ursprünge religiöser Erfahrungen sind eines der rätselhaftesten Phänomene der Hirnforschung. Es wäre schön, eine eindeutige Antwort zu erhalten.«[43]

Klar ist, dass sowohl Suedfelds als auch Persingers Studien mit Jaynes' Theorie übereinstimmen, derzufolge Präsenzbegegnungen als normale geistige Erfahrungen zu betrachten sind und nicht als Indiz für eine krankhafte Veränderung des Gehirns.[44]

Kapitel 10 Der Musenfaktor

Um 700 v. Chr. schilderte der Dichter Hesiod in den ersten Versen seiner *Theogonie,* einem Epos über die Götter des antiken Griechenlands, wie er beim Hüten seiner Schafe an den Hängen des Helikon, einem hohen Berg in Zentralgriechenland, von den Musen zum Dichter berufen wurde. Sie »hauchten mir eine göttliche Stimme« ein, schrieb Hesiod. »Sie haben den Helikon, den großen, von den Göttern bewohnten Berg, zu ihrem Reich gemacht.« Für Julian Jaynes besteht kein Zweifel: Der Dichter war nicht etwa »›von Sinnen‹ ... Vielmehr dürfte sein Produktionspotenzial dem nahegestanden haben, was wir ... als Bikameralität bezeichnen ... Und die Einsamkeit ist ein Zustand, der zu Halluzinationen führen kann.« Hesiods Schilderung war, so der Altphilologe E. R. Dodds von der Oxford University in seiner Studie *The Greeks and the Irrational* aus dem Jahr 1951, keine »Allegorie oder poetische Ausschmückung, sondern der Versuch, ein reales Erlebnis literarisch auszudrücken«. Die Musen sprachen tatsächlich zu Hesiod. Dodds identifizierte in der Religion der griechischen Antike weitere Manifestationen unsichtbarer Präsenzen, beispielsweise Pindars Vision der Göttermutter bei einem Gewittersturm in den Bergen und Philippides' Vision des Pan beim Überqueren des Passes am Berg Parthenon auf »einem der wildesten und einsamsten Pfade

Griechenlands«. Beide Visionen traten in gebirgigen Gegenden auf und waren mit »Müdigkeit und Einsamkeit im Angesicht der Natur« verbunden. Dodds schreibt:

> Diese drei Erlebnisse weisen eine interessante Gemeinsamkeit auf. Sie alle ereigneten sich in einsamen Bergregionen ... Das ist vielleicht kein Zufall. Forschungsreisende, Bergsteiger und Flieger haben auch heute noch manchmal merkwürdige Erlebnisse: Ein bekanntes Beispiel ist die Präsenz, die Shackleton und seine Gefährten in der Antarktis wahrnahmen.[1]

Die »Berg-Metapher in der Religion« ist weithin bekannt, doch in der Zeitschrift *Medical Hypotheses* stellen Shahar Arzy und drei Mitautoren, allesamt Neurologen von Schweizer oder israelischen Universitäten, fest, dass Berge mehr als nur eine Metapher sind. Sie halten »das Gefühl einer Gegenwart und das Vernehmen einer Gegenwart in Berichten von Höhenbergsteigern über offenbarungsähnliche Erlebnisse« für Erfahrungen, die helfen könnten, die Beziehung zwischen Bergen und der Religion zu erklären. Immer ist es der Berggipfel, auf den sich weise Männer begeben, um Erleuchtung zu suchen, und die Gipfel – der Olymp in Griechenland, der Kailash in Tibet, der Fuji in Japan, der Tai Shan in China – stehen sowohl für die Naturgewalten als auch für das Heilige. Darüber hinaus machen Arzy und seine Kollegen noch einmal deutlich: »Die Offenbarungen der Gründer der drei monotheistischen Religionen – Moses, Jesus und Mohammed – erfolgten alle auf Bergen«:

> Auf dem Berg Sinai wurde Moses im brennenden Busch seine erste Offenbarung zuteil, danach begegnete er dem hebräischen Gott noch drei weitere Male. Jesus wurde

> »hoch oben auf einem Berg« verklärt – den man als den Berg Tabor oder den Hermon identifizierte – und erschien Petrus, Johannes und Jakobus in einer Wolke der Herrlichkeit. In der islamischen Tradition empfing der Prophet Mohammed den Koran in der Einsamkeit des Berges Hira in direkter Offenbarung durch den Erzengel Gabriel.[2]

Die Neurologen stellten fest, dass »ein längerer Aufenthalt in großen Höhen insbesondere bei sozialer Deprivation physiologische und neuronale Mechanismen beeinflussen und damit das Erlebnis einer Offenbarung fördern könne«. Als Joe Simpson in einer lebensbedrohlichen Situation am Siula Grande eine Stimme hörte, suchte er sofort nach einer banalen Erklärung: »Ich dachte, ich hätte vielleicht meinen Walkman auf niedriger Lautstärke angelassen. Als ich nachsah, stellte ich fest, dass er ausgeschaltet und sorgfältig in einen Schal eingewickelt im Deckelfach meines Rucksacks lag. Dann zog ich meine Wollhaube ein Stück zurück, sodass die Ohren dem eisigen Wind ausgesetzt waren, in der Annahme, das Geräusch werde durch die Reibung des Stoffes an meinen Ohren erzeugt. Die Stimmen waren allerdings immer noch da …«[3] Bei Menschen in der Antike wäre die nächstliegende Erklärung für solche Erlebnisse nicht ein Walkman gewesen, sondern etwas Religiöses.

In dem Bericht der Fachzeitschrift *Medical Hypotheses* wird noch eine zweite wichtige Feststellung gemacht: dass sich auch auf niedrigen oder mäßig hohen Bergen Offenbarungserlebnisse zugetragen haben. Der Helikon ist 1749 Meter hoch; der Sinai 2600 Meter, der Hermon 2841 Meter, der Berg Hira 2600 Meter und der Tabor lediglich 588 Meter hoch. Verglichen mit Hochgebirgsexpeditionen, wie sie heutzutage unternommen werden, sind diese Berge in der Tat wirklich niedrig. Es herrscht dort weder extreme Kälte noch Sauerstoffmangel. Sämtliche

Faktoren, die Griffith Pugh als entscheidende Auslöser bezeichnete, fehlen. Wie kommt es also, dass manche Menschen den Dritten Mann dennoch auch in viel geringeren Höhen oder sogar auf Meereshöhe wahrnehmen? Die Neurologen haben dafür eine interessante Erklärung: dass bei »Personen, die für mystische Erlebnisse empfänglich sind ... mäßige Höhen ausreichen«[4].

Höhen können das Dritter-Mann-Phänomen auslösen, sind aber nicht unbedingt erforderlich. Die im Folgenden geschilderten Fallgeschichten von Bergsteigern unterscheiden sich von den Erlebnissen von Smythe, Buhl, Streather, Messner und anderen und widerlegen eindeutig Pughs Behauptung, der Erfahrung liege eine »krankhafte Veränderung des Gehirns« zugrunde. Bei einigen Beispielen sind die Belastungsfaktoren extrem, bei anderen vergleichsweise moderat, aber bei keinem liegt eine Hypoxie vor. Lassen sich diese Unterschiede folglich damit erklären, dass manche Menschen für mystische Erlebnisse empfänglicher sind und andere nicht? Das ist noch die Frage, doch eines scheint bereits sicher: Äußere Bedingungen sind nicht der einzige entscheidende Faktor. Es ist noch etwas anderes im Spiel, und manches deutet darauf hin, dass eine innere psychische Variable mitbestimmend ist – ein Musenfaktor.

Extreme Höhe spielte bei dem Martyrium, das der amerikanische Bergsteiger Rob Taylor im Januar 1978 nach seinem gescheiterten Durchsteigungsversuch der Breach-Wand am Kilimandscharo durchlitt, keine Rolle. Der Aufstieg auf den Berg, der sich 5895 Meter über dem afrikanischen Flachland erhebt, ist trotz seiner Höhe nicht schwierig. Touristen ohne bergsteigerische Erfahrung können Bergführer anheuern und sich von ihnen hinaufführen lassen. Bei der Breach-Wand sieht die Sache anders aus: Die Durchsteigung ist technisch anspruchsvoll und war in den ersten Wochen des Jahres 1978 noch schwieriger als sonst, weil unterhalb des Gipfels eine Passage von hundert Metern morschen Eises überwunden werden musste. Das Eis hatte bis zu einer Tiefe von einem Meter die Konsistenz von Zucker. Taylor musste das Eis aushacken, um seine Eisschrauben anbringen zu können. Ihm war klar, dass unter solchen Bedingungen ein Sturz durchaus möglich war, und er sicherte sich, indem er in dichten Abständen Eisschrauben setzte. Der Sturz kam trotzdem, als das Eis an der Stelle abbrach, an der Taylor seinen Eispickel platziert hatte. Er stürzte in die Tiefe, wurde aber von den Kletterseilen gehalten. In seinem linken Fuß spürte er sofort einen heftigen Schmerz. Er war bei dem Sturz gegen die Eiswand geprallt und hatte sich dabei das Fußgelenk gebrochen. Der Spann seines linken Fußes war so stark verdreht, dass er die Wadeninnenseite berührte, und sein Kletterschuh begann sich mit Blut zu füllen. Von dem Schock wurde ihm schwarz vor Augen, doch er bemühte sich verzweifelt, nicht die Kontrolle zu verlieren. Zuerst musste er versuchen, die Schienbein- und Fußgelenkknochen wieder einzurenken. Sein Kletterpartner Harley Warner packte Taylors linken Schuh und hielt ihn fest. Taylor zog mit aller Kraft in die entgegengesetzte Richtung, und nach minutenlangen Qualen war das Wadenbein wieder an der richtigen Stelle. Mit dem Schaft seines Eispickels schiente er das Bein. Unter anderen Umständen wäre dies eine schlimme, aber leicht zu versorgende Verletzung gewesen, in 5500 Metern über Meereshöhe und 120 Kilometer von der nächsten medizinischen Hilfe entfernt hingegen geriet der Dreiundzwanzigjährige unversehens in einen Wettlauf gegen die Zeit wegen der Gefahr, dass es zu einer Infektion kam und sich eine Gangrän bildete.

Warner und Taylor mussten zuerst eine Nacht im Freien biwakieren, bevor sie früh am 15. Januar mit dem gefährlichen und mühsamen Abstieg beginnen konnten. Anfangs seilte Warner den verletzten Bergsteiger ab, doch als das steile Gelände in abschüssiges überging, kam Taylor nicht mehr weiter. Weil Warner ihn nicht weit tragen konnte, blieb Taylor nichts anderes übrig, als »Meter um Meter auf dem Bauch vorwärtszukriechen«. Das Abseilen in der Wand und das sich daran anschließende qualvolle Abrutschen über den Gletscher waren allerdings noch immer nicht der schlimmste Teil von Taylors Martyrium. Am 17. Januar ließ Taylors Gefährte ihn im Windschatten einiger großer Felsblöcke am Fuß des Kilimandscharo zurück, wo er in seinen Schlaf- und seinen Biwaksack kroch und warten wollte, bis Warner Hilfe geholt haben würde. Warner versicherte ihm, dass die Helfer spätestens am darauffolgenden Morgen da sein würden, und Taylor hatte keinen Grund, ihm nicht zu glauben. Nachdem die unmittelbare Gefahr des Abstiegs vorüber war, fühlte er sich erleichtert, manchmal regelrecht frohgemut. Doch am nächsten Tag kam niemand. Taylors Lage verschlimmerte sich noch, als ihm das Gas für seinen kleinen Butangaskocher ausging und er keinen Schnee mehr schmelzen und somit kein Wasser mehr trinken konnte.

Auf einmal sah Taylor in knapp 50 Meter Entfernung eine männliche Gestalt sitzen. Zuerst nahm er an, es sei ein Mitglied des Hilfstrupps, und rief um Hilfe. Aber es kam keine Antwort. »Wer bist du? Was willst du? Antworte mir!«, rief er. Er war verwirrt, wütend und enttäuscht, weil ihm die Gestalt nicht antwortete. Er brauchte dringend Hilfe, wartete auf Hilfe, rechnete mit Hilfe – doch es kam keine. Taylor warf Steine in Richtung der Gestalt, um ihr eine Antwort zu entlocken. Einige schienen mitten durch sie hindurchzufliegen: »Ich sehe deutlich ihre Umrisse, kann aber durch den wirbelnden Schnee hindurch keine genauen Züge erkennen. Die Linien ihres Körpers zeichnen sich so straff ab, dass sie unbekleidet wirkt, wie ein Tänzer in seinem Trikot.« Taylor wusste nicht, wie er das Erlebnis einordnen sollte – »mein Verstand weiß nicht, was er damit anfangen soll« –, doch er begann zu akzeptieren, dass die Gestalt, die in aller Gemütsruhe auf einem Felsen saß, einfach nur da war, um ihm Gesellschaft zu leisten. »Stunde um Stunde starrt mein Bewacher, wie ich ihn nenne, durch den Schneevorhang zu mir herüber.« Als es dunkel war, richtete er seine Stirnlampe in die Richtung seines Gefährten und stellte fest, dass sein stummer Wächter immer noch da war.

Mitten in der Nacht schreckte Taylor aus dem Schlaf, als wäre ein Alarm ertönt. Ihm wurde bewusst, dass er nicht nur keine Schmerzen in seinem verletzten Fuß spürte, sondern überhaupt nichts spürte. Als er den Schlafsack herunterzog, schlug ihm ein betäubender Fäulnisgeruch entgegen. Nachdem er vergeblich versucht hatte, den Kletterschuh von seinem verletzten Fuß herunterzuziehen, nahm er seinen Eispickel und hackte damit auf dem Schuh herum, bis er sich löste. Der Fuß war stark entzündet, und kaum war er befreit, quoll gelber Eiter aus der Wunde. Der Fuß war im Stiefel angeschwollen, und weil das Blut abgeschnürt worden war, hatte sich die Entzündung ausgebreitet. Nachdem das Blut wieder fließen konnte, hatte er wieder ein Gefühl in Knöchel, Fuß und Zehen. Taylor machte sich schleunigst daran, die Wunde zu säubern. Wenn er die Entzündung nicht vor dem nächsten Morgen entdeckt hätte, wäre es, so glaubte er, bestimmt zu spät gewesen, um den Fuß zu retten. »Was hat mich aufgeweckt?«, fragte er sich. »War es mein Bewacher? Ist er mir als Bote geschickt worden? … Jemand, irgendein Wesen, geleitet mich auf meinem Weg.«[5] Bevor er sich wieder hinlegte, richtete Taylor den Strahl seiner Stirnlampe in die Richtung, in der sein Freund gesessen hatte. Er starrte in die Dunkelheit und hielt nach ihm Ausschau, und da war er wieder, jetzt viel näher als zuvor.

Es vergingen zwei weitere Tage und zwei weitere Nächte. Etwas musste Warner zugestoßen sein, weil er nicht zurückkam. Es würden keine Helfer eintreffen. Taylor bekam Fieber; Gedanken, Realität und die Erscheinung schienen miteinander zu verschmelzen. Sein Gefährte rückte noch näher an ihn heran, doch Taylor konnte immer noch keine Einzelheiten erkennen. Eine Stirn und die Form eines Kinns konnte er ausmachen, mehr aber nicht. Er fand es seltsam, dass auf der Gestalt trotz des Schneefalls kein Schnee lag, dennoch »nahm sie eindeutig konkreten Raum ein, wie ein Felsbrocken oder dergleichen«. Zuletzt war die Gestalt »am unteren Ende meines Schlafsacks«. Taylor hatte das Gefühl, dass das Wesen »sehr gütig und sehr positiv war... es war friedlich und eindeutig beruhigend«[6]. Nachdem die Präsenz tagelang mit ihm gewartet hatte, verschwand sie urplötzlich, und Taylor war allein. Kurz darauf hörte er jemanden seinen Namen rufen. Es war die Rettungsmannschaft. Taylors Leben – und Fuß – wurden gerettet. Der Grund für die lange Verzögerung war, dass Warner auf dem Rückweg einen anderen Weg gewählt und sich dabei verlaufen hatte. Taylor schrieb später über sein Erlebnis:

> Ich spreche nicht oft über meinen Bewacher. Ein solches Wesen ist in dieser Welt fehl am Platz, wird missverstanden. Als ich nach dem Unfall in der Breach-Wand das erste Mal davon erzählte, reagierten die Leute erwartungsgemäß: »Was für ein Hirngespinst!« »Das waren wohl Fieberhalluzinationen.« Anfangs widersprach ich ihnen: »Der Beobachter war real, war leibhaftig oder hatte zumindest eine konkrete Form, die ich wahrnehmen konnte.« Später erwähnte ich ihn nicht mehr. Das war leichter, als zu versuchen, ihn anderen Leuten zu beschreiben oder ihnen gegenüber zu verteidigen, weil sie es ohnehin nicht verste-

hen konnten. Das ist mir jetzt klar, aber eines sage ich Ihnen: Er war da und genauso real wie Sie oder ich. Ich weiß bis heute nicht, zu welchem Zweck er da war, ich spüre nur, dass es ein guter Zweck gewesen ist.[7]

Im Mai 1981 unternahm der Anwalt Jim Wickwire aus Seattle, ein damals 40-jähriger erfahrener Bergsteiger, der bereits auf dem Gipfel des K2 gestanden hatte, den Versuch, die imposante Wickersham-Wand am Mount McKinley in Alaska zu durchsteigen. Sie ist eine der größten Bergflanken der Erde, die sich mit einer Höhe von 4200 Metern vom Peters-Gletscher bis zum 6194 Meter hohen North Peak erhebt. Wegen Lawinengefahr war sie seit 1963 nicht mehr durchstiegen worden, doch Wickwire und ein jüngerer Bergsteiger namens Chris Kerrebrock hielten dieses Problem nicht für unüberwindlich. Sie ließen sich von einem Flugzeug auf dem Hauptlandeplatz des Berges absetzen und brachen von dort zur noch weit entfernten Nordseite auf. Sie überwanden ein paar tückische Eisklippen und einen Bergschrund – eine große Gletscherspalte am Rand eines Gletschers – und gingen dann über den Peters-Gletscher in Richtung der Wickersham-Wand.

Am Nachmittag des 8. Mai überquerten sie, angeseilt und einen Schlitten hinter sich herziehend, langsam den Gletscher. Kerrebrock ging voran, als die Eiskruste an einer Stelle einbrach, unter der sich eine Gletscherspalte verbarg, sodass er kopfüber in die Öffnung fiel. Wickwire, der den Sturz nicht mitbekommen hatte, wurde durch den Ruck nach vorn gerissen und durch die Luft geschleudert. Er erinnerte sich, wie er dachte, »gleich ist es aus«, bevor er mitsamt dem Schlitten in die Gletscherspalte hinuntergerissen wurde und auf Kerrebrock landete. Dieser hatte den Sturz zwar überlebt, steckte aber mit dem Gesicht nach unten zwischen den Wänden der Gletscherspalte fest, begraben unter seinem riesigen Rucksack, der durch die Wucht des Aufpralls auf die Hälfte seines ursprünglichen Volumens zusammengedrückt worden war. Wickwire rappelte sich benommen hoch und zerrte den Schlitten von Kerrebrock herunter. Das Einzige, was Wickwire von Kerrebrock sah, waren seine Beine. Er hatte noch seine Schneeschuhe an. »Ich kann mich nicht bewegen, Wick«, stöhnte Kerrebrock. »Du musst mich hier rausholen!« Wickwire hatte sich die Schulter gebrochen, es gelang ihm aber, sich langsam nach oben hochzuarbeiten, indem er mit dem unverletzten Arm unter Verwendung eines Eishammers kleine Kerben ins Eis schlug, in die er die Frontzacken seiner Steigeisen stieß. Stück für Stück arbeitete er sich höher. Es dauerte eine ganze Stunde, bis er den 7,5 Meter hohen Schacht hinaufgeklettert war. Schließlich war er draußen und blieb keuchend im Schnee liegen.

Dann machte sich Wickwire sofort daran, Kerrebrock zu befreien. Zuerst versuchte er es, indem er trotz seiner Verletzungen mit aller Kraft an dem Seil zog, aber sein Partner bewegte sich keinen Millimeter von der Stelle. Nachdem er es ein zweites Mal vergeblich versucht hatte, wurde ihm klar, dass ihm nichts anderes übrig blieb, als wieder in die Gletscherspalte hinabzusteigen. Er klopfte eine Stange tief in den harten Schnee, befestigte ein Seil daran und ließ sich in die Gletscherspalte ab. Zuerst zog er an Kerrebrocks Rucksack, als das nichts nützte, befestigte er das Seil an den erreichbaren Kreuzgurten und zog daran. Als auch das nichts half, versuchte er den Rucksack mit dem Eishammer aufzuschneiden, um ein paar Sachen herauszuholen, damit er nicht mehr so sperrig war.

Alles, was er unternahm, war wirkungslos. Nachdem er sich sechs Stunden lang vergeblich abgemüht und zwischendurch per Funk immer wieder versucht hatte, Hilfe anzufordern, ohne eine Antwort zu erhalten, wurde beiden Männern klar, dass

Wickwire alles versucht hatte, was möglich war. »Du kannst nichts mehr tun, Wick«, sagte Kerrebrock. »Steig lieber wieder hoch.« Wickwire konnte nicht glauben, dass Kerrebrock sterben sollte und er nichts dagegen tun konnte. Als er wieder aus der Gletscherspalte auftauchte, war er nicht nur körperlich am Ende, sondern auch niedergedrückt von Trauer und Schuldgefühlen. Er legte sich an den Rand der Öffnung und kroch in seinen Nylonbiwaksack. Kerrebrock starb in jener Nacht an Unterkühlung und inneren Verletzungen. In den letzten Stunden lag er im Delirium. Einmal hörte Wickwire ihn etwas singen, was sich wie ein Schullied anhörte. Um zwei Uhr nachts hörte Wickwire Kerrebrock zum letzten Mal.

Doch auch Wickwires eigenes Martyrium war noch nicht vorüber. Bis zu dem vereinbarten Termin, zu dem das Flugzeug sie wieder abholen sollte, waren es noch zwei Wochen. Die meisten Vorräte, darunter das Zelt, der Kocher und der größte Teil des Proviants, lagen unten in der Gletscherspalte. Mit zwölf Mini-Salamis und seinem Biwaksack zum Schutz gegen die Kälte wartete Wickwire auf Rettung. Später stieg er noch einmal in die Gletscherspalte hinunter und konnte vom Schlitten etwas Proviant holen, aber nicht genug. Auf dem riesigen Gletscher unterhalb hoch aufragender Eisklippen begann er an Dehydration zu leiden. In einer Wasserflasche schmolz er etwas Schnee, indem er sie an seinen Körper hielt, an manchen Tagen half auch die Wärme der Sonne. Weil der Pilot, der sie eingeflogen hatte, versprochen hatte, zwischendurch einmal vorbeizufliegen, um zu sehen, wie sie vorankamen, wartete Wickwire tagtäglich sehnsüchtig auf das Brummen des Flugzeugmotors. Mehrfach glaubte er Leichtflugzeuge zu hören, aber alle in weiter Ferne. Nach sieben Tagen musste er wegen eines drohenden Lawinenabgangs an eine andere Stelle ausweichen und wäre dabei zweimal selbst um ein Haar in eine Gletscherspalte gestürzt.

In seinem Tagebuch notierte er: »In der vergangenen Woche war ich ein paar Mal kurz davor, mit jemandem zu sprechen – es war ein Gefühl, als wäre eine zweite Person anwesend.«[8] Er fragte sich, ob das Wesen »ein abgespaltener Teil meines Ichs war. Oder war es der Geist von Chris? Oder waren es einfach nur meine Angst und die Einsamkeit?«[9] Wickwire fand diese andere Existenz nicht bedrohlich, im Gegenteil, »sie war tröstlich, sie beruhigte mich ... Es war ein Begleiter, ein Gefühl von Unterstützung. Es war auch ein Zeichen für mich, dass ich mich in einer extremen Lage befand, es war eine Art Bestätigung dafür.«[10] Er kam zu dem Schluss, wenn er überleben wollte, müsste er sich weiter zur anderen Seite des Bergs begeben, wo andere Bergsteiger waren.

Er kroch auf allen vieren, wobei er ständig mit dem Eispickel auf die Oberfläche des Gletschers schlug, um zu prüfen, ob sich eine Gletscherspalte darunter verbarg. Er kam stetig voran und schätzte, wenn er den Bereich mit den Gletscherspalten hinter sich gebracht hätte, dass es dann noch etwa einen Tag dauern würde, bis Hilfe käme. Dann brach ein Schneesturm los, und er musste haltmachen. Es wurde zusehends kälter, Windböen von bis zu 120 Stundenkilometern schüttelten ihn, Schneefall begrub ihn unter sich. Wickwire hatte inzwischen nur noch eine einzige Mini-Salami übrig. Er litt furchtbaren Hunger, aber noch etwas anderes quälte ihn: Die Einsamkeit war zeitweise unerträglich. Doch dann kehrte die Präsenz während des viertägigen Sturms wieder zurück und blieb dicht bei ihm. Wickwire fühlte sich »getröstet von dem Gefühl, dass ich nicht allein war, dass jemand bei mir war«. Als er dann das obere Ende des Gletschers erreichte, verringerte sich die Gefahr der Gletscherspalten. Schließlich gelang es ihm, Funkkontakt zu dem Piloten aufzunehmen. Als das Flugzeug sich näherte und er nach seinem Rucksack griff, rutschte er mit einem Fuß in eine Gletscherspalte. Der Gletscher schien ihn einfach nicht entkommen lassen zu wollen. Mit einem Satz nach vorn brachte er sich in Sicherheit, aber es war zu viel. Am Ende saß Wickwire weinend auf dem Boden. Der Pilot landete in seiner Nähe, und Wickwire konnte dem Gletscher schließlich doch noch entfliehen. In den drei Wochen, die vergangen waren, seit er und Kerrebrock von dem Flugzeug abgesetzt worden waren, hatte er elf Kilogramm Körpergewicht verloren.

Der Fujiyama, ein ruhender Vulkan und mit 3776 m Höhe der höchste Berg Japans, wird normalerweise nicht mit irgendwelchen Extremen in Verbindung gebracht. In der Saison von Juli bis August ist er von Nichtbergsteigern relativ leicht zu besteigen, was auch Scharen von Touristen tun. Der Berg ist ein Wahrzeichen Japans und bei klarer Sicht vom nur etwa hundert Kilometer entfernten Tokio aus zu sehen. Für die Japaner ist der Fuji zudem ein heiliger Berg, der als Sitz von Berggottheiten spirituelle Kräfte hat. Außerhalb der Saison wird eine Besteigung nur geübten Bergsteigern empfohlen, von Oktober bis Mai wird vor einer Gipfelbesteigung sogar offiziell gewarnt, weil der Aufstieg zum Gipfel wegen starker Winde, plötzlicher Wetterumschwünge und möglicher Lawinen äußerst gefährlich ist. Am 6. Mai 1982 nahm Walter Welsch, ein 43-jähriger Geodäsie-Professor aus München, der nach Japan geflogen war, um an einem Kongress teilzunehmen, den Berg in Angriff. Welsch, ein erfahrener Bergsteiger, hielt die Ersteigung des Fuji auch zu dieser Jahreszeit für relativ leicht. Es war sein erster Tag in Japan, und er machte sich allein an den Aufstieg. Schon im unteren Bereich des Bergs bereitete ihm der auffrischende Wind etwas Sorge. Die Berghütten entlang des Weges, in denen man normalerweise eine Pause einlegen kann, waren alle verschlossen. Obwohl sich der Wind allmählich zu Sturmböen verstärkte, stieg Welsch unbeirrt weiter. Die Höhe machte ihm keine Probleme, und es war auch nicht kalt. Er war ruhig und gelassen, empfand weder Angst, noch fühlte er sich einsam. Er konzentrierte sich ganz auf den Aufstieg, der weiter oben über Schneefelder führte und zunehmend schwieriger wurde. Als er zwischendurch Rast machte und eine Dose Tomatensaft trank, »wunderte [er sich], dass da keiner war, mit dem [er] das Getränk hätte teilen können«. Dabei wurde ihm bewusst, dass er deutlich die Gegenwart eines »unsichtbaren Begleiters« spürte, was er »seltsam« fand.[11]

In etwa 3400 m Höhe wurde der Sturm noch heftiger, und Welsch musste aufpassen, dass ihn die Böen nicht aus dem Stand warfen. In 3600 m Höhe kroch er schließlich auf Händen und Füßen über den »beinhart« gefrorenen Schnee weiter hinauf. Er war bei seinem Aufstieg schon durch mehrere *torii*, Portale, getreten, doch zum letzten Portal vor dem Gipfelschrein etwa dreißig Schritte neben seiner Route ging er nicht mehr hinüber, sondern bewegte sich – wegen des Sturms inzwischen auf dem Bauch kriechend – direkt auf das Kraterrand-Plateau in 3720 m Höhe zu. Dann sagte er sich, dass er sein Bestes gegeben habe, und machte kehrt. In dem Sturm, der sich inzwischen zu einem Orkan ausgewachsen hatte, waren die letzten 50 Höhenmeter einfach nicht machbar. Der Abstieg war heikel, der Sturm wütete ohne Unterlass. Mit dem Gesicht zum Berg stieg Welsch in tiefer Dämmerung vorsichtig ab. Einige Hundert Meter weiter unten ließ er sich frierend an der windgeschützten Seite einer Hütte nieder und hoffte darauf, dass der Sturm nachlassen würde. Um 21 Uhr, nachdem er eine Weile vor sich hingedöst hatte, beschloss er, weiter abzusteigen. Als er während seines Abstiegs eine Dose Saft trank, wandte er sich wieder um und bot das Getränk seinem unsichtbaren Begleiter an, musste aber, wie er schrieb, »feststellen, dass da wirklich keiner stand«.

Er wunderte sich selbst, dass er überhaupt kein Gefühl der Verlassenheit hatte, obwohl er doch allein war. »Ich hatte die ganze Zeit das Gefühl, als seien meine Bergfreunde dabei, mit denen ich normalerweise zum Klettern gehe.«[12] Weiter unten, bei einer erneuten Rast, »vermisste [er] den ungesehenen Begleiter« wieder. Bald darauf ging der Schnee in Regen über, und der Sturm ließ nach. Er war in Sicherheit.

Ein ganz ähnliches Erlebnis hatte der Südafrikaner Paul Firth am Aconcagua, dem 6962 Meter hohen Berg in den argentinischen Anden. Er ist der höchste Berg der westlichen Hemisphäre und liegt im westlichen Teil des Landes, in der Nähe der Grenze zu Chile. Ende Februar 1996 unternahm Firth, ein 28-jähriger Arzt, mit seinen Kletterpartnern mehrere Gipfelversuche, doch alle schlugen fehl. Am zehnten Tag der Expedition bereitete sich Firth auf einen weiteren Versuch vor, dieses Mal allein. Er zog zunächst seine dicken Handschuhe aus, um sein Zelt abzubauen, weil gerade ein Sturm aufkam und er befürchtete, dass es von Windböen zerfetzt werden könnte. Dann stieg er in schnellem Tempo auf und erreichte am Spätnachmittag den Gipfel.

Beim Abstieg fühlte er sich sehr schlapp. Die vielen Gipfelversuche hatten wohl an seinen Kräften gezehrt, außerdem war er besorgt, weil es schon so spät war. Als er, erschöpft und von Einsamkeit übermannt, in 6700 Meter Höhe eine Pause einlegte und den Sonnenuntergang fotografierte, merkte er, dass fünf seiner Finger schwarz waren, er also Erfrierungen erlitten hatte. Kurze Zeit später war der Berg in Dunkelheit gehüllt. Ihm wurde klar, dass ihm der Tod durch Unterkühlung drohte, wenn er es nicht bis zum Lager schaffte: »Ich war in größter Gefahr.«[13] Kurz nach dieser Erkenntnis »befiel mich plötzlich das starke Gefühl«[14] der Gegenwart einer anderen Person:

Ich saß da, und auf einmal kam es mir vor, als wäre jemand hinter mir. Mir sträubten sich die Nackenhaare, und ich sprang auf und wandte mich nach dieser Person um. Aber es war niemand da. Ich dachte, Mensch, das ist vielleicht komisch, und setzte mich wieder hin, und kaum hatte ich mich wieder hingesetzt, dachte ich wieder, »da ist jemand bei mir«, und stand wieder auf und wandte mich um und blickte hangaufwärts.[15]

Insgesamt stand er dreimal auf und sah sich suchend um, »doch auf den windgepeitschten Hängen war niemand zu sehen«[16]. Während Firth den Aconcagua weiter hinunterstieg, kam er irgendwann vom Weg ab und wusste nicht mehr, wo er war. Und die ganze Zeit »folgte mir mein unsichtbarer Begleiter und ermunterte mich zum Durchhalten«. Die Präsenz hatte die Gestalt eines Mannes, aber es war niemand, den Firth kannte. Sie war freundlich, drängte Firth, weiterzugehen, und gab praktische Ratschläge.[17] Firth erzählte mir: »Der Mann sagte: ›konzentriere dich einfach nur darauf, wo du hingehst, setze einen Fuß vor den anderen, gerate nicht in Panik, geh immer weiter.‹ Und so ging ich weiter, während ich im Geiste dieses Gespräch mit dieser Person führte.«[18]

Sein Zustand verschlechterte sich immer weiter, und gleichzeitig hatte er das Gefühl, dass sich sein Körper irgendwie veränderte. Als er auf seine Füße blickte, schienen sie viel weiter weg zu sein als normal, es war geradezu, als würde er aus einer Position oberhalb von sich selbst auf sich herabblicken. Die Präsenz blieb immer dicht hinter ihm: »Es war, als ob zwei Personen hintereinander den Weg hinuntergehen würden. Es kam mir vor, als wäre er etwa sechs Fuß hinter mir.« Während Firth weiter abstieg, besserte sich das Wetter allmählich. Schließlich fand er auch den Weg wieder, ihm war nicht mehr so kalt, und er hatte das Gefühl, neue Energie zu haben: »Weiter unten am Berg fühlte ich mich wieder fitter, und mein Begleiter verschwand auf genauso geheimnisvolle Weise, wie er gekommen war.«

Äußere Auslöser sind nicht die einzigen Faktoren, die zum Erscheinen des Dritten Mannes führen können. Es ist eine innere, psychische Variable mit im Spiel: Die Psychologen nennen es Offenheit für Erfahrungen, ich nenne es den Musenfaktor. Offenheit ist eine der fünf Basistendenzen der persönlichkeitspsychologischen Forschung. Die anderen Faktoren sind: Neurozitismus (die Tendenz zu Emotionalität und Empfindlichkeit, Menschen, die launisch, wütend oder leicht zu beunruhigen sind); Extraversion (die Tendenz zu Ausgelassenheit, Geselligkeit, Menschen die selbstbewusst sind und im Mittelpunkt der Aufmerksamkeit stehen); soziale Verträglichkeit (Menschen, die eine positive Einstellung anderen Menschen gegenüber haben, freundlich und hilfsbereit sind) sowie Gewissenhaftigkeit (Menschen mit Tugenden wie Pflichtbewusstsein, Ordnung und Disziplin).

Offenheit für Erfahrungen unterscheidet kreative, unabhängige Persönlichkeiten von phantasielosen Konformisten und basiert auf der »Bereitschaft, sich immer wieder auf Neues einzustellen und andersartige Erfahrungen zu suchen«[19]. Ein wenig Geringschätzung für körperliche Bequemlichkeit und der Erkundungsdrang gehören zur menschlichen Natur im Allgemeinen, doch am stärksten sind diese Charakteristika bei Personen vertreten, die bei Tests auf der Offenheitsskala einen hohen Wert erreichen. Menschen mit dieser Eigenschaft sind meist voller Ideen, haben eine rasche Auffassungsgabe, unkonventionelle Wertvorstellungen, ein ästhetisches Empfinden und ein Bedürfnis nach Abwechslung. »Zur Offenheit gehören die Breite, Tiefe und Durchlässigkeit des Bewusstseins und das ständige Bedürfnis, Erfahrungen zu erweitern und zu überprüfen.«[20] Dabei besteht ein Zusammenhang zwischen Funktionen des Stirnbeins – einer Gehirnregion, die zuständig ist für das, was häufig als Funktionen des »Ausführungssystems« bezeichnet wird (abstraktes Denken, planvolles und zielgerichtetes Handeln und die Hemmung unangemessener Handlungen) – und der Persönlichkeit.

Es gibt noch ein weiteres Konzept, das zu einer Erklärung beitragen könnte, warum manche Menschen Präsenzbegegnungen haben und andere nicht: ein Zustand erhöhter Aufmerksamkeit, die »Absorption«. Die beiden Psychologen Gilbert Atkinson und Auke Tellegen definierten dieses Persönlichkeitsmerkmal und entwickelten die »Tellegen Absorption Scale«, eine Skala, mit der sich die Absorptionsfähigkeit von Menschen abschätzen lässt, d.h. ihre Fähigkeit, sich auf Ereignisse einzulassen oder sich darin zu vertiefen. Tellegen definierte es als »einen Zustand der Aufnahmebereitschaft«. Zu den Komponenten der Absorption gehört ein erhöhter Realitätssinn; so wird zum Beispiel ein »wahrgenommener oder imaginierter Gegenstand, der im anvisierten Blickfeld erfasst wird, als präsent und real erlebt«[21]. Man hat festgestellt, dass die Absorption ein verlässlicher Indikator dafür ist, wie leicht sich eine Person hypnotisieren lässt. Es könnte sich noch herausstellen, dass hier ein Zusammenhang zum Dritter-Mann-Phänomen besteht. Interessanterweise haben Forscher festgestellt, dass Menschen, die während der kurzen Sommersaison in der Antarktis der Isolation ausgesetzt sind »auf der Absorptionsskala deutlich höhere Werte erreichen.[22] Die Studie erklärt dies als eine Adaption an eine isolierte Umgebung. Manche Menschen sind besser dazu imstande als andere.

Folglich nehmen Menschen, die zwar all den nötigen situativen Veränderungen ausgesetzt sind, aber eine geringe Offenheit für Erfahrungen haben, das Dritter-Mann-Phänomen möglicherweise gar nicht wahr. Menschen mit hoher Offenheit für Erfahrungen hingegen können eine niedrigere Schwelle für »ausreichend« auslösende Umweltbedingungen haben, um den Dritten Mann wahrzunehmen. Desgleichen können Menschen in Zeiten, in denen sie großem Stress und großer Isolation ausgesetzt sind, von der Vorstellung absorbiert werden, dass ein unsichtbares Wesen in ihrer unmittelbaren Nähe ist. Menschen mit hoher Offenheit oder Absorptionsfähigkeit verfügen über den Musenfaktor.[23] Wie Shahar Arzy und seine drei Mitautoren in der Zeitschrift *Medical Hypotheses* schreiben, reichen bei »Personen, die empfänglich sind für mystische Erfahrungen, bereits ... mäßige Höhen aus«[24]. Natürlich waren der Stress und die Qualen, denen Taylor und Wickwire ausgesetzt waren, nicht weniger schlimm als entsprechender Stress und Qualen von Bergsteigern in extremer Höhe, sondern einfach nur anders. Welsch und Firth empfanden ebenfalls sehr realen Stress, aber nicht so stark, wie ihn Streather oder Messner empfunden haben dürften. Warum können manche Menschen auf dieses eigentümliche Fluchtinstrument zurückgreifen, während andere erst viel größere Strapazen durchmachen müssen, um dasselbe Ergebnis zu erzielen? Ob ein Mensch über den Musenfaktor verfügt oder nicht, entscheidet darüber, ob er in extremen und ungewohnten Umgebungen ganz allein um sein Überleben kämpfen muss – oder ob er Hilfe und Ermutigung herbeirufen kann.

Kapitel 11 Die Kraft des Retters

Im Zweiten Weltkrieg trieb ein Schiffskanonier zwölf Stunden lang in der Nordsee. Bei der Detonation, die sein Schiff zerstört hatte, waren ihm bis auf die Socken, den Gürtel, die Schwimmweste und einen Ärmel seines Mantels sämtliche Kleidungsstücke vom Leib gerissen worden. Es war April und »ziemlich kalt«. Vier weitere Besatzungsmitglieder, die überlebt hatten, trieben in seiner Nähe im Wasser. Als es langsam dunkel zu werden begann, befiel ihn die Angst, dass sie ertrinken würden, bevor jemand käme, um sie zu retten. Dann begann vor seinem inneren Auge ein Film abzulaufen. Er sah seine Verlobte, den Hund, den seine Familie in seiner Kindheit gehabt hatte, Szenen aus seiner Schulzeit. Es waren lauter Episoden, die er tatsächlich erlebt, aber längst vergessen hatte. Er hielt dies für ein Zeichen, dass er am Sterben sei, und begann vor Entsetzen zu schreien. Es endete damit, dass ihm eines der anderen Besatzungsmitglieder eine Ohrfeige gab. Nicht jeder, der einen wohlmeinenden Gefährten braucht, trifft auch auf einen. Manche Überlebende in Rettungsflößen haben desorientierende Halluzinationen, die ihnen nicht nur keine Hilfe sind, sondern regelrecht ihr Leben gefährden oder sogar direkt zu ihrem Tod führen. In einem Fall verkündete ein Überlebender, er sei ein tollwütiger Hund, und versuchte die anderen zu beißen. In einem anderen »wehrte ein sechzehnjähriger Junge drei Tage lang mit einer Axt aggressive Übergriffe eines delirierenden Mannes ab, der als Einziger mit ihm in einem winzigen Rettungsfloß saß«[1]. Solche Fälle – die meist auf das Trinken von Salzwasser zurückzuführen sind – unterscheiden sich grundlegend von Berichten über den Dritten Mann.

Schiffbrüchige glauben, verlockende tropische Inseln oder Schiffe zu sehen, die ihnen zu Hilfe kommen. In einem Fall litt eine Gruppe Überlebender, nachdem sie bereits drei Tage im Nordatlantik getrieben war, »an äußerst grausamen Sinnestäuschungen. Einige glaubten, sie seien wieder bei sich ... zu Hause, einige streckten die Arme grünen Feldern und schattigen Plantagen entgegen oder sahen einen reich gedeckten Tisch vor sich, andere jubelten imaginären Schiffen zu oder erklärten, dass sie nicht mehr weit von einem herrlichen Hafen entfernt seien oder die Küste in Sicht sei.«[2] Solche Situationen enden häufig mit dem Ertrinken der delirierenden Menschen: »Einer sagte, er habe gerade Tee gemacht und wolle unter Deck gehen, um sich eine Tasse zu holen: Er ging über Bord und ertrank. Ein anderer glaubte, in ein paar hundert Metern Entfernung eine Häuserzeile zu sehen: Auch er ging über Bord und ward nicht mehr gesehen.«[3] Menschen in einem solchen Zustand schwimmen auf das zu, was sie für ihre vermeintliche Rettung halten, ohne zu ahnen, dass es eine grausame Täuschung ist. Für Überlebende auf dem Meer ist solch ein deliriöser Zustand äußerst gefährlich, denn die Glaubwürdigkeit der Visionen verstärkt die Gefahr: »Halluzinationen von Liliputanern, deutliche Visionen von Gesichtern und Tieren, verzerrte Bilder, ein Gefühl der Beunruhigung, Befremdetsein oder Unverständnis treten eher nicht auf.«[4] Stattdessen scheint das, was vor den verzweifelnden Überlebenden auftaucht, die Quelle ihrer Rettung und ihres Überlebens zu sein: Reich gedeckte Tische, lockende

Schiffe oder Küstenstriche – häufig mit »großer sinnlicher Anschaulichkeit« – lassen solche Halluzinationen zu einer Einladung zum Untergang werden.

Zweifelsohne erlebt nicht jeder das Phänomen eines wohlmeinenden Begleiters, aber doch erstaunlich viele. Die Präsenzwahrnehmung auf dem Meer ist nicht auf Schiffbrüchige beschränkt – auf Menschen, die orientierungslos im Meer treiben und für die ihr unfreiwilliges Martyrium unweigerlich schrecklich ist –, sie ist auch von Einhandseglern oder Teilnehmern an Langstreckensegelregatten geschildert worden. Im einen Fall sind die von einer Präsenz »besuchten« Personen schockiert über die Situation, in der sie sich unfreiwillig befinden, im anderen sind sie auf eine freiwillige Reise gut vorbereitet. Obwohl es sich diesbezüglich um sehr unterschiedliche Erfahrungen handelt, verbinden sie die gleichen Belastungsfaktoren: Monotonie, Einsamkeit, Schlafentzug und Ausgesetztheit. Dazu kommen die psychischen Auswirkungen geistiger und körperlicher Erschöpfung. Wie bei Bergsteigern und Polarforschern kann auch hier eine erstaunliche Reaktion auftreten. E.C.B. Lee und Kenneth Lee, die Autoren von *Survival and Safety at Sea,* schreiben: »Es gibt viele Beispiele, wo Überlebende eine ungesehene Präsenz gespürt haben, die ihnen half und sie beruhigte oder ihnen gar sagte, was sie tun sollten.«[5] Im Gegensatz zu den Trugwahrnehmungen »verspottet der Dritte Mann den Betroffenen nicht und fügt ihm auch keinen Schaden zu«[6]. In extremen Situationen kann man folglich zwei unterschiedliche Arten von Visionen erleben: den Retter und den Zerstörer. Bei den nachfolgenden Schilderungen handelt es sich um Beispiele für die Kraft des Retters.

Man kann sich kaum eine schrecklichere Geschichte vorstellen als jene, die Kenneth Cooke, Matrose bei der Handelsmarine, an Bord des Frachters *SS Lulworth Hill* erlebte, nachdem das Schiff am 19. März 1943 vor der Westküste Afrikas, östlich von Ascension Island, von einem deutschen U-Boot torpediert worden war. Das Schiff, das mit einer Ladung Sprengstoff, Flugzeugtriebwerken, Zucker und Rum von Kapstadt in Richtung Großbritannien fuhr, war stundenlang vom Feind verfolgt worden, bis schließlich schlagartig das Ende kam. Von heftigen Detonationen auseinandergerissen, sank die *Lulworth Hill* binnen anderthalb Minuten, und nur 14 von 57 Besatzungsmitgliedern schafften es in die Rettungsflöße. Über 1200 Kilometer vom Festland entfernt, trieben sie in einem Gewässer, in dem es von Haifischen wimmelte. Was folgte, war gnadenlos grausam. Von Anfang an waren sie, schrieb Cooke, »ein jämmerlich aussehender Haufen«, die Gesichter vom Heizöl geschwärzt, die Kleider von der Explosion zerfetzt. Sie schätzten, dass es in der Gegend, in der sie sich befanden, 30 Tage dauern würde, bis ein Schiff käme, um sie aufzunehmen. Während die Äquatorsonne unablässig auf sie niederbrannte, sie wegen der winzigen Essensrationen immer mehr aushungerten und manche wegen des entsetzlichen Dursts dazu verleitet wurden, Meerwasser zu trinken, verloren sie nach und nach jede Hoffnung auf ein Überleben. Sie lagen Seite an Seite, die Körper von Salzwassergeschwüren übersät, die Zungen geschwollen, den Blick zum Horizont gerichtet. Haie umschwärmten sie ohne Unterlass.

Am fünften Tag erreichte die allgemeine Verzweiflung ihren Höhepunkt: »Wir sind geliefert. Uns rettet niemand mehr, und Land werden wir auch niemals erreichen«, klagten sie. Doch die Stimmen wurden immer leiser, und am achten Tag stellte Cooke fest, dass seit 48 Stunden keiner mehr gesprochen hatte. Gegen Ende der zweiten Woche stieg der Geräuschpegel wieder an. Der Zustand der Männer hatte sich so sehr verschlechtert, dass nun unentwegt schwache Flüche, Gestammel, Schluchzen und

Stöhnen zu hören waren. Am 6. April – sie trieben seit 19 Tagen auf dem Meer – starb der Erste. Basil Scown, der Schiffsoffizier, hatte die ganze Nacht hindurch phantasiert und zweimal versucht, sich ins Wasser zu stürzen, war aber so schwach, dass eine einzige Hand genügte, ihn davon abzuhalten. Gegen 16 Uhr schien sich sein Zustand zu bessern. Er öffnete die Augen und bat um Wasser. Cooke füllte zwei Unzen in einen Becher und hielt ihn ihm an die ausgedörrten Lippen. Der Maat sah friedlich aus und sagte in einem lichten Augenblick zu den anderen, sie seien »alle gute Kerle«. Dann erschien ein schwaches Lächeln auf seinem Gesicht. Ein paar Minuten später murmelte er etwas vor sich hin, und Stewart, der Schiffsjunge, hielt das Ohr an die Lippen des Offiziers, um die Worte zu verstehen. »Plötzlich schrie der Junge auf und trommelte mit den Fäusten auf den Kopf des Schiffsoffiziers ein.« Tränen strömten ihm übers Gesicht, und schluchzend stieß er hervor: »Er ist tot!« Cooke begann sich zu fragen, wer wohl der Nächste sein würde. »Wir sahen einander jetzt ganz offen an, versuchten abzuschätzen, wie stark und ausdauernd wir wohl im Vergleich zu den anderen waren.« Er kam sich vor wie ein Teilnehmer an einem makabren Spiel, bei dem es keine Gewinner gab, es sei denn, man betrachtete schon jeden »weiteren qualvollen Tag, den man überlebte«, als Sieg. Am 9. April starb der Nächste und zwei Tage später ein Dritter. Mittlerweile trieben sie seit 24 Tagen auf dem Meer.

Der Tod von John Arnold, einem Auszubildenden, der auf dem Rettungsfloß seinen 18. Geburtstag erlebt hatte, nahm Cooke am meisten mit. Der Junge, schrieb er, »war ein richtiger Sonnenschein«. Arnold, der sehr fromm gewesen war, hatte den Überlebenden stets vorgebetet. Schon einige Tage vor Arnolds Tod war Cooke das hagere Gesicht des jungen Mannes in seinen Träumen erschienen: »Ich kenne das Gesicht, hatte ich mir immer wieder gesagt. Ich hatte es zuvor schon irgendwo gesehen.« Später ging ihm auf, dass Johns Gesicht in seinem Geist identisch geworden war mit dem Gesicht des gekreuzigten Christus, das er als Kind auf einem Kirchenfresko gesehen hatte. Am 12. April, dem 25. Tag, fragte Arnold den zehn Jahre älteren Cooke, einen von der Seefahrt gestählten Schiffszimmermann, mit schwacher Stimme: »Darf ich beten?« Nachdem er eine Weile gebetet hatte, öffnete er die Augen und sah Cooke friedvoll an:

> »Ich muss sterben«, sagte er. »Ich habe eben mit Gott gesprochen. Einige von euch werden gerettet werden, und ich glaube, Sie werden einer davon sein. Würden Sie meiner Mutter und meinem Vater etwas von mir ausrichten?«
> »Natürlich, John. Alles, was du willst!«
> »Sagen Sie ihnen, dass ich als guter Christ gestorben bin.«[7]

Cooke hielt ihn in den Armen und sah hilflos zu, wie Arnold das Leben aushauchte.

Es folgte dann in so kurzen Abständen ein Todesfall auf den anderen, dass Cooke feststellen musste: »Der Tod war nichts Besonderes mehr. Er war auf dem Floß unser ständiger Begleiter.« Sie starben, schrieb er, »wie die Fliegen«. Manche verschieden unter schrecklichen Krämpfen, würgten aus eingefallenen Bäuchen, erstickten an ihren geschwollenen schwarzen Zungen und brüllten lauthals Flüche. Andere starben stumm, ihr Leben verrann wie Regenwasser in einem Abwasserkanal. Am 17. April sprang ein Mann namens Bott auf, tobte wie von Sinnen, packte mit plötzlich erwachten Bärenkräften die beiden Männer rechts und links von sich und sprang mit ihnen über Bord. Cooke und andere versuchten die Opfer zu retten. Es gelang ihnen, einen der Männer wieder auf das Floß zu ziehen, doch kurz bevor sie den zweiten retten konnten, »schoss ein Hai auf ihn zu und riss ihm das rechte Bein oberhalb des Knies ab.« Bott, der mit Armen und Beinen wild im Wasser um sich schlug, konnte sich die Haie eine Weile vom Leib halten. Keiner unternahm einen Versuch, ihn aufs Floß zu ziehen. Sie hatten keine Wahl. Selbst wenn sie ihn hätten erreichen können, wäre es unmöglich gewesen, ihn zu bändigen. So überließen sie Bott den Haien. Nach minutenlangem Strampeln und Schreien wurde es im Wasser um das Rettungsfloß herum still.

Am 22. April starb ein Mann namens Platten. Der 1. Steward auf der *Lulworth Hill* war ein sehr korrekter Mensch gewesen, und Cooke vermutete, dass er sich vorgenommen hatte, nicht länger als 30 Tage auf dem Meer zu überleben. Und als der 30. Tag vorüberging, ohne dass Hilfe eingetroffen war, gab er einfach auf. In seinen Aufzeichnungen auf einem Stück Segeltuch findet sich an einer Stelle Cookes Vermerk: »Acht weitere Männer gestorben.« Die letzten beiden Überlebenden, Cooke und ein Vollmatrose namens Colin Armitage, versuchten mit letzter Kraft, Plattens Leichnam ins Meer zu schieben. Als er schließlich ins Wasser fiel, glitt er sofort unter das Floß. Die Leiche blieb dort drei Tage lang hängen »und schlug ständig mit grauenhaft dumpfen Schlägen gegen das Floß«. Schließlich trieb sie fort.

Die beiden letzten Männer lebten von kärglichen Essensrationen, die mit jedem Gestorbenen länger reichten. Cooke hatte jedoch noch etwas anderes, das ihn am Leben hielt. Am 23. April, dem 36. Tag, erschien ihm John Arnold, und Cooke hörte wieder die Worte, dass er gerettet werden würde. Am 40. Tag auf dem Floß schrieb er: »Heute habe ich John Arnolds Gesicht immer wieder gesehen. Seine Gegenwart half mir genauso wie das Wasser, die Schokolade und das Dörrfleisch, am Leben zu bleiben.« Der Tod klopfte jedoch immer wieder an. Die Phasen, in denen die beiden im Koma lagen, wurden allmählich länger als die Zeiten, in denen sie bei Bewusstsein waren. Am 42. Tag beobachtete Cooke ein paar Möwen, die über ihnen kreisten, und murmelte: »Ach, hätten wir doch Flügel.« Da juchzte Armitage plötzlich auf. Cooke dachte, er sei verrückt geworden, doch Armitage rief aufgeregt: »Ist dir nicht klar, dass dies die ersten Vögel sind, die wir sehen, seit wir auf dem Floß sind?« Sie glaubten, sie müssten in Landnähe sein.

Am 43. Tag schlossen die beiden Überlebenden einen Selbstmordpakt. Sie machten aus, dass sie sich aneinanderbinden und gemeinsam ins Meer rollen würden, wo dann die Haie der qualvollen Tortur ein Ende bereiten sollten. Da hörte Cooke plötzlich eine Stimme: »Einige von euch werden gerettet werden.« Die Worte waren so deutlich und klar, dass er zunächst glaubte, Armitage hätte gesprochen. Sein Leidensgenosse jedoch blickte apathisch aufs Meer und verlor kurz darauf wieder das Bewusstsein. Auf einmal ging Cooke auf, wer da gesprochen hatte:

> Vielleicht kann man es wissenschaftlich erklären, und die Stimme war einfach nur mein Unterbewusstsein, das mir sagte, ich solle keine Dummheit begehen. Ich weiß es nicht. Vielleicht, vielleicht auch nicht. Alles, was ich weiß, ist, dass ich in jenem Augenblick überzeugt war, dass der achtzehnjährige John Turney Arnold diese Worte gesprochen hatte. Außerdem konnte ich seine unsichtbare Gegenwart spüren – beruhigend und tröstlich saß er neben mir auf diesem einsamen kleinen Floß, das so hoffnunglos verloren auf dem weiten Ozean trieb.[8]

»Er hat recht«, sagte sich Cooke. »Er hat sicher recht. Es heißt doch immer, die dunkelste Stunde sei die vor der Morgendämmerung.« Die Intervention kam dem geplanten Selbstmordversuch zuvor, und noch am selben Tag hörten die Überlebenden in großer Höhe zwei Flugzeuge über sich hinwegfliegen. Am 7. Mai 1943 wurden sie schließlich entdeckt und von der Besatzung des britischen Kriegsschiffs HMS *Rapid* gerettet. Tragischerweise starb Armitage wenig später, sodass Kenneth Cooke letztendlich der einzige Überlebende der SS *Lulworth Hill* war. Nach diesem schrecklichen Erlebnis fuhr er nicht mehr zur See, sondern arbeitete als Wildhüter in Yorkshire. Manchmal hatte er Albträume, in denen er sich wieder auf dem Rettungsfloß befand, und schreckte schreiend aus dem Schlaf hoch. Siebzehn Jahre nach dem Ende dieses Martyriums veröffentlichte er seinen Bericht über die durchlebten Qualen. Er hatte die Männer auf dem Rettungsfloß auf eine Weise kennengelernt, wie es kaum jemand nachvollziehen konnte. Er hatte ihren Mut und ihr Durchhaltevermögen bewundert und ihre und seine eigenen schlimmsten Seiten gesehen, »die feige Angst, das hysterische Festklammern ans Leben«. Der beste Mensch von ihnen allen war Arnold gewesen. Cooke schrieb: »Ich weiß, dass das leuchtende Beispiel, das John mir gab, und seine Gegenwart mir das Leben gerettet und mein Leben verändert haben.«[9]

Am 23. Februar 1953 sprangen zwei Angehörige der französischen Fremdenlegion von Bord eines Schiffes, das nach Saigon unterwegs war, wo sie gegen die kommunistischen Vietminh-Truppen hätten kämpfen sollen. Zuvor hatten die beiden Deserteure ein Rettungsfloß und die nötigsten Vorräte, u. a. ausreichend Proviant und Wein für ein paar Tage, über Bord geworfen. Sie befanden sich auf einer viel befahrenen Schifffahrtsstraße und gingen davon aus, dass sie binnen kürzester Zeit von einem anderen Schiff an Bord genommen würden. Wider Erwarten trieben sie jedoch mit dem Floß mehrere Wochen lang von der

Malakkastraße aus westwärts immer weiter auf den Indischen Ozean hinaus, ohne entdeckt zu werden. Bei schweren Unwettern wurden sie immer wieder von eiskaltem Wasser durchnässt, während heftige Windböen ihr Floß durchrüttelten. In einem Sturm wären sie um ein Haar über Bord gegangen, während die Wogen das Floß auf und ab warfen. Dann wieder schmorten sie unter der gnadenlosen Sonne des Äquators.

Hunger und Durst brachten sie allmählich an den Rand der Verzweiflung. Der psychische Druck forderte in dieser schier aussichtslosen Situation einen schrecklichen Tribut. Einer der beiden, der 23-jährige Schwede Fred Ericsson, begann auf einmal ein merkwürdiges Verhalten an den Tag zu legen: »Er hielt eine imaginäre Streichholzschachtel in der Hand und machte mit der anderen ständig eine Bewegung, als zünde er ein Streichholz an, das er dann mit seiner nichtexistierenden Flamme an eine reale Zigarette hielt, die er zwischen die Lippen geklemmt hatte.« Einmal platschte es laut, und Ericsson war verschwunden. Der andere Mann, ein 24-jähriger Finne namens Ensio Tiira, schrie: »Ericsson, Ericsson, wo bist du?« Im gleichen Augenblick tauchte Ericsson neben dem Floß wieder auf. Er klettere wieder hinein und fragte empört: »Warum hast du mich vom Floß gestoßen?« »Dich vom Floß gestoßen?«, entgegnete Tiira. »Mach dich nicht lächerlich. Ich habe auf meiner Seite des Floßes gesessen und nach Schiffen Ausschau gehalten. Ich habe dich nicht mal berührt.« Ericsson blieb jedoch stur bei seiner Überzeugung: »Jemand hat mich gestoßen.«

Das Martyrium zog sich über Tage und Wochen hin. Eines Tages schrie Ericsson plötzlich entsetzt auf: Ein Hai hatte die Bodenplane des Floßes durchbrochen. Die Männer klammerten sich an die Floßkante und schlugen mit ihren Paddeln auf den Hai ein, bis er schließlich wieder ins Meer abtauchte. Das Loch in dem Floß war so groß, dass ein Mensch hätte hindurchfallen können. Später riss ein zweiter Hai noch ein weiteres Loch in den Boden. Unzählige Male wurde das Floß von angreifenden Haien auf der einen oder anderen Seite im Winkel von 45 Grad angehoben. Manchmal griffen bis zu drei Haie gleichzeitig an. Die Attacken zogen sich zuweilen über Stunden hin, und stundenlang mussten die beiden Männer sich wehren. Irgendwann ließen die Haie dann von dem Floß ab und umkreisten es nur noch in einiger Entfernung, während Tiira und Ericsson vor Erschöpfung zusammenbrachen. Tiira schrieb später: »Mir brannten die Augen, mein Mund war völlig ausgetrocknet. Meine Schläfen und mein Herz pochten. Ich konnte mich nicht mehr rühren. Ich war vollkommen fertig.«

Sie mussten zeitweise bis zu 60 Stunden ohne einen Topfen Wasser auskommen. Wenn es dann wieder regnete, konnten sie gerade so viel Wasser auffangen, dass es für jeden von ihnen für zehn Schlucke reichte. Und dann mussten sie wieder bis zum nächsten Regen warten. Sie starben stückchenweise. Dass mehrere Schiffe in der Ferne an ihnen vorüberfuhren, ohne ihre verzweifelten Signale zu bemerken, machte alles noch schlimmer. Als sie einmal mitten in der Nacht erwachten, erblickten sie die Lichter dreier Schiffe, die allesamt in westliche Richtung fuhren, keines davon mehr als fünf Kilometer von ihnen entfernt. Ericsson griff nach seiner Taschenlampe und begann damit Blinkzeichen zu geben: SOS, SOS, SOS. Ein Schiff, das nur eine halbe Meile entfernt war, schien das Signal zu erwidern. Eine Woge der Hoffnung und der Freude stieg in ihnen auf. Ericsson blinkte erneut, immer und immer wieder. Doch von dem Schiff kam kein weiteres Signal, es änderte seinen Kurs nicht. Fassungslos saßen die beiden da, dann fielen sie in einen unruhigen Schlaf.

In den ersten Tagen auf dem Meer hatten sie sich gegenseitig Geschichten erzählt, doch mit der Zeit wurden ihre Unterhaltungen immer einsilbiger. Irgendwann verstummten sie ganz. Es gab nichts mehr, was sich zu sagen gelohnt hätte. Tiira schrieb: »Wir starben langsam an der Ausgesetztheit, Hitze, Hunger und Durst.« Sie spürten, wie ihr Leben immer mehr dem Ende zuging. Sogar ihr Bartwuchs verebbte. Nach sechzehn Tagen waren ihre Körper von dem Salzwasser und der unbarmherzigen Sonne mit tiefen Geschwüren bedeckt. Ericsson war sehr geschwächt. Am Nachmittag des 17. Tages fiel Regen, aber nicht genug, und zwei Stunden später begann Ericsson nach mehr Wasser zu schreien. Einmal bat er Tiira, ihn ins Krankenhaus zu bringen. Bald hörte das Flehen um Wasser auf, stattdessen stöhnte er nur noch leise vor sich hin. Am nächsten Tag gab es einen kurzen Regenschauer, bei dem Tiira mit einem Plastikbeutel Wasser auffing. Er rief Ericsson zu, er solle aufwachen, doch Ericsson war in Ohnmacht gefallen, die nahtlos in den Tod überging. Tiira fand die Einsamkeit, der er daraufhin ausgesetzt war, fast unerträglich. Wie er es Ericsson versprochen hatte, ließ er den Leichnam auf dem Floß liegen, um ihn später an Land begraben zu können. Die Leiche war für ihn auch eine Art Gesellschaft. Unter der Äquatorsonne begann sie sich jedoch bald zu zersetzen, und dann kamen die Haie, um sie zu holen. Um sein eigenes Leben zu retten, musste Tiira den Leichnam ins Meer schieben. Knapp einen Meter vom Floß entfernt begann daraufhin ein wildes Fressen.

Tiira war inzwischen bis aufs Skelett abgemagert, seine Haut von Wunden übersät. Kaum noch fähig, sich zu rühren, lag er da und starb einen langsamen, qualvollen Tod. Was er damals durchlitt, nannte er später »die Schrecken des Floßes«. Und doch schrieb er in seiner Schilderung dieses Martyriums, die unter dem Titel *Raft of Despair* (dt. *Floß der Verzweiflung*) erschien, dass er nicht allein gewesen sei:

> Ich betete nicht, und ich bin normalerweise kein religiöser Mensch, doch während der ganzen Zeit hatte ich das seltsame Gefühl, dass da jemand war, der über mich wachte und dafür sorgte, dass mir nichts passierte. Ich spürte es während des Unwetters, als wir fast gekentert wären, und viele andere Male. Manchmal kam es mir vor, als ob nicht zwei, sondern drei Personen auf dem Floß waren. Nachdem Ericsson gestorben war, spürte ich es noch stärker als zuvor.[10]

Er fragte sich, ob die Ursache für dieses Gefühl vielleicht die Gebete seiner Mutter seien, falls es möglich war, dass die enge Bindung, die zwischen ihnen bestand, ihm geistig zu Hilfe kam. Zwei weitere Wochen vergingen, in denen Tiira abwechselnd wach und bewusstlos war, doch jedes Mal, wenn er schon kurz vor dem Hinübergleiten war, brachte ihn irgendetwas – sei es ein kühler nächtlicher Windhauch oder ein Spritzer Wasser – wieder zurück. Über den 30. Tag schrieb er: »Keine Schiffe. Kein Regen. Keine Wolken. Keine Hoffnung.« Am 31. Tag auf See war er sich sicher, dass er bald sterben würde:

> Ich hatte auf einmal nicht mehr das Gefühl, dass noch eine zweite Person auf dem Floß war. Der Schutzengel, der mir nach Ericssons Tod Gesellschaft geleistet hatte, hatte das Floß verlassen, und mit ihm verließ mich auch die Hoffnung.[11]

Doch kurz darauf traf Hilfe ein: in Gestalt des britischen Frachters *Alendi Hill*, der 480 Kilometer vor der Insel Ceylon (dem heutigen Sri Lanka) entlangfuhr. Tiiras Taschenlampe funktionierte nicht mehr. Das Einzige, was er tun konnte, um auf sich aufmerksam zu machen, war, mit dem Paddel gegen das Floß zu schlagen. Kurz nach Mitternacht hörten zwei Offiziere das Klopfen. Im Mondlicht erblickten sie die menschliche Gestalt auf dem kleinen Rettungsfloß. Sie holten den Kapitän, der Anweisung gab, den Mann zu bergen. Ensio Tiira war von der Malakkastraße aus tausend Kilometer über den Indischen Ozean getrieben. Er war 32 Tage auf dem Floß gewesen und wog nur noch 35 Kilogramm. Tiira glaubte, er hätte keinen Tag länger überlebt.

Im Jahr 1954 startete der Amerikaner William Willis, ein erfahrener Seemann, von Peru aus eine Fahrt mit einem Floß, um seine Theorie zu testen, dass Schiffbrüchige mit minimaler Ausrüstung längere Zeit auf dem Meer überleben können. Er stach in Callao in See und landete nach einer Fahrt über den Pazifischen Ozean in Pago Pago, der Hauptstadt von Amerikanisch-Samoa.

Wider Erwarten verlief die Reise nicht ohne Zwischenfälle. Willis bekam mysteriöse Schmerzen im Bereich des Solarplexus, der Vertiefung unterhalb des Brustbeins. Es wurde so schlimm, dass er sich wünschte, das Bewusstsein zu verlieren, und schließlich ernsthaft erwog, sich den Schmerz mit einem Messer herauszuschneiden: »Ich spürte im Wind, der an der Kajüte rüttelte, den Hauch des Todes.« Nach etwa 30 Stunden ließen die Schmerzen allmählich nach.

Außerdem wurde er von heftigen Stürmen heimgesucht, und einmal musste er realiseren, dass sein aus Balsaholz gebautes Floß möglicherweise sinken könnte, weil Meerwasser in die Baumstämme eindrang. Am 6. August, 45 Tage nach seiner Abfahrt von Callao, bemerkte Willis, dass die Verschlüsse seiner Trinkwasserbehälter undicht waren und das Wasser schon die ganze Zeit ins Meer gesickert war. Die Menge, die er noch retten konnte, würde, so schätzte er, drei Monate lang ausreichen, wenn er pro Tag nicht mehr als einen Becher Wasser trank. In der Nähe des Äquators, wo er sich zu diesem Zeitpunkt gerade befand, herrschte gnadenlose Hitze. Außerdem litt er an Schlafmangel, Erschöpfung und Einsamkeit. Obwohl er sich ans Alleinsein gewöhnt zu haben glaubte, gab es doch immer wieder »quälende Momente; eine vage innere Unruhe, die sich einstellt, wenn man erkennt, dass man am Rande eines Abgrunds lebt. Der Mensch muss mit jemandem sprechen, muss den Klang menschlicher Stimmen hören können.« Als die Einsamkeit fast unerträglich wurde, begann er zu singen und war selbst darüber erstaunt, welche Macht dem Klang innewohnte.

Irgendwann fiel Willis in eine Art Apathie. Er hörte fast zu denken auf, funktionierte nur noch ganz mechanisch. Manchmal kam es ihm vor, als würde sein Geist »aus der Ferne auf meinen Körper herabblicken und zusehen, wie er sich plagte«. Am 46. Tag lag er zusammengebrochen neben dem Steuerruder. Das Floß segelte allein weiter – wie war das möglich? Willis schrieb in seinen Erinnerungen:

> Im Unterbewusstsein nahm ich wahr, dass sich noch jemand an Deck befand und das Boot steuerte. Dieses Gefühl hatte ich des Öfteren. Manchmal schien es Teddy [Willis' Frau] zu sein oder jemand aus ferner Vergangenheit – meine Mutter oder meine Schwester. Als ich allmählich wieder klar denken konnte, verstärkte sich dieser Eindruck sogar noch, sodass ich mich aller Verantwortung enthoben fühlte.[12]

Auf einmal bemerkte er, dass am Himmel dunkle Wolken aufgezogen waren und das Meer unruhiger wurde. Er hatte das Gefühl, als ob seine »schemenhaften Partner« verschwunden seien und er »abgetrennt von der Erde ganz allein im Weltraum« war. Am 71. Tag erlebte er das Phänomen erneut. Willis war eingedöst und schreckte plötzlich mit dem Gefühl aus dem Schlaf, das Floß sei in der Nähe von Felsen und er deshalb in höchster Gefahr. Doch gleich darauf beruhigte er sich: »Jemand war am Steuerruder und hatte das Floß unter Kontrolle.« Einige Stunden später, genau in dem Moment, als ihn die über das Floß hinwegschießenden Wellen fast ins Meer gespült hätten, »war neben dem Steuerruder wieder die schemenhafte Gestalt meiner Mutter zu sehen«.

Am 15. Oktober beendete Willis seine 115-tägige Solo-Expedition über den Pazifischen Ozean.[13]

Dougal und Lyn Robertson verkauften ihren kleinen Bauernhof in England, legten sich von dem Erlös den 50 Jahre alten 13-Meter-Schoner *Lucette* zu und starteten mit ihrer jungen Familie zu einer Reise um die Welt. Bevor er sich entschlossen hatte, Milchbauer zu werden, war Dougal zwölf Jahre lang zur See gefahren und hatte ein Kapitänspatent für Auslandsfahrten erworben. Seine Frau Lyn, mit der er schon einige Segeltouren unternommen hatte, war staatlich geprüfte Krankenschwester. Sie wollten den Horizont ihrer Kinder erweitern, und nun, da ihre Ältesten, Douglas und Anne, kurz vor dem Schulabschluss standen und die Zwillinge Neil und Sandy mit elf Jahren alt genug, um von einer solchen Reise zu profitieren, schien ihnen der richtige Zeitpunkt gekommen zu sein. Ihre Reise führte von Falmouth nach Portugal, von dort zu den Kanarischen und weiter zu den Westindischen Inseln. Im Februar 1972 hatten sie den Atlantischen Ozean überquert. In Nassau entschied sich Anne, von Bord zu gehen, während die anderen, darunter ein 22-jähriger Waliser namens Robin Williams, der sich ihnen in Panama angeschlossen hatte, durch den Panamakanal in den Pazifischen Ozean segelten.

Am 13. Juni fuhren sie von den Galapagos-Inseln in Richtung der 5000 Kilometer weiter westlich gelegenen Marquesas-Inseln. Zwei Tage später wurden ihre Pläne durch »vorschlaghammerartige Schläge von unglaublicher Wucht« gegen den Schiffsrumpf durchkreuzt. »Wale!«, schrie jemand. Kurz nach den lauten Schlägen strömte Wasser ein. Der Rumpf war bei der Attacke von Schwertwalen an zwei Stellen durchbrochen worden. Dougal gab Anweisung, die *Lucette* zu verlassen. In den wenigen Minuten, bevor sie sank, warfen sie alles, was sie fassen konnten, in ein aufblasbares Rettungsfloß. Außerdem ließen sie die *Ednamair,* ein Beiboot aus Fiberglas, zu Wasser, doch als sie hineinsteigen wollten, soff es ab. Also schwammen sie zum Rettungsfloß hinüber und banden das Beiboot daran fest. Es war ihnen nicht viel geblieben: ein Beutel Zwiebeln, eine Dose Kekse, ein paar Orangen und Zitronen sowie eine Notausrüstung von mit Vitaminen angereichertem Brot, Traubenzuckertabletten, achteinhalb Litern Wasser, acht Leuchtraketen, Angelhaken, einem Messer, einem Signalspiegel und drei Paddeln. Sie hatten weder einen Kompass noch Seekarten.

Während sie noch alle unter Schock standen, betete die christlich erzogene und sehr fromme Lyn ihnen das Vaterunser vor. Anschließend flüsterte sie Dougal zu: »Wir müssen dafür sorgen, dass die Jungen an Land kommen.« Dougal erwiderte: »Klar, das schaffen wir.« Seine Worte kamen von Herzen, doch später gestand er: »Mein Verstand sagte etwas ganz anderes.« Er war verzweifelt, weil sie fast alles verloren hatten, was an Bord der *Lucette* gewesen war. Außerdem hatte er Schuldgefühle, weil seine unkonventionellen Erziehungsmethoden sie nun in diese Notlage gebracht hatten. Dougal schätzte, dass die Vorräte für sie zehn Tage reichen würden, hoffte aber zugleich, dass sie ihre Nahrung durch den Fang von Fischen und Meeresschildkröten würden ergänzen können. Sie waren allerdings

320 Kilometer von den Galapagos-Inseln entfernt, auf der windabgewandten Seite, und bis zur mittelamerikanischen Küste waren es über 1600 Kilometer in nordöstlicher Richtung, auf der anderen Seite der Kalmenzone – einer Region, die für Windstille und plötzlich aufkommende Stürme bekannt ist. Dougal schätzte, dass ihre einzige Chance die war, nach Norden zu segeln, wo er in eine Schifffahrtsstraße zu gelangen hoffte.

In der ersten Nacht nach dem Unglück standen sie alle unter Schock. Das Boot wurde von fünf Meter hohen Wogen auf und ab geworfen. Neil und Robin waren seekrank. Sie bekamen Pillen gegen einen weiteren Flüssigkeitsverlust. Am nächsten Morgen wurde ein Teil der knappen Vorräte sorgfältig aufgeteilt. Jeder bekam einen Keks, ein Stück Zwiebel und einen Schluck Wasser. Weil das Rettungsfloß ständig Luft verlor, machten sie die *Ednamair* wieder flott und zwängten sich dann allesamt in das drei Meter lange Beiboot. Das Rettungsfloß schnitten sie mit dem Messer in Stücke, um sich mit den Planen gegen Sonne und Regen schützen zu können. Schon wenige Tage später kam Hoffnung auf. »Ruhe!«, rief Douglas, und kurz darauf: »Motorengeräusche!« Sie hörten ein gedämpftes Brummen wie von einem Hubschrauberpropeller. Dougal feuerte eine Ladung Leuchtraketen ab, doch es kam keine Reaktion, und nach einer Weile war nichts mehr zu hören. Ihre Hoffnung schwand, und sie wandten sich wieder dem zu, was am Dringendsten war – das nackte Überleben. Es gelang ihnen, Fliegende Fische zu fangen und mehrere große Meeresschildkröten an Bord zu ziehen. Vor lauter Durst tranken sie becherweise Schildkrötenblut.

Das Schlimmste kam am 23. Tag. Am frühen Nachmittag ballten sich am nördlichen Horizont dunkle Wolken zusammen, und sie wussten aus Erfahrung, dass ihnen etwas bevorstand. Es dauerte nicht lange, bis unter den Wolken Wellen mit weißen Schaumkronen zu sehen waren, doch was sie nicht hatten vorhersehen können, war die brutale Gewalt des Unwetters. Mit nur etwa fünfzehn Zentimeter Freibord war ihre Lage äußerst prekär. Zu sechst in einem Boot, das eigentlich für drei Personen gedacht war, trieben sie ohne Rettungsausrüstung oder -boot mitten im Pazifischen Ozean. Wenn das Boot voll Wasser liefe, würden sie sterben.

Dougal steuerte das Boot mithilfe des Segels nach einem von ihm ausgeklügelten Verfahren. Er musste furchtbar aufpassen, weil er den Bug gegen die Wellen richten musste und wegen der einbrechenden Dunkelheit immer erst in letzter Sekunde erkannte, wann die nächste Welle kam. Jedesmal, wenn ein Blitz den Himmel durchriss, konnte er etwas sehen, doch auch dann wurden sie gelegentlich im 90-Grad-Winkel von einer Welle auf der Breitseite getroffen, sodass Wasser ins Boot schwappte. Drei von ihnen, Lyn, Douglas und Robin, schöpften in rasender Eile das Wasser aus, das bei dem sintflutartigen Regen das Boot auch von oben füllte. Nur mit Mühe und Not schafften sie es. Mitten in der Nacht traf eine Sturmbö sie wie ein Hammerschlag. Der Sturm wurde stärker und der Regen so heftig, dass sie mit dem Schöpfen fast nicht mehr nachkamen. Dougal hatte große Mühe, nicht die Kontrolle über die *Ednamair* zu verlieren. Irgendwann rief Douglas: »Singt!« Und das taten sie, angefangen von »Those Were the Days« bis zu »God Save the Queen«.

Nachdem Dougal das Boot über acht Stunden lang gesteuert hatte, bekam er heftige Muskelkrämpfe und stöhnte erbärmlich. Lyn, die ebenfalls durchgefroren und erschöpft war, hätte ihm zu gern geholfen, wusste aber nicht, wie. Als sie gerade darüber nachsann, gewahrte sie über seiner linken Schulter auf einmal einen Dritten Mann, geradezu als wäre ein anderes Wesen dazugekommen, um ihnen bei ihrem Kampf ums Überleben zu helfen. Als sie die Anzahl der Personen auf der *Ednamair* zählte, kam sie auf sieben, und weil sie wusste, dass sie eigentlich nur zu sechst waren, zählte sie gleich noch einmal. Wieder kam sie auf sieben Personen. Sie empfand diese leitende Präsenz als sehr tröstlich. Sie hatte den festen Glauben, dass diese Person Jesus Christus war, und sie glaubte zu verstehen. Seine Gegenwart bedeutete, dass sie trotz der großen Gefahr, in der sie sich befanden, überleben würden. Die Botschaft war eindeutig: »Ihr werdet es schaffen.«[14]

Nachdem sie zwölf Stunden lang gegen den sintflutartigen Regen angekämpft hatten, ließ er schließlich nach, und das aufgewühlte Meer beruhigte sich. In der Morgendämmerung schöpften sie immer noch müde Wasser aus, doch das Schlimmste lag hinter ihnen. Später sanken sie alle in einen unruhigen Schlaf. Als sie erwachten, stärkten sie sich mit Keksen und getrocknetem Schildkrötenfleisch. Während sie sich unter einer Plane zusammenkauerten, erzählte Lyn den anderen, dass sie »vergangene Nacht in der *Ednamair* sieben Personen gezählt« habe und »eher die Vision einer Präsenz als die einer richtigen Person hatte«, die ihnen während des Sturms zur Seite stand. Dougal reagierte mit Skepsis auf ihre Schilderung, meinte, das sei »Unsinn« und sie sollten ihr Überleben nicht »Gespenstern, Geistern und dergleichen überlassen«, sondern seien selbst dafür verantwortlich. »Mein Vater stritt es ab«, erinnerte sich Douglas später. »Er bestritt, dass es eine solche Vision geben könne, aber wir anderen, ja, wir glaubten unserer Mutter. Meine Mutter ließ sich nicht davon abbringen.«[15] Die Präsenz hatte Lyn gerettet, die wiederum die anderen zu retten vermochte. Später gestand Dougal ein: »Wenn es ihr bei dem schrecklichen Unwetter geholfen hat, dann hat es sicherlich auch in großem Maße zu unser aller Überleben beigetragen. Wir waren in jener Nacht viele Male dem Tode nahe, und wenn nur einer von uns nicht mitgeholfen hätte, hätte das unser aller Untergang sein können.«[16]

Nach diesem Tiefpunkt begann sich ihre Lage zu verbessern. Sie fischten genügend frische Nahrung und fingen genügend Wasser auf, um nicht unentwegt auf Rettung hoffen zu müssen. Sie hatten sich an das karge Leben auf dem Meer gewöhnt. Dougal nahm die Veränderung wahr: »Es gelang uns nicht nur zu überleben, unser körperlicher Zustand besserte sich sogar.« Erst 38 Tage nach dem Verlust der *Lucette* wurde die reichlich lädierte Gruppe von einem Besatzungsmitglied eines japanischen Fischkutters gesichtet, und sie kamen mit dem Leben davon.

Schon vor seiner Einhand-Weltumsegelung galt William »Bill« King bei einigen Leuten als der bedeutendste lebende Segler Großbritanniens. Sein Schiff, der 12,8-Meter-Schoner *Galway Blazer II*, war speziell für die 45 000 Kilometer weite Tour angefertigt worden. King, ein drahtiger Mann von aristokratischem Aussehen, dessen Wohnsitz das im 15. Jahrhundert erbaute Oranmore Castle bei Galway in Irland ist, gilt als der einzige britische U-Boot-Kapitän, der alle sechs Kampfjahre des Zweiten Weltkriegs überlebt hat. Zu seinen Kriegsauszeichnungen kam später noch eine Vitrine voller Segeltrophäen hinzu. Doch nichts hatte King auf die schrecklichen Zwischenfälle vorbereiten können, die er erlebte, nachdem er in Plymouth in See gestochen war. Einmal verlor sein Schiff in einem gewaltigen Orkan den Mast. Kurz nachdem er die nötigen Reparaturen vorgenommen hatte, war King erneut mit dem Kampf ums nackte Überleben konfrontiert. Dieses Mal war es der Angriff eines Schwertwals, der, 800 Kilometer vom Festland entfernt, mit solcher Wucht immer wieder gegen die *Galway Blazer II* stieß, dass das ganze Schiff erbebte. Nachdem King auch diesen Zwischenfall lebend überstanden hatte, stand ihm in der Drake-Passage, der 480 Kilometer breiten Meeresstraße zwischen dem Kap

Hoorn am Südzipfel des amerikanischen Kontinents und der Antarktis, der nächste Albtraum bevor.

Seit seiner Kindheit hatte King davon geträumt, das Kap Hoorn zu umsegeln. Ein Schiff durch diese Passage zu steuern »war genau die richtige Herausforderung für mich«, meinte er. Er war sich über die Gefahr im Klaren, dass sich der Kanal verhalten würde »wie die Überlaufrinne eines Staudamms«, und näherte sich ihm im Februar 1973 von Westen her mit einer Mischung aus Vorfreude und Besorgnis, aber guter Stimmung, weil in den vorangegangenen zwei Monaten bei der Überquerung des Pazifiks ideale Segelverhältnisse geherrscht hatten. Über mehr als 8000 Kilometer hinweg hatte er bei starken Winden über das Meer gute Fahrt gemacht und dabei über die Geheimnisse nachdenken können, die ihn umgaben. King drückte es später folgendermaßen aus: »Man kann nicht allein den ganzen Pazifik überqueren und dabei der Gleiche bleiben, der man vorher gewesen ist.« Doch während er sich Südamerika näherte und sich die zerklüftete Küste des Kontinents vorstellte, die er bisher noch nie gesehen hatte, wurde ihm langsam etwas mulmig. Und er spürte die Kälte in der Luft. Als er sich Kap Hoorn näherte, stieß er auf eine bleigraue See und dichten Nebel. Wegen der extremen Wechselhaftigkeit des Wetters in den antarktischen Gewässern glaubte er nicht warten zu können, bis sich die Bedingungen besserten: »Während ich mich der Spitze Südamerikas näherte, dachte ich, je früher ich sie umrunde, desto besser.« Plötzlich brach aus Nordwest ein Orkan los: »Bei einer Sichtweite gleich null machte ich mir große Sorgen, wie ich navigieren sollte. Bei dem eisigen Nebel und der äußerst rauen See konnte man keine innere Ruhe bewahren.« Mit schwerem Seegang und ständigem Windwechsel hatte er zwar gerechnet, nicht aber mit dem Nebel. Es war der 4. Februar, und die Drake-Passage lag noch vor ihm.

Um wach zu bleiben, machte sich King zwei Thermosflaschen Kaffee. Vor dem »basaltenen Fangzahn des Hoorns« wurde ihm bang und bänger. Die schwarzen Klippen des Kaps sind bis zu 424 Meter hoch und der Friedhof unzähliger Schiffe, ein Ort, wo einmal ein ganzer Berg alabasterfarbener Leichen von ertrunkenen Matrosen auf die Felsen gespült worden ist. King schrieb: »Die Stunden vergingen düster, eisig und stürmisch. Ich starrte grimmig in die graue Morgendämmerung und ersehnte regelrecht den Augenblick, da ich es wagen konnte, nach links abzudrehen.« Die dunklen Wolken senkten sich immer tiefer auf ihn herab, bis sie mit der Gischt der brodelnden See eins wurden. Zwei Tage und Nächte lang kämpfte sich King weiter durch den nicht nachlassenden Sturm, durch eine Wand der Dunkelheit, ohne genau zu wissen, wo er sich befand. Er versuchte zu beten, doch sein Mund war von der Kälte so starr, dass er die Worte nicht einmal mit den Lippen formen konnte. Die Sturmböen, die auf ihn einschlugen, waren so heftig, dass ihn die Vorstellung überkam, die beiden Ozeane würden eine Fehde ausfechten und stießen sein kleines Schiff dabei »mit ihren Fäusten hin und her«. In der zweiten Nacht, am 5. Februar, nach 24 Stunden ohne Schlaf, begann King »geistig und körperlich zu erstarren. Ich begann mich zu fragen, ob ich wohl an Unterkühlung und Erschöpfung sterben würde.«

Vom Kamm einer fünfzehn Meter hohen Welle aus brachte King es fertig, die Sonnenhöhe zu messen, was ihm ermöglichen würde, sicher zwischen den beiden kleinen Inselgruppen am Kap Hoorn hindurchzusegeln. Er ging unter Deck, um die Position zu errechnen, doch kaum war er unten, kamen ihm Bedenken, und er sagte sich: »Ich sollte lieber wieder hochgehen und Wache halten.«[17] Doch dann fiel ihm ein: »*Er* ist doch an Deck.«[18] Später schrieb King: »Jemand stand oben an Deck und hielt Ausschau. In dieser einsamsten Stunde meines Lebens hatte ich überhaupt nicht das Gefühl, allein zu sein.«[19] Weil er sich sicher war, dass ihm ein anderer, ein Gefährte, während des Sturms zur Seite stand, konnte King es sich also erlauben, seine Position zu errechnen:

> … das seltsame Gefühl, als wäre jemand mit mir auf dem Schiff. Wie soll ich es erklären – nichts Mystisches, sondern einfach nur die beruhigende Gewissheit, dass da jemand war, der mir half und bestimmte Aufgaben übernahm. Rückblickend habe ich nicht den Eindruck, dass mein Geist verwirrt war – ich war mir einfach nur vollkommen sicher, dass ich nicht allein war.[20]

Diese Empfindung war so eindringlich und real, dass King auf die Bedürfnisse seines ungesehenen Begleiters Rücksicht zu nehmen begann, die Art Rücksichtnahme, wie man sie normalerweise einem Freund aus Fleisch und Blut gegenüber übt. Als er glaubte, er könne es riskieren, schlich er unter Deck, halb erfroren, aber bemüht, ganz leise zu sein, weil »er« – das andere Wesen – inzwischen vielleicht nicht mehr Wache hielt, sondern eingeschlafen war:

> Wer das war? Ich sah nichts, ich nahm nur diese gewisse Ausstrahlung wahr, die von einem guten Gefährten ausgeht. Diese seltsame seelische Wärme gab mir Kraft, meine Müdigkeit ließ nach und auch die quälende Furcht, dass wir in dieser totalen Finsternis mit masthohen Wellen und heulendem Wind gegen eine Insel krachen könnten.

Auch als die *Galway Blazer II* aus der Drake-Passage herauskam und in den Atlantik steuerte, blieb sie in dichten Eisnebel gehüllt. Der Wind wurde noch stärker, und King kam es vor, als würde jeder Windstoß ihm eine wütende Beschimpfung zuschleudern. Die ganze Zeit über »blieb das Gefühl eines ungesehenen Begleiters bestehen«. King dachte schon mehr in der Dimension »wir« statt »ich«. Er hatte das Gefühl, die Präsenz durchlitt nicht nur alle Schrecken mit ihm, sondern teilte auch seine Hochstimmung, als die *Galway Blazer II* den Atlantik erreichte: »Ich war inzwischen sehr müde, doch offensichtlich hatten wir das Kap umrundet. Wäre das nicht der Fall gewesen, hätten wir dagegenkrachen müssen.« Als der Wind schließlich nachließ, ging King unter Deck und schlief zwölf Stunden am Stück: »Mein Gefährte verließ mich und kehrte nie mehr zurück.«

Später schilderte King seine ungewöhnliche Begegnung Mike Richey, dem Direktor des Royal Institute of Navigation. »Oh«, entgegnete Richey nur, »*das* kennen wir doch alle.«[21]

Als Angus MacKinnon zu seiner Einhand-Fahrt von Nova Scotia nach Schottland aufbrach, schien er gegen alle Eventualitäten gewappnet. Doch ihm war klar, dass selbst ein erfahrener Seemann vom Meer vernichtend geschlagen werden kann, und als presbyterianischer Pfarrer glaubte er, dass dort andere, größere Mächte im Spiel waren: »Da ist immer noch der Faktor x der Vorsehung.« MacKinnon segelte am 23. Juni 1995 bei schönem Wetter vom Northern Yacht Club in North Sydney in seiner kleinen Hochsee-Rennjolle *Research II* los. Seine erste Bewährungsprobe ließ nicht lange auf sich warten. Ein schwerer Sturm habe ihn »fast vernichtet«, schrieb er in seinem Reisebericht *Atlantic Challenge*. Es folgte ein zweiter Orkan, bei dem so riesige Wellen gegen das Boot peitschten, dass es hilflos hin und her schwankte und er selbst vom eiskalten Wasser völlig durchnässt wurde. Außerdem verlor er den Funkkontakt.

In der Nacht des 12. Juli, zwanzig Tage nach Beginn seiner Fahrt, ließ der Sturm etwas nach, aber die See blieb rau. Er war gerade unter Deck in der beengten Kajüte, als ihm bewusst wurde, dass er nicht allein war. Er hatte das Gefühl, seine Frau Mary sei bei ihm: »Mehrere Male musste ich aufstehen und mich jedes Mal umschauen, um mir klarzumachen, dass sie nicht da sein konnte.« Doch das Unmögliche ließ sich nicht vertreiben. Drei Tage später, er hatte sich gerade wieder in der Kajüte hingelegt, spürte er ihre Anwesenheit. »Es kam mir völlig natürlich vor. Wir unterhielten uns miteinander.« Dann hörte er sie klar und deutlich sagen, dass er »an Deck gehen« solle. Er blickte sich suchend nach ihr um, sah aber nichts und legte sich wieder hin. Da hörte er sie erneut: »Du musst sofort hochgehen.« Im gleichen Augenblick gab es einen heftigen Ruck, die *Research II* drehte sich um die eigene Achse und segelte in entgegengesetzter Richtung weiter.

Der Orkan hielt tagelang an, und das Boot hüpfte wie ein Korken auf dem Meer auf und ab. Einmal wurde es von einer so gewaltigen Woge getroffen, dass MacKinnon quer durch die Kajüte gegen die Schränke flog, als das Boot sich auf die Seite legte. Keiner dieser Schrecken vermochte seinen Glauben zu erschüttern, dass Gott und die *Research II* ihn nicht im Stich lassen würden. Doch Schlafmangel und immer stärker werdendes Heimweh machten die ohnehin schon schwierige Überfahrt noch schwerer. Am 24. Juli »besuchte« ihn seine Frau wieder, als er gerade schlief. Er wachte auf und hörte in der Kajüte eine Stimme, die eine Warnung aussprach. »Es fiel mir sehr schwer zu glauben, dass sie nicht da war. Ich hatte das intensive Gefühl, dass sie geistig anwesend war.« Am darauffolgenden Tag wiederholte es sich. Es kam ihm vor, als hätte er in der Nacht mit seiner Frau gesprochen, und am nächsten Morgen hörte er sich sagen: »Mary, du bist doch da, oder?« »Aber da war nur Schweigen«, schrieb MacKinnon. »Obwohl keine Stimme zu hören war, verging das Gefühl ihrer Gegenwart nicht.«

MacKinnon schrieb, dass er sich über die Besuche freute, und das ließ ihn über die Frage nachsinnen: »Was genau ist Gegenwart?« Woraus besteht unsere Gegenwart, wenn es möglich ist, sich am Telefon über Tausende von Kilometern hinweg miteinander zu unterhalten oder einander über solche Entfernungen hinweg sogar zu sehen? Und hier fand der Pfarrer einen Glaubensgrundsatz: »Warum sollte unsere Wahrnehmung durch Skepsis eingeschränkt und damit Erfahrensbereiche ausgeschlossen werden, die zu verstehen wir einfach zu unwissend sind? Für jeden offenen Geist ist es eine irrige Auffassung, die Aussage ›ich glaube nur, was ich sehe‹ für ein unfehlbares Prinzip der induktiven Erkenntnisgewinnung zu halten.«[22]

Die *Gizmo*, eine 9-Meter-Jolle (aus der Klasse der Freizeit-Segelboote) war für Bootsrennen gebaut und keineswegs für Segelregatten über den Ozean. Nichtsdestotrotz hatte die Besatzung der Rennjolle bei der Eröffnung des »Legend Cup Race« in Newport, Rhode Island, bei ihrer Abfahrt am 9. Mai 1996 nicht etwa vor, ein paar Bojen im Hafen zu umrunden und sich einige Stunden später in den Salon des Newport Yacht Club zurückzuziehen. Es war vielmehr der Start zu einer strapaziösen einundzwanzigtägigen Atlantiküberquerung mit dem Ziel, als Erste in den englischen Hafen Plymouth einzulaufen. Derek Hatfield, der Kapitän der *Gizmo*, und die Crewmitglieder Andrew Prossin und Bill Russell segelten in den Golfstrom hinaus und dann nordwärts in Richtung Neufundland. Die ersten beiden Tage verliefen ohne Zwischenfälle. Der Golfstrom sorgte für angenehme Temperaturen, sie segelten mit der Strömung und machten gute Fahrt. In der Cabotstraße zwischen Neufundland und Cape Breton Island war die *Gizmo* jedoch drei Tage lang bei nasskaltem Wetter in einer Flaute. Dort hatte die Crew auch mit den ersten Widrigkeiten zu kämpfen.

Das Segelboot war klein, und weil es eigentlich für Bootsrennen gebaut war, konnte man darauf kaum aufrecht stehen. Die meiste Zeit ihrer 21 Tage dauernden Atlantiküberquerung mussten die drei Männer wegen der Bauart des Boots und wegen des Seegangs mit eingezogenen Köpfen dasitzen und sogar noch häufiger auf allen vieren kriechen. In der Cabotstraße waren sie zudem ständig Temperaturen um den Gefrierpunkt und hoher Luftfeuchtigkeit ausgesetzt. Der 27-jährige Prossin, ein erfahrener Matrose aus Cape Breton Island, zitterte drei Tage lang fast ohne Unterlass, weil ihm einfach nicht warm wurde. Wegen seiner Unterkühlung war er nicht in der Lage, länger als eine halbe Stunde am Stück Wache zu halten. Bei diesen Witterungsverhältnissen begann, so erzählte mir Prossin, »ich dieses Gefühl wahrzunehmen … und zählte nicht drei, sondern vier Personen«.[23] Er bemerkte es zum ersten Mal, als er mit dem Kochen an der Reihe war und vier Portionen des gefriergetrockneten Essens vorbereitete statt drei. Er stellte auch eine vierte Schale und einen vierten Löffel auf den Tisch. »Zuerst hielt ich es für ein Versehen, doch dann merkte ich, dass ich es andauernd machte«, so Prossin. Es war kein Versehen. Als er die Personen auf der *Gizmo* einmal bewusst zählte, kam er auf vier. Und wenn er am Ruder stand, dachte er immer, er würde nicht von Hatfield oder Russell abgelöst, sondern von dem vierten Mann.

Im weiteren Verlauf der Fahrt wurde das Wetter noch schlechter. Sie segelten zum nördlichen Rand des Golfstroms, in der Absicht, Meeresströmungen auszunutzen, die sie, so hofften sie, über den Atlantik treiben würden. Es war ein ungewöhnlich strenger Frühling mit äußerst rauen Witterungsbedingungen. Manchmal stiegen die Wellen bis zu fünfzehn Meter hoch, höher als der 11,5 Meter hohe Mast der *Gizmo*. Das Segelschiff kenterte mehrere Male, und weil das Heckwerk offen war, füllte es sich, wenn Wellen darüber hinwegspülten, mit Wasser. Trotz allem hatte Prossin nie Angst, wenn er allein am Ruder saß, während sich die beiden anderen wegen des hohen Seegangs nach unten verzogen hatten. Er fühlte sich auch nicht allein, nicht einmal in der rabenschwarzen Finsternis:

> Wenn richtig rauer Seegang herrschte, saß manchmal noch eine zweite Person in der Plicht, den Blick nach achtern gerichtet, um die anderen warnen zu können, wenn sich die Wellen brachen. Mit diesem wendigen kleinen Boot war es das Sicherste, von den Brechern wegzusteuern, damit sie nicht gegen das ziemlich leicht gebaute Boot krachten. Und auch wenn sonst keiner da war, kam es mir so vor, als wäre jemand da draußen und beobachte die Wellen. Ich sah zwar nichts, aber ich hatte ganz deutlich das Gefühl, dass mir jemand half... und mir sagte, in welche Richtung ich steuern sollte. Und etliche Male wurde der Eindruck noch verstärkt, wenn ich eine Anweisung befolgte und gleich darauf einen lauten Knall hörte. Wenn ich dann in die Richtung sah, aus der dieser Knall gekommen war, konnte ich tatsächlich eine fünf Meter hohe Gischt an der Stelle sehen, wo vorher der Brecher gewesen war. Es kam mir vor, als wäre da ein Lotse, der mich leitete.[24]

Einen Tag bevor sie Plymouth erreichten, als gerade wieder ein Sturm im Anzug war und sie sich im Lee der irischen Küste befanden, wollte Prossin beidrehen und den Sturm vorüberziehen lassen. Hatfield jedoch befahl, hart am Wind nach Plymouth zu segeln. Prossin vernahm das mit großer Sorge, weil sie für sein Gefühl zu hart am Wind lagen. »Irgendetwas machte mir Angst«, erzählte er mir. Als es ihm nicht gelang, Hatfield umzustimmen, sprach Prossin laut mit dem unsichtbaren Besatzungsmitglied. Am Ende war die *Gizmo* das einzige der sieben Boote des Legend Cups, das das Ziel erreichte. Eines der Boote hatte in einem Gewittersturm seinen Mast eingebüßt und nach Newport zurückgeschleppt werden müssen. Ein anderes war angeblich bei einem Zusammenprall mit einem schlafenden Wal schwer beschädigt worden. Und ein drittes, ein Trimaran, hatte mitten auf dem Atlantik seinen Mast verloren. Für Prossin war das vierte Besatzungsmitglied bei der Atlantiküberquerung eine fast konstante Erscheinung, eine Existenz wie er selbst, so deutlich spürbar, dass er glaubte, dieser Dritte Mann müsse auch etwas zu essen bekommen. Dennoch hatte er das Gefühl, dass die Präsenz etwas Größeres war als nur ein normales weiteres Besatzungsmitglied. Prossin sagte mir: »Ich sah es als Zeichen einer Art lenkenden Macht oder als einen Schutzengel.«

Woran liegt es, dass manchen Menschen ein wohlmeinender Freund und Helfer erscheint, während andere zerstörerische Phantasien haben? Warum begegnen manche Menschen ihrem Retter und andere dem Zerstörer? Es gibt verschiedene Theorien. So kann das Trinken von Salzwasser desorientierende Halluzinationen auslösen. Außerdem kann bei manchen Menschen eine Art »Scheuklappeneffekt« auftreten, der sie in die Lage versetzt, das Schlimmste an ihrem Martyrium beiseitezuschieben und sich aufs Überleben zu konzentrieren. Die Ich-Stärke eines Menschen ist zweifelsohne ein entscheidender Faktor, der Retter »tritt häufiger bei Personen auf, die durch ihr Martyrium hindurch glauben, am Ende gerettet zu werden«[25], während der Zerstörer die übrigen zur Strecke bringt. »Es besteht kein Grund, die Bedeutung, die diesem absoluten Überlebenswillen innewohnt, in Zweifel zu ziehen.«[26] Diese Einstellung, der unerschütterliche Glaube, dass man es letztendlich schaffen wird, wie er in so vielen der hier beschriebenen Fälle zu finden ist, ist das, was mit der Macht des Retters gemeint ist.

Kapitel 12 Die Schattengestalt

Julian Jaynes' Hypothese, der Dritte Mann sei das Produkt rechtshemisphärischer Invasionen in die linke Hirnhälfte, wurde von dem Schweizer Neurowissenschaftler Peter Brugger in Zweifel gezogen. In einer Studie von 1996 analysierten Brugger und zwei Kollegen Berichte von 31 Probanden mit Hirnverletzungen oder Hirnstörungen (einschließlich Migräne, Schizophrenie, Tumoren und akutem Sauerstoffmangel) über »unilateral gespürte Präsenzen«, ohne einen klaren Zusammenhang zwischen dem Phänomen und einer rechtshemisphärischen Funktionsstörung zu finden. Bei einer großen Zahl der von Brugger untersuchten Fälle lag die Störung sogar in der linken Hirnhälfte vor. Brugger hatte eine andere Erklärung für die »Illusion, von einem unsichtbaren Wesen begleitet zu werden«. Seiner Meinung nach handelt es sich um die Erweiterung eines oft von Amputierten geschilderten Phänomens auf den ganzen Körper.[1]

Nach dem Verlust eines Körperteils erzeugt das Gehirn die Empfindung, das fehlende Glied sei noch vorhanden. Es wird von den Amputierten tatsächlich bei allen Körperbewegungen mitempfunden. Manchmal werden sogar Schmerzen oder andere Empfindungen wahrgenommen. Mehr als 90 Prozent der Amputierten erleben dieses Phänomen. Donald O. Hebb zufolge ist das Phantomglied der Beleg dafür, dass die Wahrnehmung des eigenen Körpers eine Halluzination ist, die nur zufällig meist mit der Wirklichkeit übereinstimmt. Eine ähnliche Ansicht äußerte Brugger, nämlich dass der Dritte Mann ein Ganzkörper-Phantom oder Doppelgänger sei, »eine Ausdehnung der Wahrnehmung des eigenen Körpers in die Außenwelt«[2]. Das Gehirn projiziert die Wahrnehmung des eigenen Körpers nach außen und nimmt fälschlicherweise in unmittelbarer Nähe ein anderes Wesen wahr.

Für Brugger ist aufschlussreich, dass »erschöpfte Bergsteiger häufig hoffnungslose Situationen überwinden, indem sie für ›den Anderen‹ sorgen, der sie begleitet«. Er zitierte das Beispiel von Frank Smythe, der am Everest seinen Minzriegel mit dem ungesehenen Begleiter teilen wollte. Es gibt viele weitere Fälle dieser Art. Der polnische Bergsteiger Jerzy Kukuczka hatte ein ähnliches Erlebnis bei seiner Alleinbegehung des Makalu, des fünfthöchsten Berges der Erde, 22 Kilometer östlich vom Everest. Kukuczka schaufelte in 8000 Meter Höhe eine Plattform in den Schnee und schlug bei starkem Wind sein Zelt auf. Als der Bergsteiger dann drinnen Tee zu kochen begann, merkte er plötzlich, dass er Gesellschaft hatte. »Genau in diesem Augenblick hatte ich das völlig unerklärliche Gefühl, nicht allein zu sein, dass ich für zwei Leute kochen musste. Das Gefühl, dass noch ein anderer anwesend war, war so stark, dass ich versucht war, ihn anzureden.«[3] Reinhold Messner hatte bei seiner historischen Durchsteigung der Nordwand des Mount Everest im Jahr 1980 ein ähnliches Erlebnis. Er konnte sich kaum dazu bringen, etwas zu essen oder zu trinken. Er brauchte »so viel Energie, nur um gegen Angst und Trägheit anzukämpfen«. Doch dann vernahm er eine Stimme: »›Fai la cucina‹, sagt jemand neben mir, ›Kümmere dich um die Küche.‹ Ich denke wieder ans Kochen.« Er hatte das Gefühl, mit einem unsichtbaren Begleiter zusammen zu sein. »Ich teile das Stück Trockenfisch, das ich aus dem Rucksack hole, in zwei gleiche Teile. Erst in dem Augenblick, als ich mich umdrehe, weiß ich wieder, dass ich allein bin.«[4]

Bruggers Theorie zufolge sorgen die Menschen in solchen Fällen in Wirklichkeit nicht für den Dritten Mann, sondern für sich selbst.[5] Auch wenn der Dritte Mann der betroffenen Person in einer Notlage aktiv beizustehen scheint, kümmert sich diese Person in Wirklichkeit um ihre eigenen unmittelbaren Bedürfnisse, wie zum Beispiel der Amerikaner Steve Swenson, als er bei einer Everest-Besteigung 1994 gezwungen war, in 8200 Meter Höhe ein zweites Mal zu biwakieren. Swenson hatte sich vorgenommen, wegen der Gefahren in dieser Höhe nicht zu schlafen: »Im Schlaf würde sich mein Atem verlangsamen. Ich hatte Angst, dass ich beim Erwachen Atembeschwerden haben würde und dachte, ich sollte besser nur dasitzen und wach bleiben, um meinen Zustand kontrollieren zu können.« Doch sosehr er sich auch bemühte, irgendwann döste er ein. Kaum war er eingeschlafen, weckte ihn eine Person mit den Worten: »Nein, du musst wach bleiben.« Er blickte über seine linke Schulter in das Gesicht einer freundlichen Asiatin. Sie war sehr sanftmütig und besorgt und drang darauf, dass er eine Tasse Tee trank. Swenson sah nur ihren Kopf und war über ihr überraschendes Erscheinen nicht im Geringsten erschrocken. Er wusste, warum sie da war: »Ihre Aufgabe war es, dafür zu sorgen, dass ich nicht einschlief, und so wachte ich jedes Mal, wenn ich eingenickt war, kurz darauf wieder auf. Wenn ich einnickte, weckte sie mich auf. Sie war stets hinter mir und sagte, ›trink eine Tasse Tee, du musst unbedingt wach bleiben‹.«[6] Das Gefühl der Anwesenheit der Asiatin hielt die ganze Nacht an. Swenson erzählte mir: »Alles, jeder Ratschlag, den ich erhielt, war genau das, was ich tun musste.« Ein weiteres Beispiel schildert der australische Bergsteiger Michael Groom, der 1987 am Kangchendzönga in großer Höhe biwakierte und in äußerster Gefahr war. »Ich spürte die Gegenwart einer anderen Person neben mir im Zelt. Sie kniete sich rechts von mir hin, legte die Hand mit festem Druck an meinen Rücken und half mir, mich aufzusetzen. Mit dem Kopf zwischen den Knien bekam ich besser Luft und spürte weiterhin die Gegenwart eines anderen, der über mich wachte.«[7]

Manche Menschen, so Brugger, berichten auch von synchronen Bewegungen, d. h., der Dritte Mann scheint alle ihre Bewegungen zu imitieren. Reinhold Messner schreibt, der »dritte Bergsteiger« am Nanga Parbat war »regelmäßig ein bisschen rechts von mir ... einige Schritte von mir entfernt«. Brugger stellte außerdem fest, dass das ungesehene Wesen der betroffenen Person manchmal vertraut vorkomme, auch wenn sie es nicht identifizieren könne. Tatsächlich fragte sich Messner, ob er »den einen« nicht mit sich selbst verwechselte, »als sähe ich mich von daneben«. Brugger verwies auf den von Critchley zitierten Fall einer älteren Frau, die an einer bilateralen kortikalen Atrophie (Schrumpfung der Hirnrinde) litt und das intensive Gefühl hatte, dass sich jemand bei ihr im Zimmer befand, obwohl sie in Wirklichkeit allein war. Es kam ihr so vor, als ob sie die Person kenne, ohne dass sie diese identifizieren konnte, obwohl ihr manchmal »dämmerte, dass diese Person niemand anderes war als ich selbst«. Sandy Wollaston hatte bei einer Anprobe bei einem Maßschneider in London ein ähnliches Erlebnis: »Dort im Spiegel war der geheimnisvolle Mann, der mir im Dschungel gefolgt war, der Doppelgänger, der mir das Leben gerettet hatte.«[8]

Brugger ordnete dieses Phänomen den vollausgebildeten »autoskopischen« Halluzinationen zu, bei denen die Betroffenen kurzzeitig ein exaktes Spiegelbild von sich selbst sehen. Ein

Beispiel dazu liefert der französische Schriftsteller Victor Ségalen, dem bei einer topografischen und archäologischen Expedition an der chinesisch-tibetischen Grenze im Jahr 1909 ein Phantomgefährte begegnete. Nach einer zweimonatigen Wanderung in das Hinterland im Westen Chinas erreichte Ségalen, der mit einem Gefährten und Führern unterwegs war, den, wie er es nannte, »Endpunkt« seiner Reise. Es war im Qin-Ling-Gebirge, einem zerklüfteten Gebirgszug, der die östliche Provinz Shaanxi von Osten nach Westen durchzieht. In südlicher Richtung hatte die Expedition einen tief verschneiten Pass in 3000 Meter Höhe überquert und war dann einem schmalen Pfad längs der Schlucht des Heishui gefolgt. Am 17. November befand sich Ségalen am Fuß der letzten Bergspitzen einer Hochebene. Sie waren, schrieb er, »schroffer als die zerklüftetsten Gipfel Europas ... eine Landschaft, die vom Rauschen der Bäche und Heulen des Windes erbebte«. Nachdem er offenbar »ein bisschen weiter marschiert war, als ich mir hätte zumuten dürfen«, und mit seinen Kräften am Ende war, wurde das »Verlangen, vor Erschöpfung zu weinen, überraschend von einem Gefühl der Klarheit abgelöst«. Ségalen schrieb: »Ich und der andere begegneten sich hier, am hintersten Punkt der Reise.« Es war eine beinahe phantastische Begegnung. Ségalen fand sich von Angesicht zu Angesicht einer farblosen, fast durchsichtigen Gestalt gegenüber, durch die hindurch er die Landschaft jenseits sehen konnte, »Felsen und Sturzbäche«.

»Der andere«, schrieb Ségalen, »versperrte mir schweigend den Weg.« Trotz der Transparenz erkannte er in der Gestalt einen jungen Europäer in altertümlicher Kleidung. Während es Ségalen große Kraft gekostet hatte, bis zu dieser Stelle zu kommen, schienen die Hitze und die große Höhe bei dem anderen keine Spuren hinterlassen zu haben. Unwillkürlich sagte Ségalen: »Du gehörst nicht in diese Landschaft. Deine Weste, deine

Schuhe und dein blasses Gesicht ohne Sonnenbräune passen nicht hierher. Ist dir nicht kalt? Du siehst nicht so aus, als ob du große Höhen gewöhnt wärst ...« Die Gestalt entgegnete nichts. »Er zeigte sich von der Seite, ohne mich anzusehen und vielleicht ohne mich zu bemerken. Ich stellte ihm eine Frage, ohne eine Antwort zu erwarten. Eine Antwort hätte mich mehr überrascht als Schweigen. Und er antwortete auch tatsächlich nicht.« Die Gestalt schien sich dann in der Landschaft aufzulösen, doch genau im letzten Augenblick ihres Verschwindens meinte Ségalen zu erkennen, wer diese Person war. Ségalen, der damals dreißig Jahre alt war, glaubte, die fremde Gestalt sei er selbst, ein Phantom-Ebenbild, das aber jünger war als er selbst, »eine naive Jugenderinnerung«. Er wunderte sich über das Gesehene und fragte sich, warum es gerade an dieser Stelle aufgetreten war, »an diesem Ort, der für mich der hinterste Winkel der Welt war«. Das Erlebnis ließ Ségalen zu einer Einsicht kommen: Er befand, dass er nun weit genug gegangen war, dass diese unerwartete Begegnung ein Signal sei, dass es an der Zeit war, sich zurückzuziehen: »Nachdem ich ans Ende meines Weges gelangt war, machte ich kehrt ... und trat den Rückweg an.«

Ségalen schilderte diese Begegnung in dem literarischen Werk *Équipée*, einer Mischung aus Dokumentation und Roman. Einer Notiz in Ségalens privaten Unterlagen ist jedoch zu entnehmen, dass dieser Szene tatsächlich eine wahre Begebenheit zugrunde lag.[9] Er schrieb weiter, dass es unerträglich gewesen wäre, wenn sich dieses Erlebnis wiederholt hätte, weil dieses »seltene Phantom dadurch eine Notwendigkeit, ein lebenslanger Begleiter«[10] geworden wäre. Brugger stellte fest, dass solch offenkundige Erlebnisse der Verdoppelung des eigenen Körpers selten seien, jedoch »eine Reihe von Beobachtungen die Hypothese unterstützen, dass der ›Fremde dahinter‹ niemand anderes ist als der ›unsichtbare Doppelgänger‹ der betroffenen Person«[II]. Er hob hervor, dass in Berichten über gespürte Präsenzen »häufig ein Gefühl der Vertrautheit oder enger seelischer Verbundenheit mit der ›Präsenz‹ festgestellt wird«. Dass die Präsenz sich vom Selbst unterscheidet, spiele keine Rolle, die Betroffenen betonten sogar, dass das ungesehene Wesen sich in einem bestimmten Abstand zum eigenen Körper befand, oder schrieben ihr manchmal eine Identität zu. Brugger und seine Kollegen denken, dass es sich um ein neurologisches Phänomen handelt, bei dem der eigene Körper in die Außenwelt projiziert wird. Wenn einer Person ein »Dritter Mann« begegnet, begegnet sie demzufolge sich selbst.

Es gibt noch einen weiteren Zusammenhang, in dem häufig die Gegenwart eines ungesehenen Wesens wahrgenommen wird: in Paralyse-Phasen des Schlafs. Wissenschaftler unterscheiden zwischen mehreren Schlafphasen oder Schlafstadien. Der REM-Schlaf (REM = »rapid-eye-movement«), der mit raschen Augenbewegungen einhergeht und von Träumen begleitet ist, gilt als wesentlich für die Gesundheit. Ein Charakteristikum des REM-Schlafs ist die Bewegungsunfähigkeit – eine Art natürlicher Lähmung – des Schlafenden. Eine andere Art Schlafparalyse oder Schlaflähmung tritt auf, wenn die Bewegungsunfähigkeit andauert, obwohl die betroffene Person wach ist, was zur Folge hat, dass sie alles wahrnimmt, ohne sich bewegen zu können. Die Schlafparalyse ist nur von kurzer Dauer, und die Forscher machen unterschiedliche Angaben darüber, wie viele Menschen dieses Phänomen im Laufe ihres Lebens mindestens einmal erlebt haben. Schätzungen gehen von 30 und 50 Prozent der Bevölkerung aus. Solche Phasen werden oft von dem Gefühl einer ungesehenen Präsenz begleitet. In manchen Fällen wird die Präsenz als neutraler Eindruck von einer anderen im Zimmer befindlichen Person beschrieben, ohne dass die Sinnesorgane daran beteiligt sind. Die Betroffenen sagen: »Ich habe es nie gesehen, aber es ist eindeutig etwas da.«[12] In anderen Fällen beschreiben die Betroffenen »schemenhafte Präsenzen«. Und in etwa der Hälfte der Fälle geben die Betroffenen an, dass sie von jemandem oder etwas beobachtet oder überwacht werden. Manche haben das Gefühl, die Präsenz sei böse, bedrohe sie und erzeuge Angst.

In seiner Studie über die Schlafparalyse stellt J. Allan Cheyne, Psychologe an der University of Waterloo, fest, dass diese Angst als »eine unbeschreibliche Furcht vor einer unbekannten Macht« empfunden wird. Cheyne stellt die Theorie auf, dass sich die Menschen in den Schlafparalyse-Phasen in einem extremen »hypervigilanten« Verteidigungszustand befinden. »Die Präsenzwahrnehmung ist die erfahrungsmäßige Komponente eines Bedrohungs-Entdeckungsmechanismus, der zu Bemühungen führt, Quellen der Bedrohung zu finden, zu identifizieren und zu erklären.«[13] Die Furcht ist verständlich angesichts der Tatsache, dass der Mensch während der Schlafparalyse »gelähmt und hilflos ist und dabei normalerweise auf dem Rücken und im Dunkeln liegt«.

Später führten Cheyne und sein Mitautor Todd A. Girard weiter aus, dass durch solche Phasen ein »durch Bedrohung aktiviertes Wachsamkeitssystem« in Gang gesetzt werde. »Mechanismen zur Erkennung räuberischer Wesen und Risikoabwägung gehören zu den elementarsten Strategien der Organismen«, schrieben sie. »Die Funktion solcher Mechanismen besteht darin, in Gegenwart einer vagen, versteckten oder nicht ganz deutlichen Bedrohung Informationen über potenzielle räuberische Wesen zu erhalten.«[14] Cheyne und Girard schrieben, dass die Menschen »außerordentlich empfindlich reagieren« auf Zeichen der Existenz einer äußeren wirkenden Kraft, wie zum Beispiel eines räuberischen Wesens oder eines potenziellen menschlichen Angreifers, selbst auf das Risiko hin falschen Alarm zu schlagen. Als ein Beispiel nannten sie das Rascheln von Blättern, das als Gegenwart von etwas Bedrohlichem gedeutet werden könne: »Jede plötzliche und unerwartete Bewegung ohne eindeutige äußere Ursache löst das Gefühl der Gegenwart einer wirkenden Kraft aus.«[15]

Der Psychologe Justin L. Barrett bezeichnete diese Funktion unseres Bewusstseins als »hypersensitive agent detection device« (HADD). Damit der Detektor etwas als wirkende Kraft identifiziere, müsse sich »das Objekt lediglich auf eine Weise bewegen (oder auf eine andere Weise agieren), die auf ein bestimmtes Ziel dieser Handlung schließen lässt«[16]. Dies ist Barrett zufolge ein Grund dafür, dass Menschen an »Götter, Geister und Kobolde« glauben. Cheyne sieht nicht nur einen Zusammenhang zwischen Agens-Detektoren und Präsenzwahrnehmungen während der Schlafparalyse, sondern auch mit »anderen veränderten Bewusstseinszuständen«. Er stellte fest, dass »Agens-Detektoren vor allem in Notsituationen in den Vordergrund rücken, in denen die Schwellen niedriger werden und sich die Reaktionsneigung des Agens-Detektors erhöht«.

Tore Nielsen vom Traum- und Albtraum-Laboratorium des Sacré-Cœur Hospitals in Montreal lieferte eine andere Erklärung, derzufolge »der Paralyse-Anfall zu einer Aktivierung halluzinatorischer sozialer Bilder in Form einer Präsenz führen kann«. Nielsen wies darauf hin, dass die Bedingungen, unter denen Präsenzempfindungen ausgelöst werden, nicht auf Schlafparalyse-Phasen beschränkt sind, sondern äußerst vielfältig sein können: »Sie werden ausgelöst nach Geburten und Todesfällen, bei sensorischer Deprivation und Gehirnkrankheiten wie Epilepsie und Tumoren. Sie treten in den unterschiedlichsten extremen Umgebungen auf, beispielsweise beim Polartrekking und Bergsteigen in über 6000 Meter Höhe.« Außerdem stellte er fest: »Jede Präsenzempfindung in Gestalt eines geistigen Wesens wie zum Beispiel Gott, eines Engels oder eines geistigen Führers spiegelt diese Fähigkeit wider.«[17] In seiner Liste von Präsenzerlebnissen führte Nielsen auch imaginäre Begleiter an sowie ein äußerst interessantes traumassoziiertes Phänomen namens »Baby im Bett«, das bei Frauen kurz nach der Entbindung auftreten kann: Obwohl der Säugling friedlich neben ihnen im Kinderbett schläft, spüren die betroffenen Frauen intensiv die Gegenwart eines Babys in ihrem Bett und suchen dann verzweifelt unter der Decke nach ihm.

Nielsen betont, dass die »gespürte Präsenz eine Variante normaler sozialer Bilder ist«, die nicht nur in Schlafparalyse-Phasen, sondern unter vielen anderen Umständen auftreten kann. Soziale Bilder an sich seien eine häufig vorkommende »elementare, wenn auch unterschätzte Dimension der menschlichen Kognition«. Des Weiteren stellte er fest, dass die Präsenz in einigen dieser Situationen manchmal »ermutigend und tröstend ist und Hoffnung gibt«. Seiner Ansicht nach ist es die »unheimliche Natur« der Schlafparalyse, die Angst und Beklommenheit auslöst sowie »Verzweiflung, wenn die betreffende Person zu Angststörungen neigt«. Nielsen zufolge bekräftigt das »Auftreten furchterregender und nicht furchterregender Präsenzen in den meisten anderen Situationen die Hypothese, dass es sich um halluzinatorische Varianten sozialer Bilder handelt und diese nicht unbedingt an durch Angst aktivierte Wachsamkeit gebunden sind«[18]. Zur Präsenz selbst meint Nielsen, sie stelle möglicherweise »das räumliche Skelett aller imaginierten Wesen dar – eine Art Orientierungsgerüst«[19].

In Lausanne brachten Forscher am Gehirn einer Epilepsiepatientin Elektroden an, um herauszufinden, ob die Krankheitssymptome durch eine Operation behoben werden könnten. Bei der Stimulation der linken »temporo-parietalen« Verbindungsbahn etwa 2,5 Zentimeter oberhalb und hinter dem Ohr mit schwachem elektrischem Strom drehte die Frau, eine 22-jährige Studentin, den Kopf zur Seite. Bei einer Wiederholung der Stimulation drehte sie erneut den Kopf. »Warum tun Sie das?«, wurde sie gefragt.[20] Die Frau entgegnete, sie habe »seltsamerweise das Gefühl gehabt, dass jemand in der Nähe sei, obwohl in Wirklichkeit niemand da ist«. Als die Forscher den Strom abschalteten, sagte sie, die Präsenz sei verschwunden. Die elektrische Stimulation wurde wiederholt und »erzeugte wieder das Gefühl einer Präsenz im außerkörperlichen Raum der Patientin«. Bei fortgesetzter Stimulation begann die Frau »die ›Person‹ als jung und von unbestimmbarem Geschlecht zu beschreiben, ein ›Schatten‹, der weder sprach noch sich bewegte und hinter ihrem Rücken genau die gleiche Position einnahm wie sie selbst«[21]. Am Ende meinte sie jedoch, dass es ein Mann sei, und stellte fest: »Er ist hinter mir, fast direkt an meinem Körper, ohne dass ich es spüre.«

Bei erneuter Stimulation mit elektrischen Impulsen saß die Frau mit angewinkelten Beinen da und hatte die Arme um die Knie gelegt. »Sie stellte fest, dass der ›Mann‹ jetzt ebenfalls saß und die Arme um sie legte, was sie als ein unangenehmes Gefühl beschrieb.«[22] Um herauszufinden, ob die gleiche Körperhaltung der Frau und jene der imaginären Person erhalten blieb, führten die Forscher die Stimulation durch, während die Frau mal auf der rechten, mal auf der linken Seite lag. In beiden Fällen hatte sie das Gefühl, dass die »Person« ebenfalls lag, »dieselbe Position einnimmt wie ich selbst und auf derselben Stelle liegt wie ich«. Als die Frau auf der linken Seite lag, nahm sie jedoch noch etwas anderes wahr: »Jemand berührt meinen rechten Oberschenkel.« Als man sie fragte, wer das ihrer Meinung nach sei, entgegnete sie: »Wahrscheinlich dieselbe Person.«[23] Die Forscher stimulierten sodann das Gehirn der Frau, während sie aufrecht dasaß und einen Sprachtest machen sollte, bei dem sie eine Karte in der rechten Hand hielt. Wieder beschrieb sie eine rechts hinter ihr sitzende Präsenz. Sie hatte das Gefühl, die Präsenz versuche sie bei ihrer Aufgabe zu behindern, und stellte fest: »Er will mir die Karte wegnehmen. Er will nicht, dass ich lese.«

Bei den Forschern, u.a. Shahar Arzy und Olaf Blanke, handelt es sich um Mitglieder einer Forschungsgruppe an der Presurgical Epilepsy Unit der Abteilung für Neurologie am Universitätskrankenhaus Genf sowie des Brain Mind Institute, Lausanne, die bahnbrechende Untersuchungen im Bereich der Kognitiven Neurowissenschaft durchführen. In einem Aufsatz in der Zeitschrift *Nature* vom September 2006 erläuterten sie, wie es ihnen bei dieser klinischen Untersuchung gelungen war, künstlich eine »imaginäre Schattengestalt« zu erzeugen. Blanke, einer der Autoren, war dem Phänomen schon früher begegnet. Einige Jahre zuvor hatte er eine 65-jährige Nonne untersucht, die wegen Sehbeschwerden und Sprachproblemen ins Krankenhaus eingeliefert worden war. Die Patientin begann kurz darauf akustische Halluzinationen zu beschreiben und gab an, dass sie »eine Präsenz höre«. 2003 veröffentlichten Blanke und seine Kollegen in dem Magazin *Neurocase* einen Bericht über diesen ungewöhnlichen Fall. Während sie in der Krankenhauskapelle einen Gottesdienst besuchte, hatte die Nonne plötzlich das Gefühl, dass hinter ihr zwei Leute saßen und miteinander flüsterten. »Das Getuschel ging ihr immer mehr auf die Nerven, und weil es nicht aufhörte, drehte sie sich schließlich um, um die beiden aufzufordern, still zu sein. Zu ihrer Überraschung saß jedoch gar niemand hinter ihr.« Als sie wieder nach vorn blickte, begann das Getuschel wieder und hielt an, bis sie die Kapelle verließ.

Ähnliches geschah in ihrem Krankenhauszimmer, in dem sie eine Präsenz nicht nur hörte, sondern auch spürte. »Sie hatte oft unvermittelt das Gefühl, als ob jemand hinter dem Stuhl stand und mit ihr sprach.« Die Person war immer rechts von ihr. Außerdem nahm sie einen »Schatten« wahr: »Manchmal gewahrte sie den vollständigen Schatten eines Menschen. Sie beschrieb die Gestalt als dreidimensional, nicht als Abbild, und als schwarzgrau.« Sie hatte das Gefühl, dass die Schattengestalt eine Frau war, die ihr folgte und sich immer dann bewegte, wenn sie selbst sich bewegte. Blanke führte diese Symptome auf eine »Schädigung der parieto-temporalen Verbindungsbahn« zurück. Mit anderen Worten, es war dieselbe Gehirnregion betroffen wie jene, die bei der Studentin bei der elektrischen Stimulation eine Präsenzempfindung erzeugte.

Dieser Bereich an der Grenze zwischen Schläfen- und Scheitellappen der Hirnrinde ist mit zuständig für die Wahrnehmung des eigenen Körpers und hilft uns, zwischen uns selbst und einem anderen zu unterscheiden. Der Parietal- oder Scheitellappen verarbeitet sensorische Informationen wie Sehen, Hören und Körpervorstellung. Forscher haben herausgefunden, dass es auf dem Höhepunkt meditativer Zustände zu einer Veränderung der Aktivität im parietalen Bereich kommt und die Versuchspersonen eine »stärkere Verbundenheit der Dinge« beschrieben, was die Ansicht einiger Forscher stützt, dass die temporo-parietale Verbindungsbahn auch eine wichtige Schnittstelle für religiöse Erlebnisse sei.[24] Es ist schon früher berichtet worden, dass Läsionen in dieser Gehirnregion das Gefühl einer ungesehenen Präsenz zur Folge haben können und die Hyperaktivität des temporo-parietalen Kortex bei Schizophrenen dazu führen kann, dass sie ihren eigenen Körper für den eines anderen halten und folglich ihre eigenen Handlungen häufig anderen zuschreiben.

Unabhängig davon durchgeführte Tests bei Epileptikern haben ganz ähnliche Resultate ergeben. Ein junger Schwede beschrieb es als »ein Gefühl, dass jemand hinter mir steht, jemand, der eindeutig den Wunsch hat, mich zu unterstützen und zu beruhigen. Diese Person würde mir überallhin folgen, wo ich hingehen möchte.«[25] Er fand das Gefühl »angenehm«. Hirnstrommessungen bei dem Patienten ergaben »eine deutliche lokale Aktivitätserhöhung unbestimmten Ursprungs im linken frontoparietalen Bereich«.

Weitere Einblicke lieferte Paul Firth, der Bergsteiger, dem der Dritte Mann im Jahr 1996 am Aconcagua begegnete. Firth verfügte über genau die richtigen Voraussetzungen, um selbst analysieren zu können, was mit ihm geschehen war. Er war Anästhesiedozent am Massachusetts General Hospital in Boston und veröffentlichte anschließend eine Studie über seine Erfahrungen in der Zeitschrift *High Altitude Medicine and Biology*. Kurz nach der Begegnung wurde Firth klar, dass »mein Schutzengel ... nichts weiter als ein neurologischer Kurzschluss« gewesen war. Seine Theorie stimmt mit einer späteren Veröffentlichung von Blanke überein:

> Eine der Regionen des Gehirns, die sensorische Daten zu einem geschlossenen Bild verarbeiten, ist der parietale Kortexbereich ... Die Verarbeitung vielfältiger Empfindungen – visuelle, akustische Signale, Körperlagesinn – ermöglicht uns die kontinuierliche Wahrnehmung, wo im Raum wir uns befinden ... Eine Fehlfunktion in einer hochspezifischen Hirnregion kann zu Wahrnehmungsstörungen der eigenen Körperlage führen. Eine Unterbrechung der Sauerstoffzufuhr in diesem Teil des Gehirns wie beispielsweise bei einem Nahtoderlebnis oder beim kräftezehrenden Bergsteigen in extremer Höhe können zum Verlust dieser

> Integration des Lagesinnes führen. Das kann Halluzinationen des Schwebens oder eine Phantompräsenz zur Folge haben.[26]

Firth stellte fest: »Die Halluzination eines ›Gegenwartsempfindens‹ ist ein Phänomen eines breiten Spektrums von Wahrnehmungsstörungen der eigenen Körperlage und des Körpers in der Umgebung.«[27]

Blanke und seine Kollegen sammelten sechs weitere Beispiele von Patienten mit Epilepsie oder Migräne. Als sonderbare Erlebnisse beschreiben sie nicht nur das Gefühl einer Präsenz, sondern auch die Erfahrung, sich außerhalb des eigenen Körpers zu fühlen. Blanke schrieb, dass auch solche Empfindungen mit einem Versagen der Fähigkeit des Gehirns zusammenhingen, sensorische Daten richtig zu verarbeiten, einschließlich der Wahrnehmung des Unterschieds zwischen Körper und Umgebung, Tastgefühl und visueller Eindrücke. Im *British Medical Journal* schrieb er: »Das kann dazu führen, dass man den eigenen Körper in einer bestimmten Lage (z. B. auf dem Bett) sieht, die nicht mit der gefühlten Lage des eigenen Körpers (z. B. unter der Decke) übereinstimmt.«[28] Er stellte wiederum fest, dass diese Erfahrungen mit einer Störung der temporo-parietalen Verbindungsbahn des Gehirns in Zusammenhang stehen.

Blanke und seine Kollegen waren mit dem Phänomen einer gespürten Präsenz bei Psychiatrie- und Neurologiepatienten vertraut. Ihnen war bewusst, dass auch gesunde Menschen dieses Phänomen erleben. Die 22-jährige Studentin hatte, von ihrer Epilepsie abgesehen, keine psychischen Störungen gezeigt und war genauso überrascht wie die Forscher, dass sich durch »die schlichte Umschaltung im Gehirn« experimentell eine »Schattengestalt« erzeugen ließ.[29] Sie kamen zu dem Schluss, dass das Gehirn dieser Frau die Bewegungen ihres eigenen Körpers auf eine Phantomgestalt projizierte. »Es ist wirklich erstaunlich – sie erkannte eindeutig, dass die ›Person‹ die gleiche Körperhaltung einnahm wie sie selbst, ohne den Zusammenhang zu erkennen«, meinte Blanke. Sie erkannte bei keinem der Versuche, dass die Präsenz eine Illusion ihrer selbst war. »Für sie blieb es eine andere Person, ein Fremder – wie dies auch von Schizophrenen geschildert wird.«[30] In dem Beitrag in *Nature* wurde die Vermutung geäußert, dass die elektrische Stimulation der temporo-parietalen Verbindungsbahn die Informationsverarbeitung von Sinneseindrücken störe, was zu »der Illusion führe, sein eigenes Ebenbild vor sich zu haben«. Darüber hinaus vermutet Blanke, dass ein ähnlicher oder damit zusammenhängender Prozess die von Bergsteigern und Außenseitern geschilderten Erlebnisse erklären könnte.[31]

Es ist jedoch *eine* Sache, den Dritten Mann mittels Neuro-Stimulation eines bestimmten Gehirnareals in klinischer Umgebung künstlich zu erzeugen, eine völlig *andere* aber ist die Frage, wie dieses Phänomen in extremen Umgebungen ausgelöst wird. Die Menschen, die Berge erklimmen, Schlitten übers Eis ziehen oder im Meer treiben, haben keine Elektroden am Kopf. In einer britischen Studie, die 2002 in *The Lancet* veröffentlicht wurde, stellten Dennis Chan und Martin N. Rossor Spekulationen über den Ursprung des Dritten Mannes in solchen Fällen an: »Die Halluzinationen könnten auf den Versuch des Gehirns hindeuten, in einem erhöhten Erregungszustand (Angst, Paranoia) Reizfragmente zu einem sinnvollen Gesamtbild in Form einer Gestalt umzuorganisieren. Die Kombination von erhöhtem Umweltbewusstsein und körperlichen Entbehrungen könnte ein Stück weit zu einer Erklärung beitragen, warum bei Schiffbrüchigen und Bergsteigern extrakampine Halluzinationen [jenseits des Sehfeldes] überwiegen.«[32] Das Gehirn versucht möglicherweise »unvollständige sensorische

Daten« zum Gesamtbild einer menschlichen Gestalt zu vervollständigen. Es versucht also auf diese Weise, einen Gefährten zu kreieren.

Was sollte das Gehirn veranlassen, dies zu tun? Genau hier kommen weitere Faktoren ins Spiel, beispielsweise die Pathologie der Langeweile und das Prinzip multipler Auslöser. Und warum ist diese Erfahrung von positiver emotionaler Bedeutung? Hier geben der Witweneffekt, der Musenfaktor und die Kraft des Retters einige Hinweise. Dieser Mechanismus ist kein Zufallstreffer der menschlichen Gehirnstruktur, und es erscheint unwahrscheinlich, dass er ein Nebenprodukt einer krankhaften Veränderung des Gehirns ist. Er lässt sich vielmehr auch ganz anders interpretieren: Er ist da, um genau das zu tun, was er für Menschen in Not tut. Vielleicht handelt es sich sogar um eine evolutionäre Anpassung. Man stelle sich vor, welchen Vorteil es für den Urzeitmenschen – vielleicht allein auf der Jagd, von den anderen getrennt, weit weg von seinem Stamm – gehabt haben mag, einen Gefährten zu haben, der ihm den Weg weist.

Kapitel 13 Der Engel-Schalter

Jeder der Entdeckungsreisenden und Überlebenden, von denen in diesem Buch berichtet wurde, hatte, wie Sir Ernest Shackleton es ausdrückte, »die Hülle der Äußerlichkeit durchstoßen«. Ihre Unternehmungen brachten sie an ihre äußersten Grenzen, an einen so extremen Punkt, dass sie dabei einen mysteriösen weiteren Gefährten wahrnahmen.

Für den Dritten Mann gibt es vielerlei Beschreibungen: eine durch extreme körperliche Anstrengung oder Monotonie ausgelöste Sinnestäuschung oder Halluzination; eine durch zu niedrigen Blutzuckerspiegel, Höhenhirnödem oder Unterkühlung ausgelöste Erkrankung; eine geisterhafte Erscheinung oder ein mediales Erlebnis; die Manifestation eines Schutzengels oder eine psychologische »Kompensationsfigur« für »innere Ressourcen, die die überlastete Person auf normalem Wege nicht zu mobilisieren vermag«[1].

Ein Expeditionsreisender vertraute mir an, dass er sich manchmal gefragt habe, ob es »nur einen einzigen Dritten Mann, ein einziges Wesen« gebe, das über alle Zeiten hinweg jenen zu Hilfe komme, die am dringendsten Hilfe brauchten. »Haben Sie je festgestellt«, fragte er mich, »dass dieses Wesen an zwei Stellen gleichzeitig gewesen ist?« Als ich die Frage verneinte, nickte er vielsagend.

Wie der Bergsteiger Greg Child ganz richtig sagte: Das Geheimnis des Dritten Mannes zu lösen ist wie »die Jagd eines Detektivs nach dem unsichtbaren Mann; es gibt keinen Fingerabdruck, nicht den geringsten handfesten Beweis. Die Schlüssel liegen tief in uns selbst vergraben.«[2] Genau dorthin führen auch immer mehr Indizien: in unser Inneres, zu einem Mechanismus des Gehirns, der bei Menschen aktiviert wird, die die Grenze des physisch oder psychisch Erträglichen überschreiten. Die jüngsten wissenschaftlichen Forschungsarbeiten sind höchst faszinierend. Olaf Blanke und seinen Kollegen an der École Polytechnique Fédérale de Lausanne ist es gelungen, durch elektrische Stimulation der linken temporo-parietalen Verbindungsbahn, einer Hirnregion, die an der Verarbeitung von Sinneseindrücken mitwirkt, im Labor bei einer 22-jährigen Epilepsiepatientin künstlich eine Präsenz hervorzurufen. Jedes Mal, wenn sie diesen Bereich des Gehirns mit elektrischen Impulsen anregten, nahm die Frau die Präsenz wieder deutlich wahr. Wenn sie den Strom abschalteten, verschwand die Schattengestalt sofort. Im Zusammenhang mit Blankes Untersuchungen wurde dieser Mechanismus als »Schalter« bezeichnet.

Bei den meisten Menschen, die ein normales Leben führen, schlummert diese Kraft im Verborgenen. Der Schalter wird gar nicht betätigt. Doch bei einigen Menschen, die an die Grenzen des Erträglichen stoßen – sei es durch ein traumatisches Ereignis oder bei dem Versuch, das scheinbar Unmögliche zu tun –, wird der Schalter umgelegt. Schlagartig und bezwingend ist es da: das bestürzende Gewahrsein von etwas unaussprechlich Gutem.

Der berühmte britische Bergsteiger Stephen Venables hatte 1988 ein solches Erlebnis als Mitglied eines vierköpfigen Teams, das eine neue Route durch die Kangshung-Wand, die größte Wand des Everest, erschloss. Auf dem letzten Teilstück spurte

Venables die Aufstiegsroute. Während er sich auf den Gipfel zukämpfte und die anderen ein ganzes Stück hinter ihm waren, kam es ihm fast so vor, als sei er ganz allein. Und genau da spürte er auf einmal ganz deutlich eine Präsenz in seiner Nähe. Venables hatte den Eindruck, dass es eine ältere Person war: »Ich habe sie zwar nicht identifizieren können, doch dieses Alter Ego begleitete mich streckenweise immer wieder den ganzen restlichen Tag, mal, indem es mir behilflich war und mich beriet, mal, indem es meine Unterstützung suchte.«[3] Beim Abstieg kämpfte sich Venables mit letzter Kraft und bei stark eingeschränkter Sicht in Richtung South Col. »Mein unsichtbarer Gefährte« tauchte wieder auf, »der alte Mann ... gemeinsam gingen wir weiter, fest entschlossen, nicht zu sterben.« Es war fast dunkel, und nachdem es einige Verwirrung um den richtigen Weg gegeben hatte, »schlug der alte Mann vor, an Ort und Stelle zu biwakieren und zu warten, bis es wieder hell würde und wir uns besser orientieren könnten«. Einige Jahre später beschrieb Venables mir das Erlebnis folgendermaßen: »Er scheint eine Art Schutzengel gewesen zu sein – ein vernünftigeres Selbst, das mich zur Vorsicht ermahnte und vielleicht auch den Selbsterhaltungstrieb weckte.«[4]

Im Sommer 1986 erlebte eine Gruppe erfahrener Höhenbergsteiger, unter ihnen der österreichische Bergsteiger Kurt Diemberger, am K2 im Himalaya eine Tragödie. Beim Abstieg gerieten die Bergsteiger in noch großer Höhe in einen Schneesturm. Sie hofften, er würde sich bald legen, doch er wütete mit Orkanstärke fünf Tage lang ohne Unterbrechung. Während ihre Nahrungs- und Wasservorräte langsam zur Neige gingen, schwanden ihre Kräfte, und ihre Lage wurde immer prekärer. Die Gewalt des Sturmes ließ Diemberger und die anderen zu hilflosen Zuschauern eines grausamen Dramas werden, das am Ende fünf der sieben Bergsteiger das Leben kosten sollte. Diemberger war einer der beiden, die schließlich das Basislager erreichten. Später bekundete er dann, er habe die ganze Zeit »das Gefühl gehabt, dass eine unsichtbare Präsenz über mich wachte, eine Kraft, die um mich herum und in mir war, ein beschützendes Wesen ... Es ist in den letzten paar Tagen bei mir gewesen, dort oben im Zelt.«[5]

Der Dritte Mann kann sich wie ein Schutzengel verhalten und wird von manchen Bergsteigern als »eine Art Schutzengel« beschrieben, doch fragt man sie, ob es tatsächlich ein Engel gewesen sei, verneinen die meisten, die das Phänomen erlebt haben, die Frage. Reinhold Messners Antwort war ein ganz entschiedenes: »Nein, nein, nein. Ich glaube, es ist vollkommen natürlich, und ich glaube, alle Menschen hätten dieselben oder ähnliche Empfindungen, wenn sie sich solch gefährlichen Situationen aussetzen würden. Der Körper erfindet Mittel, um einen überleben zu lassen.«[6] Peter Hillarys Reaktion war ähnlich. Er hielt das Phänomen für einen vom Gehirn erzeugten Bewältigungsmechanismus: »Weder überraschte es mich, noch fand ich es beängstigend. Ich dachte nicht, ›wo kommst du denn her?‹, weil ich es für eine Projektion dessen halte, was in meinem Inneren geschah. Vermutlich hat sich alles nur in meinem Inneren abgespielt.«[7] Auch Greg Child stellte fest: »Es war kein beängstigendes Gefühl, nichts von dem, was man eigentlich erwarten würde, wenn man etwas Übernatürlichem begegnet. Ich hatte das Gefühl, der Ursprung war innerhalb des Selbst, nicht außerhalb.«[8]

Demnach ist »jedem von uns auf Dauer ein wohlmeinendes Wesen zugewiesen, das manchmal diskret wie ein Bediensteter im Hintergrund arbeitet, in bestimmten Situationen jedoch manchmal offen in Erscheinung tritt, sei es nur für einen kurzen Augenblick – beispielsweise in einer körperlichen Notlage – oder über längere Zeit hinweg, beispielsweise als [imaginärer]

Kindheitsgefährte.«[9] Mit dem Unterschied, dass dieses wohlmeinende Wesen nicht außerhalb, sondern innerhalb von uns existiert. Es ist eine reale Überlebenskraft, eine verborgene und erstaunliche geistige Fähigkeit, ein Teil unserer sozialen Hardware. Ich will es den Engel-Schalter nennen.

Ein bemerkenswerter Aspekt dieses Phänomens ist, dass es manchmal von mehreren gleichzeitig erlebt wird. Innere Zustände scheinen ansteckend zu sein. Ob durch subtile persönliche Signale oder irgendeinen anderen Mechanismus – es hat sich gezeigt, dass ein starker gemeinsamer Glaube tatsächlich körperliche Veränderungen wie z. B. Ausschläge oder allergische Reaktionen hervorrufen kann. Dies trifft vor allem auf geistige Zustände zu, beispielsweise die »psychische Epidemie« des Mittelalters, den sogenannten Veitstanz.

Die wilden Sprünge, Muskelzuckungen und Schreie, von denen diese Tanzwut begleitet war, ließen die Kranken wie geistesgestört wirken. Das Schauspiel zog viele Schaulustige an, und merkwürdigerweise begannen viele Leute, die anfangs nur zugesehen hatten, auf einmal ebenfalls wie verrückt herumzutanzen. In einem Fall steckte ein einziger Veitstänzer, der einen ganzen Monat lang Tag und Nacht tanzte, 400 Leute mit seinem höchst bizarren Verhalten an. Bei einigen Tänzern hatte das seltsame Verhalten möglicherweise medizinische Ursachen, die Epidemie hingegen scheint durch Massenhysterie ausgelöst worden zu sein.

Wie in Fällen, wo der Dritte Mann von mehreren Personen gleichzeitig wahrgenommen wurde, traten die Veitstänzer in Europa zu einer Zeit »besonders großer Mühsal und Pein« in Erscheinung,»als das Wüten des Schwarzen Todes die Menschen in Angst und Schrecken versetzte und die gesellschaftliche Instabilität ihnen zu schaffen machte«[10].

Möglicherweise ist auch ein positiver Geisteszustand ansteckend. Sir Ernest Shackleton, Frank Worsley und Tom Crean nahmen auf Südgeorgien alle drei eine Gegenwart wahr. Genauso erging es Harry Stoker und seinen beiden Gefährten in der Türkei. In seinem Buch *Beyond Risk: Conversations with Climbers* schilderte Nicholas O'Connell einen ähnlichen Fall aus dem Jahr 1985, wo der polnische Bergsteiger Voytek Kurtyka und sein Kletterpartner Robert Schauer am Gasherbrum IV knapp dem Tode entrannen. Wegen schlechter Witterungsbedingungen saßen sie zwei Nächte lang fest. Kurtyka erzählte O'Connell:

> Das Erstaunlichste daran war wohl, dass Robert Schauer und ich [es] gleichzeitig spürten. Das Gefühl der Anwesenheit einer dritten Person war so verblüffend real, dass ich irgendwann mit Robert darüber zu reden versuchte, doch als ich gerade anfangen wollte, wusste ich nicht, wie ich es ausdrücken sollte, und sagte nur so etwas Ähnliches wie: ›Robert, ich möchte dir etwas sagen, aber es ist äußerst seltsam.‹«
> »Ich weiß, was du meinst«, entgegnete dieser. »Du spürst ihn, den Dritten.«
> »Ja. Du auch?«
> »Ja.«[11]

Abschließend noch das Erlebnis des bekannten amerikanischen Bergsteigers Lou Whittaker und seiner Frau Ingrid, die 1989 am Kangchendzönga beide zugleich ein »metaphysisches Erlebnis«, wie er es nannte, hatten. Ingrid, die Trekkingtouren in der Umgebung machte, brachte wegen schwerer Höhenkopfschmerzen drei Tage im Zelt ihres Mannes im Basislager zu. In dieser Zeit »erschien eine zweidimensionale Nepalesin im Zelt. Sie war als dunkler Schatten wahrnehmbar.« Sie war eine hilfreiche, fürsorgliche Gegenwart. »Sie legte Ingrid beruhigend die Hand auf die Stirn und blieb die ganzen drei Tage bei ihr im Zelt.« Obwohl Ingrid annahm, dass sie halluzinierte, »empfand sie die Präsenz als äußerst wohltuend«. Einige Monate später, als sie längst wieder zu Hause in den Vereinigten Staaten waren, erzählte sie ihrem Mann davon. Lou hatte in dem Zelt das gleiche Erlebnis gehabt: »Wenn ich abends ins Zelt kroch, hatte ich das Gefühl, dass da jemand war ... Ich empfand es überhaupt nicht als beängstigend, sondern als beruhigend.«[12]

Sind positive Geisteszustände demnach ansteckend? Möglich ist es bestimmt, aber es ist noch etwas anderes denkbar: Hatten sie – so wie Shackletons Truppe – vielleicht einfach nur beide zugleich eine Art »metaphysisches Erlebnis«? Ist es möglich, dass sie unabhängig voneinander einen Extremzustand erreichten, der eine zeitgleich stattfindende psychische oder neurologische Reaktion in Form des Drittes Mannes hervorrief?

Bei jeder der in diesem Buch geschilderten Unternehmungen gab es einen Moment, wo alles verloren zu sein schien. Wie viele Menschen hätten unter solchen Umständen die Hoffnung aufgegeben? Ein heroisches Ende angesichts solch extremer Gefahren ist keine Schande. Für die meisten normalen Menschen, die mit ungewöhnlichen Bedingungen konfrontiert werden, ist jedoch der Überlebenswille eine große Kraftquelle, genauso wie jener »undefinierbare, aber außerordentlich wichtige Faktor – die Moral«[13]. Wenn wir aus den Überlebensgeschichten in diesem Buch etwas gelernt haben – von James Sevignys beschwerlichem Marsch durch das Tal der Zehn Gipfel, nachdem er von einer Lawine, in der sein Freund zu Tode kam, 600 Meter in die Tiefe gerissen worden war und dabei schwerste Verletzungen erlitt, von Tony Streathers Aufstieg aus dem

Schneebecken am Haramosh oder von Ensio Tiiras 32-tägiger Odyssee auf dem Indischen Ozean, bei der er bis auf 35 Kilogramm abmagerte –, dann ist es Folgendes: dass der Mensch im Allgemeinen widerstandsfähiger und robuster ist, als wir gemeinhin glauben.

Man denke an das Martyrium des schlanken, durchtrainierten 27-jährigen Aron Ralston im April 2003, das weltweit durch die Presse ging. Beim Solo-Felsklettern im Bluejohn Canyon in Utah wurde Ralstons rechter Arm von einem 360 Kilogramm schweren Felsbrocken eingeklemmt. Von einer Sekunde auf die andere war er mit dem ultimativen Kampf ums nackte Überleben konfrontiert. Er warf sich mit dem Gewicht seines ganzen Körpers gegen den Felsen, doch nichts bewegte sich. Er baute aus einem Seil und Karabinern von seiner Kletterausrüstung einen improvisierten Flaschenzug. Er versuchte auch, den Fels mit seinem Taschenmesser abzumeißeln. Alles war vergebens. Es war der 26. April. Als drei Tage später sein Essens- und Wasservorrat fast aufgebraucht war, kam Ralston zu dem Schluss, dass seine einzige Überlebenschance darin bestand, sich den Arm zu amputieren. Er bereitete einen »Operationstisch« vor, legte sich ein Messer und ein Erste-Hilfe-Set zurecht und legte am Bizeps einen Stauschlauch an. Weil sich das Messer als so stumpf erwies, dass sich damit nicht einmal die Haut einschneiden ließ, wurde ihm klar, dass er damit auf keinen Fall den Knochen würde durchtrennen können. Nichtsdestotrotz setzte er die grausige Prozedur über mehrere Tage hinweg fort, indem er zunächst die Haut und die Muskeln seines Unterarms durchstach und sich schließlich mit dem Gewicht seines Körpers zuerst die Speiche und dann die Elle, den dickeren der beiden Unterarmknochen, brach. Ralston wickelte den Stumpf in eine Plastiktüte und seilte einhändig die 18 Meter hohe Felswand ab. Er trank Wasser aus einer Pfütze und traf nach einer Strecke von zehn Kilometern auf zwei Wanderer, die sich seiner annahmen. Reportern erzählte Ralston später, dass er im Canyon »Präsenzen« wahrgenommen habe: »Ich bin überzeugt, dass in dem Canyon eine größere Präsenz war als lediglich ich selbst. Ich spürte die Gegenwart mehrerer Freunde und Familienmitglieder. Weil ich die ganze Zeit nicht schlief, war es fast so etwas wie Wachvisionen.«[14]

So etwas kann genauso leicht nach einer Naturkatastrophe oder zu Kriegszeiten passieren. Wie im Fall des britischen Kriegsgefangenen Airey Neave, dem 1942 nach einer waghalsigen Ausbruchsaktion aus dem strengstens gesicherten Kriegsgefangenenlager des Dritten Reichs, dem berüchtigten Schloss Colditz, eine Präsenz begegnete. Nachdem Neave und ein mit ihm entflohener holländischer Kriegsgefangener mehrere Tage auf der Flucht gewesen waren, überquerten sie schneebedeckte Felder an der Grenze zur neutralen Schweiz. Plötzlich »spürte ich eine Gestalt neben mir«. Als Neave sich »umdrehte, sah ich meinen alten Colonel in seiner Uniform und mit Armeestiefeln durch den Schnee marschieren. Ich sprach ihn respektvoll an und unterhielt mich mit ihm.«[15] Sein holländischer Gefährte blickte ihn entgeistert an und fragte: »Was zum Teufel redest du da?«, worauf Neave das Gespräch beendete. Kurz darauf rannten sie durch einen Streifen Niemandsland in die Freiheit.

Ein weiteres Beispiel ist das Erlebnis des israelischen Soldaten Avi Ohry. Am 6. Oktober 1973 startete die ägyptische Armee einen schweren Überraschungsangriff auf eine von Israel nach der Besetzung der Halbinsel Sinai entlang des Suezkanals gebaute Verteidigungslinie – der Beginn des Jom-Kippur-Kriegs. Am israelischen Stützpunkt El Firdan überlebten nur wenige Soldaten die erste heftige Attacke und die anschließenden Schnellexekutionen durch das ägyptische Militär. Einer der Überlebenden war Ohry, ein 25-jähriger Sanitätsoffizier.

Was folgte, war geradezu ein Tod bei lebendigem Leib. Er wurde mit Schlafentzug, Schlägen und Scheinhinrichtungen gefoltert. Er musste über lange Zeiträume hinweg stehen oder gefesselt dasitzen. Als Ohry zwei Wochen nach dem Beginn seines »Kampfes ums Überleben« mit verbundenen Augen und hinter dem Rücken gefesselten Armen in einer winzigen Zelle saß, spürte er auf einmal deutlich eine Gegenwart. Es war seine Frau, die sich zu jenem Zeitpunkt in Genf befand. Er sprach mit ihr. Kurze Zeit später bekam er einen ähnlichen Besuch, diesmal war es die Gegenwart eines guten Freundes von der medizinischen Fakultät. Beide Male »bat ich inständig darum, mich aus dieser schrecklichen Lage zu erretten und herauszuholen«[16]. Die Präsenzen waren tröstend, verschwanden aber sofort, als die Schritte des Vernehmungsbeamten zu hören waren: »Mir war schleierhaft, wie es ihnen gelang, das Gefängnis unbemerkt zu betreten und wieder zu verlassen.« Die Besuche »gaben mir neuen Mut. Ich hatte danach das Gefühl, bald freigelassen zu werden«[17]. Tatsächlich wurde Ohry schließlich nach Israel zurückgeschickt.

Nicholas Tu war einer von Hunderttausenden Vietnamesen – den sogenannten Boatpeople –, die aus wirtschaftlicher Not und Angst vor Repressalien des kommunistischen Regimes mit Booten aus dem Land flohen. Im März 1987 brach Tu mit zehn anderen in einem kleinen Boot auf. Es folgte ein schreckliches Martyrium. Thailändische Piraten überfielen das Boot und vergewaltigten die Frauen. Später geriet das Boot in einen heftigen Sturm. In seinem Buch *The Purple Storm (One of the Bastards)* schildert Tu, wie ihm die Gegenwart seines verstorbenen Bruders half, »genau dort in dem tiefen, dunkelvioletten Wasser, das mich umgab ... Es kam mir vor, als wäre er in meiner Nähe, als hörte er mein Weinen und als tröstete er mich in der schlimmsten Phase meines Lebens.«

Vor einiger Zeit wurde in Somalia bei einer Befragung von ehemaligen Kämpfern, Kriegswitwen und Kindern im Auftrag des United Nations Development Programme festgestellt, dass die »gespürte Präsenz« eine von verschiedenen Bewältigungsstrategien gewesen war, mit denen die Menschen die Schrecken dieses Krieges überstanden.[18]

Die überwältigende Mehrheit der Menschen passt sich selbst mitten in einer Katastrophe den Widrigkeiten an und versucht, so gut es geht, zurechtzukommen, hilft sich selbst und einander. In Situationen, in denen eigentlich Panik zu erwarten wäre, bleibt diese häufig aus. Peter Suedfeld hat den *Homo sapiens* »die nicht unterzukriegende Spezies« genannt. Er schreibt: »Tatsache ist, dass die meisten Überlebenden eine erstaunlich große Fähigkeit bewiesen haben, zutiefst zerstörerische Geschehnisse zu ertragen, sich davon zu erholen, sie zu überwinden oder sogar gestärkt daraus hervorzugehen.«[19] Er stellte eine Tendenz dazu fest, Menschen, die sich von ihren Problemen überwältigen lassen, ungeheuer viel Aufmerksamkeit zukommen zu lassen, während die Stärken der Überlebenden heruntergespielt oder ignoriert würden. Großes Augenmerk wird normalerweise den posttraumatischen Belastungen gewidmet, traumatisierendem Stress, Verlust und Leid – und in viel geringerem Maße der Fähigkeit, schwierige Situationen zu bewältigen. Die typische Reaktion auf eine Katastrophe ist nicht defätistisch, sondern ein entschlossener Kampf ums Überleben, mag die Lage auch noch so aussichtslos sein. Die Menschen sind hinterher in mancherlei Hinsicht stärker als zuvor, so Suedfeld. »Im Allgemeinen trifft es zu, dass Menschen, die aus dem Weltall oder von polaren Forschungsstationen zurückkehren, ein besseres Wertebewusstsein haben, ein besseres Zielbewusstsein, ein besseres Gefühl für das, was wichtig ist, ein besseres

Gleichgewicht im Leben. Die meisten Überlebenden selbst so extremer Traumata wie dem Holocaust und anderen Völkermorden gelingt es, sich ein neues, zufriedenstellendes und ausgeglichenes Leben aufzubauen, mögen auch gelegentlich Stresssymptome auftreten.« Man kann kein beredteres Zeugnis für diese Widerstandskraft finden als den Dritten Mann. Wenn die üblichen Mittel – Findigkeit, Mut und Ausdauer – erschöpft sind, kann immer noch eine geheimnisvolle Kraft herbeigerufen werden.

Doch garantiert das Umlegen des Engel-Schalters wirklich das Überleben eines Menschen? Nein, das ist nicht der Fall, wie es das Beispiel von Maurice Wilson zeigt, der 1934 den Everest zu besteigen versuchte. Der Engländer hatte keine bergsteigerischen Erfahrungen, sein Vorhaben war zwar unbestreitbar mutig, aber von vornherein zum Scheitern verdammt. Wilsons erster Versuch am Everest misslang wegen widriger Witterungsbedingungen. Am 12. Mai 1934 unternahm er in Begleitung zweier Sherpa-Hochträger einen neuen Anlauf. Dieses Mal erreichte er das 1933 von der britischen Expedition errichtete Lager IV, wo er tagelang in einem mörderischen Sturm, bei Kälte und Schnee festsaß. Als sich das Wetter besserte und er weiterzusteigen beschloss, weigerten sich die Träger, ihn zu begleiten. Die Lage war bereits zu bedrohlich, und das Weitergehen hätte ihrer Einschätzung nach den sicheren Tod bedeutet. Ihr Überlebensinstinkt war erwacht. Als Wilson am 27. Mai halb schneeblind und völlig ausgelaugt in seinen Schlafsack kroch, befiel ihn das Gefühl, dass er in seinem Zelt nicht allein war, dass sich etwas neben ihm befand. »Seltsam«, schrieb er in sein Tagebuch, »aber ich habe das Gefühl, dass ständig jemand bei mir im Zelt ist.«[20]

Es wäre besser gewesen, wenn er an diesem Punkt aufgegeben hätte. Die Lage war ohnehin schon hoffnungslos, doch Wilson musste sie unbedingt noch verschlimmern. Am folgenden Tag startete er zu seinem letzten Gipfelversuch. Seinen beiden Sherpa-Trägern sagte er: »Wartet zehn Tage. Wenn ich bis dahin nicht zurückgekommen bin, steigt allein ab.« Langsam und bedächtig begann Wilson seinen Aufstieg. Sein letzter Tagebucheintrag datiert vom 31. Mai: »Es geht weiter. Herrlicher Tag.« Dann verstummt sein Tagebuch. Wilson kam nicht sehr weit, und was er in seinen letzten Stunden durchlitt, kann man nur mutmaßen. 1935, ein Jahr nach seinem Tod, fanden Eric Shipton und Charles Warren, Mitglieder einer anderen britischen Everest-Expedition, seine Leiche und seine Aufzeichnungen in 6700 Meter Höhe. Sie ließen sich nieder, um das »herzergreifende Dokument« zu lesen, wickelten Wilsons Leiche dann in ein Zelt und bestatteten ihn in einer Gletscherspalte. Keiner weiß, ob der unsichtbare Gefährte in seinen letzten Stunden noch bei ihm war. Wilsons traurige Geschichte verdeutlicht einen wichtigen Punkt: Wer sich nicht retten lassen will, dem kann man nicht helfen. Der Dritte Mann braucht einen bereitwilligen Partner.

Ob man scheinbar unüberwindliche Hindernisse bewältigt, beginnt folglich mit einem einfachen Glauben oder dem Urvertrauen, dass man die Notlage, in der man sich befindet, irgendwie bezwingen kann, dass man überleben wird. Das ist bei den meisten Menschen die Prämisse ihres Martyriums. Erst wenn dieses Urvertrauen erschüttert wird und eine Niederlage – oder sogar der Tod – unabwendbar scheint, taucht der Dritte Mann auf. Was verändert sich dabei? Wodurch wird die zunehmende Gewissheit der Niederlage in das Wunder des Überlebens verwandelt? Es beginnt mit einem Glauben: dem Glauben, dass ihnen ein Gefährte zur Seite steht. Wie eine Art Placebo kann dieses soziale Gefühl in unserem Gehirn eine positive Erwartungshaltung auslösen. Dies ist eine neue Gehirnfunktion, die sich eindeutig im Laufe der Evolution herausgebildet hat, weil sie so nützlich ist. (Unsere Vorfahren waren zweifellos großen Belastungen ausgesetzt und gerieten viel häufiger in lebensbedrohliche Situationen als wir.) Sie verdeutlicht auf wunderbare Weise, dass wir soziale Wesen sind – dass unser Gehirn oder unser Geist in Zeiten, wo wir uns in größter Einsamkeit und Not befinden, einen Weg findet, uns zu versichern, dass wir nicht allein sind, und es letztlich ein Gefühl der Verbundenheit ist, das über Leben und Tod entscheidet.

Peter Suedfeld prophezeit, dass Begegnungen mit dem Dritten Mann aufgrund der »zunehmenden Erforschung und Nutzung bislang unzugänglicher Gefilde« im Meer und an den Polen sowie infolge der wachsenden Popularität extremer Sportarten im Laufe der Zeit eher noch zunehmen werden. Von größtem Nutzen kann der Dritte Mann im Weltraum sein. Weltraumreisen noch über den Mond hinaus sind mit noch viel größeren psychologischen Problemen verbunden als alles, was auf der Erde potenziell an großem Stress, realer Gefahr, absoluter Isolation und erdrückender Monotonie denkbar ist.

Eine Expedition zum Mars wäre mit keiner anderen menschlichen Unternehmung vergleichbar. Die geringste Entfernung zwischen Erde und Mars beträgt 55 Millionen Kilometer. Bei einer Marsmission würden die Astronauten bis zu drei Jahren unterwegs sein und folglich über einen längeren Zeitraum eingeschlossen sein als jemals Raumfahrer zuvor in der Geschichte. Sie wären nicht nur von Familie und Freunden getrennt; allein schon die Kommunikationsverbindung zur Bodenkontrollstation würde bis zu 44 Minuten dauern. Und sie müssten mit dem Wissen leben, dass es im Notfall keine kurzfristige Evakuierungsmöglichkeit gibt. Wenn es an Bord des Raumschiffs auch Phasen großer Aktivität geben würde, wäre der Großteil der

Zeit doch mit monotonen Routinearbeiten verbunden. Jegliche freie Zeit würde wahrscheinlich mit irgendwelchen unproduktiven Tätigkeiten herumgebracht, um die Leere auszufüllen. Hier würden Menschen die volle Pathologie der Langeweile durchleben. Außerdem sind da noch völlig unbekannte Faktoren. Während die Möglichkeit, die Erde aus dem Weltraum zu betrachten, offenbar bei vielen Astronauten zu vermehrten spirituellen Erfahrungen geführt hat[21], sind die psychischen oder religiösen Auswirkungen des »Erde-außer-Sicht-Phänomens« völlig unvorhersehbar.[22] All diese Faktoren könnten für die Astronauten schwerwiegende Folgen haben. Und es gehört nicht viel dazu, sich vorzustellen, dass die Besatzungsmitglieder einer Marsmission auch von anderen, noch nie gesehenen Wesen Besuch bekommen.

Der Dritte Mann tritt immer häufiger auf, und während sich die Forschung zum Sonnensystem hin verlagert und die Menschen die Grenzen der Belastbarkeit immer noch mehr ausweiten, gibt es allen Grund zu der Annahme, dass immer mehr Menschen dieses Phänomen erleben werden. Wie die Erscheinung eines verschollenen Astronauten, des nichtkörperlichen David Bowman in Arthur C. Clarkes Film 2010 sagt, wird »etwas Wundervolles« passieren.

Im ersten Kapitel schrieb ich über ein eigenes seltsames Kindheitserlebnis, die Begegnung mit einer Klapperschlange. Ich erwähnte Wilfrid Noyce, der in seinem Buch *They Survived* fasziniert von dem Phänomen berichtete, das er beim Überwinden des Genfer Sporns am Everest ohne künstlichen Sauerstoff bei sich selbst erlebte und das er für eine rudimentäre Manifestation des Dritten Mannes hielt, ein »Dualitätsgefühl« niedrigeren Grades, das in sehr großer Höhe auftreten kann. Der britische Bergsteiger Doug Scott hatte am Mount Everest ein ähnliches

Erlebnis: »ein seltsames außerkörperliches Gefühl, als spalte sich ein Teil meines Bewusstseins von meinem müden Selbst ab, um mich vor Gefahren zu warnen«[23]. Diese Beispiele scheinen mit der Theorie übereinzustimmen, dass die Präsenz das Produkt der Verdoppelung des eigenen Körpers ist.

Interessanterweise sehen jedoch nur sehr wenige Menschen im Dritten Mann ein anderes Selbst. Für die meisten ist es ein anderer, ein Freund und Helfer. Noyce sagt dazu:

> Wenn wir allein sind oder uns in Schwierigkeiten befinden, kann er, wenn auch verschwommen, als eine Personifizierung dessen erscheinen, was wir brauchen, um unserer Einsamkeit oder Hilflosigkeit zu entfliehen. Aufgrund im Unterbewusstsein gespeicherter menschlicher Assoziationen und früherer Erfahrungen erscheint er in Gestalt eines anderen Menschen. Ich glaube, dass er tatsächlich eine andere Person sein könnte, herbeigerufen aus der Tiefe, in der wir, ohne uns dessen bewusst zu sein, mit jenen Menschen verbunden sind, auf die diese Assoziation und diese Erfahrung zurückzuführen sind.[24]

Noyce hält es folglich für möglich, dass »die unzähligen Zellen, aus denen wir bestehen, ein SOS in unser tiefstes Inneres schicken«. Seiner Ansicht nach deutet es auf die Existenz einer noch ziemlich unbekannten Fähigkeit hin, über uns selbst hinaus auf etwas kollektiv Unbewusstes zuzugreifen: »Die Überlebenssituation entzündete einen Funken, der in vielen Menschen ungeahnt geschlummert hatte. Dieser Funke scheint mir eine wesentliche Verbindung zu anderen Menschen zu haben.«

Was ist, wenn diese Fähigkeit in jedem von uns existiert? Was ist, wenn es im Gehirn einen Mechanismus gibt, der es uns, wenn wir völlig allein sind, ermöglicht, plötzlich in Gesellschaft eines anderen zu sein? Es muss nicht im wörtlichen Sinne eine andere, aus dem kollektiven Unbewussten herbeizitierte Person sein, aber deshalb ist es nicht weniger verblüffend und unglaublich: Wir sind in der Lage, einen Gefährten herbeizurufen, wenn er am dringendsten gebraucht wird. Dies ist ein faszinierender Gedanke. Wir sind in ein Netzwerk von Menschen eingebunden. Selbst unsere Träume sind voll von ihnen. Wir sind mit anderen Menschen fest verdrahtet!

Dies wirft eine andere interessante Frage auf. Kann der Dritte Mann, der Polarforschern, Bergsteigern und anderen Abenteurern oder Menschen mitten in einer Katastrophe als hilfreicher Gefährte erscheint, auch herbeigerufen werden, um Menschen in alltäglicheren Krisen zu helfen? Man stelle sich vor, welche Auswirkung es auf unser Leben hätte, wenn wir lernen könnten, nach Belieben auf dieses Gefühl zuzugreifen. Mit solch einem ständigen Begleiter gäbe es keine Einsamkeit. Es gäbe im Leben keinen Stress mehr, den wir allein bewältigen müssten. Wie weit hergeholt ist diese Vorstellung? Kinder, die sich einsam fühlen oder unter Stress stehen, rufen sich Gesellschaft in Gestalt eines imaginären Freundes herbei. Dasselbe tun Menschen, die ihren Ehepartner verloren haben. Auch Kulturen, die gemeinhin für primitiver gehalten werden als unsere moderne westliche, haben dergleichen über Tausende von Jahren hinweg getan. Desgleichen religiöse Mystiker. Man stelle sich vor, welche Auswirkungen dies hätte: Wenn wir allein oder in irgendeiner Weise gefährdet sind, könnten wir – mittels Neuro-Feedback – die Gehirnaktivität in jenem Gehirnareal beeinflussen, das den Dritten Mann kreiert, und auf diese Weise unserem Überlebenswillen neuen Auftrieb geben.

Aber ist wirklich nur das Gehirn beteiligt? Der Dritte Mann ruft bei fast allen, die das Phänomen erleben, deutlich den Glauben hervor, mit einer Manifestation von Mitgefühl und

Schönheit in Kontakt zu sein – oder auch mit einer größeren Macht. Paul Firth, der Arzt und Bergsteiger, dem der Dritte Mann am Aconcagua begegnete, meint, selbst wenn wir die jüngsten neurologischen Erklärungen für den Dritten Mann anerkennen, bleibe trotzdem ein Geheimnis bestehen:

> Eine biologische Erklärung schließt einen harmlosen metaphysischen Ursprung nicht aus – eine Erklärung des »Wie« beantwortet nicht die Frage nach dem »Warum«. Wie auch immer die physiologischen Details dieser Erfahrungen beschaffen sein mögen ..., wer kann sagen, warum diese hilfreichen Geister an den halbdunklen Rändern unserer Wahrnehmung wandeln?[25]

Ja, es gibt im Gehirn einen Engel-Schalter – doch die Tatsache, dass es sich um eine Reaktion des Gehirns auf extreme und ungewohnte Umgebungen handelt, schmälert die Erfahrung an sich nicht, die trotzdem eine starke Überlebenskraft ist. Richard Dawkins und andere Atheisten meinen anscheinend, religiöse oder mystische Impulse belächeln zu müssen – doch hier handelt es sich offensichtlich um eine religiöse oder mystische Erfahrung, die einem das Leben retten kann. Der Dritte Mann stellt etwas Außergewöhnliches dar. Sein Erscheinen hat stets einen Augenblick der Transzendenz über die unmittelbare aussichtslose Lage eines Forschers, Abenteurers oder Überlebenden signalisiert.

Der Dritte Mann ist ein Instrument der Hoffnung – eine Hoffnung, die auf einer Erkenntnis beruht, die für die menschliche Natur fundamental ist: der Glaube, die Einsicht, dass wir nicht allein sind.

Dank

Ich möchte folgenden Forschungsreisenden und Überlebenden danken, die mir ihre außergewöhnlichen Geschichten anvertraut und mir erlaubt haben, aus ihren veröffentlichten wie unveröffentlichten Berichten zu zitieren: Ron DiFrancesco, Jerry Linenger, Peter Hillary, Doug Scott, Rob Taylor, Jim Wickwire, Commander William King, Tony Streather, Reinhold Messner, Jim Sevigny, Ann Bancroft, Stephanie Schwabe, Sir Ranulph Fiennes, Robert Swan, Greg Child, Avi Ohry, Douglas Robertson, Dr. Paul G. Firth, Capt. Brian Shoemaker, Andrew Prossin, Steve Swenson, Walter Welsch, Alan Parker sowie Dr. Parash Moni Das. Zu Dank verpflichtet bin ich auch Nicholas Wollaston, dem Sohn von Sandy und Ralph Barker.

Peter Suedfeld ist eine führende Autorität auf dem Spezialgebiet »Gespürte Präsenzen in extremen Umgebungen« und war mir eine große Hilfe und Inspiration. Es war mir eine Ehre, mit ihm gemeinsam einen Essay zu diesem Thema verfassen zu dürfen. Dank auch an Jane S. P. Mocellin, Peter Brugger, Allan Cheyne, Tore Nielsen, Olaf Blanke und Michael Persinger.

Dank an Heather Wilson, Toronto Reference Library; Gerstein Science Library, University of Toronto; Massey College; Robarts Humanities Library, University of Toronto; State Library of New South Wales; Alexander Turnbull Library, National Library of New Zealand; British Library; Paul D. Fleck Library and Archives, The Banff Centre; National Library of Canada; T. Butcher, National Post Library; Library, National Hospital, Queen Square, London; Anne Morton, Hudson's Bay Company Archives, Provincial Archives of Manitoba.

Dieses Buch wäre nicht möglich gewesen ohne die Unterstützung und den Scharfblick vieler Menschen, darunter mein Agent Patrick Walsh von Conville and Walsh und Andrea Magyar bei Penguin Books Canada. Dank auch an Dianna Symonds, Karen Cossar, Susan Folkins, Sam Hiyate, Jonathan Webb und Carl Honoré. Jeff Warren hat das Manuskript gelesen und mir wertvolle Ratschläge gegeben, desgleichen Kate Fillion und Sean Fine. Gerald Owen gab mir eine Lektion in Engelkunde, Leila Hadley Luce eine in Sachen Mut.

All jenen anderen Freunden und Personen möchte ich danken, die mich bei dieser Unternehmung begleitet haben, mir Beistand geleistet oder Rat gegeben haben: John R. Smythies, Vincent Lam, Margaret Atwood, Gavin Fitch, Andrew Duffy, Dr. Rhodri Hayward, Master John Fraser vom Massey College, Anna Luengo, Prof. Abraham Rotstein, Dr. Denis St-Onge, Veikko Kammonen, Robert Burton, Fr. David Harris, Nicolas Jiménez und Tony Hendrie. Außerdem Peregrine Adventures, heute Quark Expeditions.

Ich bin Edward Greenspon, dem Chefredakteur von *The Globe and Mail,* dankbar dafür, dass er »idiosynkratische Informationsquellen« für eine gute Sache hält.

Zum Schluss danke ich Shirley und Eddie Keen, Dr. K. W. und Jean Geiger, Becky Geiger und besonders meinen Söhnen Alvaro und Sebastian sowie Marina Jiménez, die mich auf dieser langen Reise begleitet haben und mit denen ich Wunder, Staunen und die Erfahrung des Verlusts teilen lernte.

Anhang

Kapitel 1 **Der dritte Mann**

1 Brian Clark, »Above the Impact: A Survivor's Story«, *Nova Online*, http://www.pbs.org/wgbh/nova/wtc/above.html.
2 Andrew Duffy, »Last One Out Alive: A 9/11 Survivor's Tale«, *National Post*, 4. Juni 2005.
3 Ebd.
4 Dennis Cauchon und Martha T. Moore, »Machinery Saved People in WTC«, *USA Today*, 17. Mai 2002.
5 Andrew Duffy, »Last One Out Alive«.
6 Brian Clark, »Above the Impact«.
7 Ebd.
8 Andrew Duffy, »Someone Told Me to Get Up«, *National Post*, 6. Juni 2005.
9 Ron DiFrancesco, Interview mit John Geiger, 23. August 2005.
10 Ebd.
11 http://www.freerepublic.com/focus/news/689589/posts.
12 Ron DiFrancesco, Interview mit John Geiger, 23. August 2005.
13 Ebd.
14 Andrew Duffy, »Someone Told Me to Get Up«.
15 Siehe auch Dennis Cauchon, »Four Survived by Ignoring Words of Advice«, *USA Today*, 18. Dezember 2001.
16 James Sevigny, Interview mit John Geiger, 14. November 2003.
17 James Sevigny, Brief an John Geiger, 22. Dezember 2004.
18 James Sevigny, Interview mit John Geiger.
19 Allan Derbyshire, Brief an John Geiger, 14. Februar 2006.
20 *Calgary Herald*, April 1983.

21 Milbry Polk und Mary Tiegreen, *Women of Discovery* (Clarkson Potter, New York 2001).
22 Stephanie Schwabe, Brief an John Geiger, 6. März 2007.
23 Die Erstveröffentlichung dieses Berichts erschien in: John Geiger, »I Was Two People in Two Places«, in: Jason Schoonover, *Adventurous Lives, Adventurous Dreams* (Rocky Mountain Books, Vancouver 2007).
24 Wilfrid Noyce, *They Survived: A Study of the Will to Live* (Heinemann, London 1962).
25 Claude A. Piantadosi, *The Biology of Human Survival: Life and Death in Extreme Environments* (Oxford University Press, New York 2003).
26 Rob Schultheis, *Bone Games* (Breakaway Books, New York 1996).
27 Reinhold Messner, Interview mit John Geiger, 13. Januar 2004.

Kapitel 2 **Shackletons Engel**

1 Oliver Shepard, »Virginia Fiennes«, *The Guardian*, 24. Februar 2004.
2 Ranulph Fiennes, *To the Ends of the Earth* (Hodder and Stoughton, London 1983).
3 Ranulph Fiennes, Interview mit John Geiger, 10. Februar 2006.
4 Ranulph Fiennes, *To the Ends of the Earth*.
5 Weston La Barre, *The Ghost Dance: Origins of Religion* (Delta, New York 1972).
6 G. Daniel Steel, »Polar Moods: Third-Quarter Phenomena in the Antarctic«, *Environment and Behavior*, Vol. 33, No. 1, Januar 2001.
7 Lawrence A. Palinkas und Deirdre Browner, »Effects of Prolonged Isolation in Extreme Environments on Stress, Coping, and Depression«, *Journal of Applied Social Psychology*, 25, 1995.
8 Peter Suedfeld und G. Daniel Steel, »The Environmental Psychology of Capsule Habitats«, *Annual Review of Psychology*, 2000.
9 Jane S. P. Mocellin, »A Behavioural Study of Human Responses to the Arctic and Antarctic Environments«, Ph. D. Thesis, University of British Columbia, Vancouver, 1988.
10 Jane S. P. Mocellin, »Transcriptions of Cases Related to the Third Person Phenomena«, unveröffentlichter Bericht.
11 Peter Suedfeld und Jane S. P. Mocellin, »The ›Sensed Presence‹ in Unusual Environments«, *Environment and Behavior*, Januar 1987.
12 Graham Reed, *The Psychology of Anomalous Experience* (Hutchinson University Library, London 1972).
13 Constanta Parhon-Stefanescu und Thea Procopiu-Constantinescu,

»Considérations sur l'impression de présence«, *Annales médicopsychologiques*, 125, 1967.

14 Weston La Barre, *The Ghost Dance: Origins of Religion*.

15 Woodburn Heron, »Cognitive and Physiological Effects of Perceptual Isolation«, in: *Sensory Deprivation: A Symposium Held at Harvard Medical School* (Harvard University Press, Cambridge, Mass. 1961).

16 W. De la Mare, *Desert Islands* (Faber, London 1947).

17 Constanta Parhon-Stefanescu und Thea Procopiu-Constantinescu, »Considérations sur l'impression de présence«.

18 Leonard Zusne und Warren H. Jones, *Anomalistic Psychology* (Lawrence Erlbaum Assoc., Hillsdale, N. J. 1989).

19 Peter Suedfeld, »The Sensed Presence Phenomenon«, Programmatische Rede zum Annual Meeting of the Society for Clinical and Experimental Hypnosis, San Antonio, Texas, Oktober 2001.

20 Peter Suedfeld und Jane S. P. Mocellin, »The ›Sensed Presence‹ in Unusual Environments«.

21 Leonard Tripp, Memorandum für Dr. H. R. Mill, 1. März 1922; Alexander Turnbull Library, National Library of New Zealand.

22 Duncan Carse, *The Times* (London), 16. März 1956.

23 Harold Begbie, *Shackleton, A Memory* (Mills & Boon Ltd., London 1922).

24 Robert Service, »The Call of the Wild«, in: *The Spell of the Yukon and Other Verses* (Barse & Co., New York 1916).

25 Harold Begbie, *Shackleton, A Memory*.

26 Leonard Tripp, Memorandum für Dr. H. R. Mill.

27 John Keats, *Endymion: Book II*, Verse 817–818:
Let us entwine hoveringly – O dearth
Of human words! Roughness of mortal speech!

28 Sir Ernest Shackleton, *Südpol – 635 Tage im ewigen Eis* (Lübbe, Bergisch Gladbach 2000).

29 Ebd.

30 Sara Wheeler, *Terra Incognita* (Random House, New York 1996).

31 Margery Fisher und James Fisher, *Shackleton* (Barrie, London 1957).

32 A. J. P. Taylor, *The First World War: An Illustrated History* (Hamish Hamilton, London 1969).

33 W. H. Salter, »An Enquiry Concerning ›The Angels at Mons‹«, *Journal of the Society for Psychical Research*, Dezember 1915.

34 Margery Fisher und James Fisher, *Shackleton*.

35 Harold Begbie, *Shackleton, A Memory*.

36 Margery Fisher und James Fisher, *Shackleton*.

37 Frank W. Boreham, *A Casket of Cameos* (Epworth Press, London 1926).

38 Boreham war nicht der Einzige, der Shackletons »vierte Präsenz« mit dem »Vierten« in dieser Bibelstelle in Verbindung brachte. Die *Church Army News* zitierte ein Gedicht von John Keble, einem anglikanischen Geistlichen, Kirchenreformer und Lyrik-Professor in Oxford, dessen »Gedanken in Versform« seinerzeit populäre Kirchenlieder waren. Kebles Version lautet: »Three they were – who hath made them four? And sure a form divine He wore, Even like the Son of God.« Siehe: John Keble, *The Christian Year* (1927).

39 Hugh Robert Mill, *The Life of Sir Ernest Shackleton* (William Heinemann Ltd., London 1923).

40 Peter King, *South: The Story of Shackleton's Last Expedition* 1914–17 (Pimlico, London 1991).

41 Roland Huntford, *Shackleton* (Carroll & Graf Publishers, New York 1998).

42 *Daily Telegraph* (London), 1. Februar 1922.

43 Unter Bergsteigern wird das Phänomen der »Dritte Mann«, das »Dritter-Mann-Phänomen« oder das »Dritter-Mann-Syndrom« genannt. Siehe Gavin Daly, »Peak Practice«, *Sunday Business Post*, 5. März 2006.

44 T. S. Eliot änderte die Zahl der Mitglieder von Shackletons Gruppe von drei auf zwei Personen. In seinen Anmerkungen zu *The Waste Land* gab der Dichter an, dass ihm für Teil V des Gedichts mit dem Titel »Was der Donner sprach« die Heilige Schrift als Vorlage gedient habe, d. h. der Gang nach Emmaus aus dem Lukasevangelium. In Lukas 24,15–17 begegnen zwei Jünger auf dem Weg nach Emmaus einer Erscheinung, ohne zu erkennen, dass es der Auferstandene ist:

> Am gleichen Tag waren zwei von den Jüngern auf dem Weg in ein Dorf namens Emmaus, das sechzig Stadien von Jerusalem entfernt ist. Sie sprachen miteinander über all das, was sich ereignet hatte. Während sie redeten und ihre Gedanken austauschten, kam Jesus hinzu und ging mit ihnen. Doch sie waren mit Blindheit geschlagen, sodass sie ihn nicht erkannten.

Als Jesus bei Tisch den Lobpreis sprach und das Brot brach, erkannten die Jünger ihn, doch dann verschwand er. Eliot verknüpfte die Ereignisse auf dem Weg nach Emmaus mit jenen in Südgeorgien. Der Ton von Eliots Gedicht ist jedoch ein völlig anderer als der von Shackletons

Bericht, in dem er von dem Vierten sagt, er habe sie »im Innersten berührt«. Eliot legt hingegen den Gedanken nahe, dass sie »Genossen des Todes« waren. Statt ein Gefühl des Erhabenen zu vermitteln, ist die Erscheinung in Eliots Gedicht einem Kritiker zufolge »Angst einflößend«.

45 Nicholas Roe, »Be Inspired by the View from the Top If You Can See Through Your Tears«, *The Times*, 14. Mai 2003.

Kapitel 3 **Die Geister zeigen sich in der Öffentlichkeit**

1 Frank Smythe, *Camp Six: An Account of the* 1933 *Everest Expedition* (Hodder and Stoughton, London 1937).

2 Ebd.

3 Frank Smythe, *The Adventures of a Mountaineer* (J. M. Dent & Sons Ltd., London 1949).

4 Hugh Ruttledge, *Everest* 1933 (Hodder and Stoughton, London 1934).

5 Ebd.

6 Peter Gillman und Leni Gillman, *Everest: Eighty Years of Triumph and Tragedy* (The Mountaineers Books, Seattle 2001).

7 Eric Shipton, *Upon That Mountain* (Hodder & Stoughton Ltd., London 1943).

8 Wilfrid Noyce, *They Survived* (Heinemann, London 1962).

9 Joshua Slocum, *Sailing Alone Around the World* (1900).

10 Joshua Slocum, »Spook on Spray«, *Boston Globe*, 14. Oktober 1895.

11 William Laird McKinlay, *The Last Voyage of the Karluk* (St. Martin's Griffin, New York 1999).

12 A. F. R. Wollaston, »An Expedition to Dutch New Guinea«, *Geographical Journal*, März 1914, Vol. 43.

13 Nicholas Wollaston, Brief an John Geiger, 11. Juni 2003.

14 Nicholas Wollaston, *My Father, Sandy* (Short Books, London 2003).

15 Ebd.

16 H.G. Stoker, *Straws in the Wind* (Herbert Jenkins Ltd., London 1925).

17 Peter King, »Who Was the Fourth Man?«, *Fate*, März 1967.

18 Fred und Elizabeth Brenchley, *Stoker's Submarine* (Harper-Collins, Sydney 2001).

19 H. G. Stoker, *Straws in the Wind*.

Kapitel 4 Der Schutzengel

1 Macdonald Critchley, »Idea of a Presence«, *Acta Psychiatrica Neurologica*, Vol. 30, 1955. Neuausg. in: Critchley, *The Divine Banquet of the Brain and Other Essays* (Raven Press, New York 1979).

2 E. Allison Peers, *The Life of Teresa of Jesus* (Image Books/Doubleday, New York 1991).

3 Peter Suedfeld und Jane S. P. Mocellin, »The ›Sensed Presence‹ in Unusual Environments«.

4 Aldous Huxley, »Visionary Experience«, in: *Moksha* (Park Street Press, Rochester, Vermont 1999).

5 http://www.kagyu-asia.com/l_mila_life10a.html.

6 Ruth F. Benedict, *The Concept of the Guardian Spirit in North America* (Kraus Reprint Corp., New York 1964).

7 Weston La Barre, *The Ghost Dance: Origins of Religion* (Delta, New York 1972).

8 Ruth F. Benedict, *The Concept of the Guardian Spirit in North America*.

9 Wilfrid Noyce, *They Survived*.

10 Nathan L. Comer, Leo Madow und James J. Dixon, »Observations of Sensory Deprivation in a Life-Threatening Situation«, *American Journal of Psychiatry*, 124:2, August 1967.

11 Moon Ihlwan, »Dream Keeps Seoul Girl Alive for 16 Days«, Reuters, 15. Juli 1995.

12 Dennis Cauchon und Martha T. Moore, »Miracles Emerge from Debris«, *USA Today*, 6. September 2002. Siehe: www.usatoday.com.

13 Ruben V. Napales, »›I Actually Saw Jesus Coming Toward Me‹ – 9/11 Survivor«, *Inquirer*, 22. Juli 2006.

14 Lynn Vincent, »Purpose-Driven Life«, *World*, 12. August 2006. http://www.worldmag.com/articles/12122.

15 Papst Johannes XXIII., »Meditation for the Feast of the Guardian Angels«, 2. Oktober 1959. www.catholic-forum.com.

16 »Das Buch Tobit«, *Die Bibel. Einheitsübersetzung der Heiligen Schrift* (Pattloch, München 1980).

17 1. Teil der *Summa Theologiae*, 111. Frage, 2. Artikel.

18 Nancy Gibbs, Sam Allis, Nancy Harbert und Lisa H. Towle, »Angels Among Us«, *Time*, 27. Dezember 1993.

19 Michael Murphy, *The Future of the Body* (Jeremy P. Tarcher, Inc., Los Angeles 1992).

20 James Redfield, Michael Murphy und Sylvia Timbers, *God and the Evolving Universe* (Putnam, New York 2002).
21 Harold Bloom, *Omens of Millennium* (Riverhead Books, New York 1996).
22 William James, *Die Vielfalt religiöser Erfahrung* (Insel, Frankfurt/Main 1997).
23 Ebd.

Kapitel 5 Pathologie der Langeweile

1 Peter Suedfeld, »Extreme and Unusual Environments«, in: D. Stokols, I. Altman (Hrsg.), *Handbook of Environmental Psychology* (Wiley, New York 1987).
2 Charles A. Lindbergh, *Mein Flug über den Ozean* (Fischer, Frankfurt/Main 1956).
3 Charles A. Lindbergh, »33 Hours to Paris«, *Saturday Evening Post*, 6. Juni 1953.
4 Brian Horrigan, »›My Own Mind and Pen‹: Charles Lindbergh, Autobiography, and Memory«, *Minnesota History*, Frühjahr 2002.
5 Woodburn Heron, »The Pathology of Boredom«, *Scientific American*, Januar 1957.
6 Peter Suedfeld und G. Daniel Steel, »The Environmental Psychology of Capsule Habitats«, *Annual Review of Psychology*, Vol. 51, Februar 2000.
7 W. Grey Walter, »The Human Brain in Space Time«, in: N. W. Pirie, *The Biology of Space Travel* (Institute of Biology, London 1961).
8 Bianca C. Wittmann, Nathaniel D. Daw, Ben Seymour und Raymond J. Dolan, »Striatal Activity Underlies Novelty-Based Choice in Humans«, *Neuron*, 58, 26. Juni 2008, S. 967–973.
9 John A. Sours, »The ›Break-Off‹ Phenomenon«, *Archives of General Psychiatry*, 13. November 1965.
10 D. O. Hebb, »The American Revolution«, *American Psychologist*, 15, 1960.
11 Stuart C. Miller, »Eco-Autonomy in Sensory Deprivation, Isolation, and Stress«, *The International Journal of Psychoanalysis*, 43, 1962.
12 Leonard Zusne und Warren H. Jones, *Anomalistic Psychology* (Lawrence Erlbaum Associates, Hillsdale, N. J., 1989).
13 Woodburn Heron, »The Pathology of Boredom«.
14 D. O. Hebb, *Essay on Mind* (Lawrence Erlbaum Associates, Hillsdale, N. J., 1980).

15 Mayme Evans, »I Never Flew Alone ...«, *Fate*, Mai 1969.
16 Brian Shoemaker, Interview mit John Geiger, 9. Mai 2006.
17 Ebd.
18 Brian Shoemaker, Korrespondenz mit John Geiger, 15. Mai 2006.
19 Jerry M. Linenger, *Off the Planet* (McGraw-Hill, New York 2000).
20 Woodburn Heron, »The Pathology of Boredom«.
21 Jerry Linenger, *Off the Planet*.
22 Jerry Linenger, Interview mit John Geiger, 19. Juli 2005.
23 Ebd.

Kapitel 6 **Das Prinzip multipler Auslöser**

1 Peter Hillary und John E. Elder, *In the Ghost Country* (Free Press, New York 2003).
2 Roger Mear und Robert Swan, *In the Footsteps of Scott* (Jonathan Cape, London 1987).
3 Robert Swan, Interview mit John Geiger, 29. März 2004.
4 Ebd.
5 Ebd.
6 Peter Hillary und John E. Elder, *In the Ghost Country*.
7 Ebd.
8 Peter Hillary, Interview mit John Geiger, 31. Oktober 2005.
9 Liv Arnesen und Ann Bancroft mit Cheryl Dahle, *No Horizon Is So Far* (Da Capo Press, Cambridge, MA. 2003).
10 Ann Bancroft, Interview mit John Geiger, 29. Oktober 2004.
11 Ann Bancroft, Expeditionstagebuch, Eintrag vom 25. November 2000, zitiert in einem Brief an John Geiger, 11. November 2004.
12 Ann Bancroft, Interview mit John Geiger, 29. Oktober 2004.
13 Mera M. Atlis, Gloria R. Leon, Gro M. Sandal und Michael G. Infante, »Decision Processes and Interactions During a Two-Women Traverse of Antarctica«, *Environment and Behavior*, Vol. 36, Nr. 3, Mai 2004.
14 E. Ll. Lloyd, »Hallucinations and Misinterpretations in Hypothermia and Cold Stress«, in: B. Harvald und H. Hansen (Hrsg.) Circumpolar 81: *Proceedings of the Fifth International Symposium on Circumpolar Health*, (Nordic Council for Arctic Medical Research, Oulu, Finnland, 1982).
15 Richard G. Hoffman, »Human Psychological Performance in Cold Environments«, in: K. B. Pandolf, R. E. Burr, C. B. Wenger, R. S. Pozos (Hrsg.), *Medical Aspects of Harsh Environments*, Vol. 1. In: R. Zajtchuk

und R. F. Bellamy (Hrsg.), *Textbook of Military Medicine* (Department of the Army, Office of the Surgeon General and Borden Institute, Washington, D. C., 2001).

16 E. Llewelyn Lloyd, »Hallucinations and Misinterpretations in Hypothermia and Cold Stress«.

17 Ebd.

18 Fiona Godlee, »Walking Across Antarctica«, British Medical Journal, Vol. 307, Nr. 6919, 18. Dezember 1993.

19 Mike Stroud, *Survival of the Fittest: Understanding Health and Peak Physical Performance* (Jonathan Cape, London 1998).

20 Claude A. Piantadosi, *The Biology of Human Survival: Life and Death in Extreme Environments* (Oxford University Press, New York 2003).

21 Fiona Godlee, »Walking across Antarctica«.

22 Peter Suedfeld, »Extreme and Unusual Environments«.

23 Peter Suedfeld und Jane S. P. Mocellin, »The ›Sensed Presence‹ in Unusual Environments.«

24 Alan Parker, ehemals Stationskommandant auf der Australian Antarctic Division, baute im März 1968 auf dem Plateau von Macquarrie Island Hütten auf, als er von einem schweren Schneesturm mit Whiteout überrascht wurde. Es war nicht allein die Kälte, sondern auch Desorientierung und Hilflosigkeit, die bei Parker das Dritter-Mann-Phänomen auslösten, das ihn mit den Worten bestärkte: »Keine Bange, mach weiter.«

Kapitel 7 **Das Gefühl einer Gegenwart (I)**

1 David Miller, »Macdonald Critchley (1900–97)«, *Journal of Medical Biography*, Vol. 14, No. 3.

2 *British Medical Journal*, 316, 7. Februar 1998.

3 Macdonald Critchley, »Idea of a Presence«, *Acta Psychiatrica Neurologica*, Vol. 30, 1955. Nachdruck in: Critchley, *The Divine Banquet of the Brain and Other Essays* (Raven Press, New York 1979).

4 Ebd.

5 Francis T. McAndrew, *Environmental Psychology* (Brooks/Cole Publishing, Pacific Grove, Calif. 1993).

6 Macdonald Critchley, »Idea of a Presence«.

7 Ebd.

8 Karl Jaspers, *Allgemeine Psychopathologie* (Springer, Heidelberg 1973).

9 Karl Koehler und Heinrich Sauer, »Jaspers's Sense of Presence in the

Light of Huber's Basic Symptoms and DSM-III«, *Comprehensive Psychiatry*, Vol. 25, No. 2, März/April 1984.
10 Constanta Parhon-Stefanescu und Thea Procopiu-Constantinescu, »Considérations sur l'impression de presence«. *Annales médicopsychologigues, 125, 1967.*
11 Macdonald Critchley, »Idea of a Presence«.

Kapitel 8 Der Hinterbliebenen- oder Witweneffekt

1 Hermann Buhl, *Achttausend drüber und drunter* (Malik, München 2005).
2 Ebd.
3 Karl M. Herrligkoffer, *Nanga Parbat* 1953 (Lehmanns, München 1954).
4 Hermann Buhl, *Achttausend drüber und drunter.*
5 Reinhold Messner, *Der nackte Berg* (Malik, München 2002).
6 Herbert Tichy, *Cho Oyu: Gnade der Götter* (Edition Sonnenaufgang, Wien 2004).
7 Michael Hellier, »Mountain Ghosts«, *San Francisco Chronicle*, 18. Januar 1971. Siehe auch: Curtis Fuller, »I See by the Papers,« *Fate*, Vol. 24, Nr. 8, August 1971.
8 Michael Hellier, »Mountain Ghosts«.
9 Donald Heath und David Reid Williams, *Man at High Altitude* (Churchill Livingstone, Edinburgh 1981).
10 Charles S. Houston, *Going High: The Story of Man and Altitude* (The American Alpine Club, New York 1980).
11 Ebd.
12 Donald Heath und David Reid Williams, *Man at High Altitude*.
13 Ruth Seifert und Charles Clarke, »The Third Man«, *World Medicine*, No. 15, 1. Dezember 1979.
14 Peter Suedfeld und Jane S. P. Mocellin, »The »Sensed Presence« in Unusual Environments«.
15 Greg Child, »The Other Presence,« in: Greg Child, *Mixed Emotions* (The Mountaineers, Seattle, 1993).
16 Macdonald Critchley, »Idea of a Presence«.
17 M. Svendsen, »Children's Imaginary Companions«, *Archives of Neurology and Psychiatry*, 32, 1934.
18 Julian Jaynes, »Verbal Hallucinations and Pre-Conscious Mentality«, in: Manfred Spitzer und Brendan A. Maher (Hrsg.), *Philosophy and Psychopathology* (Springer, New York 1990).
19 D. Pearson, H. Rouse, S. Doswell, C. Ainsworth, O. Dawson, K. Simms,

L. Edwards und J. Faulconbridge, »Prevalence of Imaginary Companions in a Normal Child Population«, *Child: Care, Health and Development*, 27, 2001.

20 Julian Jaynes, »Consciousness and the Voice of the Mind«, *Canadian Psychology*, April 1986.

21 Inge Seiffge-Krenke, »Imaginary Companions in Adolescence: Sign of a Deficient or Positive Development«, *Journal of Adolescence*, 20, 1997.

22 Hilary Evans, *Visions, Apparitions, Alien Visitors* (Wellingborough, Northamptonshire: Aquarian Press, 1984).

23 Eduardo Garrido, Casimiro Javierre, Josep L. Ventura, Ramón Segura, »Hallucinatory Experiences at High Altitude«, *Neuropsychiatry, Neuropsychology, and Behavioral Neurology*, Vol. 13, No. 2, 2000.

24 Ralph Barker, *The Last Blue Mountain* (Chatto & Windus, London 1959). Erhältlich bei www.rippingyarns.com

25 Ebd.

26 Ebd.

27 Wilfrid Noyce, *They Survived*.

28 Tony Streather, Interview mit John Geiger, 31. Januar 2004.

29 Ebd.

30 Ebd.

31 Wilfrid Noyce, *They Survived*.

32 Tony Streather, Interview mit John Geiger, 31. Januar 2004.

33 Tony Streather, Korrespondenz mit John Geiger, 21. Januar 2005.

34 Reinhold Messner, *Der nackte Berg*.

35 Reinhold Messner, Interview mit John Geiger, 13. Januar 2004.

36 Reinhold Messner, *Der nackte Berg*.

37 Ebd.

38 Ebd.

39 Reinhold Messner, Interview mit John Geiger, 13. Januar 2004.

40 Ebd.

41 Parash Moni Das, *Storms and Sunsets in the Himalaya: A Compilation of Vignettes from the Experiences of a Mountaineer* (Lotus Publishers, Jalandhar City 2000).

42 Ebd.

43 P. M. Das, »Mountains and Mysticism«, *Indian Mountaineer*, 1999–2000, http://www.123himachal.com/eco/26.htm.

44 P. M. Das, *Storms and Sunsets in the Himalaya*.

45 P. M. Das, Korrespondenz mit John Geiger, 22. August 2005.

46 Greg Child, *Thin Air* (Peregrine Smith Books, Salt Lake City 1988).

47 Greg Child, »On Broad Peak«, in: Greg Child, *Mixed Emotions* (The Mountaineers, Seattle 1993).
48 Greg Child, »The Other Presence«, in: Greg Child, *Mixed Emotions.*
49 Greg Child, Korrespondenz mit John Geiger, 28. September 2005.
50 Sherry Simon-Buller, Victor A. Christopherson und Randall A. Jones, »Correlates of Sense the Presence of a Deceased Spouse«, *Omega*, Vol. 19, Nr. 1, 1988–89.
51 Gillian Bennett und Kate Mary Bennett, »The Presence of the Dead: An Empirical Study«, *Mortality*, Vol. 5, Nr. 2, 2000.
52 W. Dewi Rees, »The Hallucinations of Widowhood«, *British Medical Journal*, 2. Oktober 1971.
53 Joe Yamamoto, Keigo Okonogi, Tetsuya Iwasaki und Saburo Yoshimura, »Mourning in Japan«, *American Journal of Psychiatry*, 125, 12. Juni 1969.
54 M. O'Mahony, K. Shulman und D. Silver, »Roses in December: Imaginary Companions in the Elderly«, *Canadian Journal of Psychiatry*, 29. März 1984.
55 Ebd.
56 Constanta Parhon-Stefanescu und Thea Procopiu-Constantinescu, »Considérations sur l'impression de présence«.
57 A. Grimby, »Bereavement among Elderly People: Grief Reactions, Post-Bereavement Hallucinations and Quality of Life«, *Acta Ppsychiatrica Scandinavica*, 87, 1993.
58 Gillian Bennett und Kate Mary Bennett, »The Presence of the Dead: An Empirical Study«.
59 Marshall McLuhan, Medientheoretiker und Kommunikationswissenschaftler, ist einer der bekannteren Toten, die andere ihre Anwesenheit spüren ließen. McLuhans Witwe Corinne sagte nach dem Tod ihres Mannes, dass er ihr nach wie vor »lebensgroß« in ihrem weitläufigen Haus in Toronto begegnete. »Sie schien Marshall als einen Schutzgeist anzusehen« (Philip Marchand, Korrespondenz mit Gerald Owen, 3. Juli 2008).
60 A. Grimby, »Bereavement among Elderly People«.
61 Maurice Herzog, *Annapurna: Conquest of the First* 8000-*Metre Peak* (Jonathan Cape, London 1952).
62 Reinhold Messner, Interview mit John Geiger, 13. Januar 2004.

Kapitel 9 **Das Gefühl einer Gegenwart (II)**

1 Julian Jaynes, »Hearing Voices and the Bicameral Mind«, *Behavioral and Brain Sciences*, Vol. 9, Nr. 3, 1986.
2 Julian Jaynes, »Consciousness and the Voice of the Mind«.
3 Benson Hai, G. Ong und Ib Odderson, »Involuntary Masturbation as a Manifestation of Stroke-Related Alien Hand Syndrome«, *American Journal of Physical Medicine and Rehabilitation*, Vol. 79, No. 4, 2000.
4 Mike Holderness, »In Two Minds about Consciousness«, *New Scientist*, 17. Juli 1993.
5 Julian Jaynes, *Der Ursprung des Bewusstseins* (Rowohlt, Reinbek 1993).
6 Julian Jaynes, »Verbal Hallucinations and Pre-Conscious Mentality«.
7 Amos 7:14–15
8 Julian Jaynes, »Hearing Voices and the Bicameral Mind«.
9 J. Hamilton, »Auditory Hallucinations in Nonverbal Quadriplegics«, *Psychiatry*, 48, November 1985.
10 Julian Jaynes, *Der Ursprung des Bewusstseins*.
11 Julian Jaynes, »Hearing Voices and the Bicameral Mind«.
12 Terry R. Barrett und Jane B. Etheridge, »Verbal Hallucinations in Normals, I: People Who Hear ›Voices‹«, *Applied Cognitive Psychology*, Vol. 6, No. 5, 1992.
13 Julian Jaynes, »Verbal Hallucinations and Pre-Conscious Mentality«.
14 Douglas S. Holmes und Louis W. Tinnin, »The Problem of Auditory Hallucinations in Combat PTSD«, *Traumatology*, Vol. 1, Nr. 1, 1995.
15 Fred Rebell, *Escape the Sea* (The Travel Book Club, London 1952).
16 Joe Simpson, *Sturz ins Leere* (Piper, München 2007).
17 Peter Suedfeld und John Geiger, »The Sensed Presence as a Coping Resource in Extreme Environments«, in: J. Harold Ellens (Hg.), *Miracles: God, Science, and Psychology in the Paranormal*, Vol. III (Praeger, Westport, Conn., 2008).
18 *Psychobabble*, No. 147, März 2001.
19 Peter Suedfeld, »Extreme and Unusual Environments«.
20 Peter Suedfeld und John Geiger, »The Sensed Presence as a Coping Resource in Extreme Environments«.
21 Peter Suedfeld und Jane S. P. Mocellin, »The ›Sensed Presence‹ in Unusual Environments«.
22 Ebd.
23 Peter Suedfeld, Korrespondenz mit John Geiger, 28. Mai 2007.

24 Peter Suedfeld und John Geiger, »The Sensed Presence as a Coping Resource in Extreme Environments«.
25 Peter Suedfeld, »Extreme and Unusual Environments«.
26 Peter Suedfeld und Jane S. P. Mocellin, »The ›Sensed Presence‹ in Unusual Environments«.
27 Ebd.
28 Peter Suedfeld und John Geiger, »The Sensed Presence as a Coping Resource in Extreme Environments«.
29 Peter Suedfeld, »Extreme and Unusual Environments«.
30 Peter Suedfeld, Korrespondenz mit John Geiger, 29. Mai 2007.
31 J. N. Booth, S. A. Koren und M. A. Persinger, »Increased Feelings of the Sensed Presence and Increased Geomagnetic Activity at the Time of the Experience During Exposures to Transcerebral Weak Complex Magnetic Fields«, *International Journal of Neuroscience*, 115, 2005.
32 Walter Randall und Steffani Randall, »The Solar Wind and Hallucinations – A Possible Relation Due to Magnetic Disturbances«, *Bioelectromagnetics*, 12, 1991.
33 M. A. Persinger und Katherine Makarec, »The Feeling of a Presence and Verbal Meaningfulness in Context of Temporal Lobe Function: Factor Analytic Verification of the Muses?«, *Brain and Cognition*, 20, 1992.
34 L. S. St.-Pierre und M. A. Persinger, »Experimental Facilitation of the Sensed Presence Is Predicted by the Specific Patterns of the Applied Magnetic Fields, Not by Suggestibility: Re-Analyses of 19 Experiments«, *International Journal of Neuroscience*, 116, 2006.
35 J. N. Booth, S. A. Koren und M. A. Persinger, »Increased Feelings of the Sensed Presence ...«
36 Jack Hitt, »This Is Your Brain on God«, *Wired*, November 1999.
37 C. M. Cook und M. A. Persinger, »Experimental Induction of the ›Sensed Presence‹ in Normal Subjects and an Exceptional Subject«, *Perceptional and Motor Skills*, 85, 1997.
38 L. S. St.-Pierre und M. A. Persinger, »Experimental Facilitation of the Sensed Presence«.
39 Raj Persuad, »Holy Visions Elude Scientists«, *Daily Telegraph*, 20. März 2003.
40 Pehr Granqvist, Mats Fredrikson, Patrik Unge, Andrea Hagenfeld, Sven Valind, Dan Larhammar, Marcus Larsson, »Sensed Presence and Mystical Experiences Are Predicted by Suggestibility, Not by the Application

of Transcranial Weak Complex Magnetic Fields«, *Neuroscience Letters*, 379, 2005.

41 Michael Persinger, »The Granqvist Group and Politics of the Sensed Presence, the Importance of Frequent InterLaboratory Communication«, 31. Januar 2005, www.laurentian.ca.

42 John Horgan, *Rational Mysticism: Dispatches from the Border Between Science and Spirituality* (Houghton Mifflin, Boston 2003).

43 »God and the Gap«, *The Economist*, 16. Dezember 2004.

44 Peter Suedfeld und Jane S. P. Mocellin, »The ›Sensed Presence‹ in Unusual Environments«.

Kapitel 10 Der Musenfaktor

1 E. R. Dodds, The Greeks and the Irrational (University of California Press, Berkeley 1971).

2 Shahar Arzy, Moshe Idel, Theodor Landis, Olaf Blanke, »Why Revelations Have Occurred on Mountains? Linking Mystical Experiences and Cognitive Neuroscience«, *Medical Hypotheses*, 65, 2005.

3 Joe Simpson, *Storms of Silence* (Mountaineers, Seattle 1996).

4 Shahar Arzy, Moshe Idel, Theodor Landis, Olaf Blanke, »Why Revelations Have Occurred on Mountains?«

5 Rob Taylor, *The Breach: Kilimanjaro and the Conquest of Self* (Coward, McCann & Geoghegan, New York 1981).

6 Rob Taylor, Interview mit John Geiger, 16. September 2005.

7 Rob Taylor, *The Breach: Kilimanjaro and the Conquest of Self.*

8 Jim Wickwire, Tagebucheintrag, 10.50 Uhr, 15. Mai 1981. Siehe auch: Greg Child, »The Other Presence«, *Backpacker*, Januar 1989.

9 Jim Wickwire und Dorothy Bullitt, *Addicted to Danger* (Pocket Books, New York 1998).

10 Jim Wickwire, Interview mit John Geiger, 15. August 2005.

11 Walter Welsch, »Eine Besteigung des Fuji-san«, *Der Bayerländer,* Mitteilungen der Sektion Bayerland des Deutschen Alpenvereins, 71. Heft, S. 54–56, München 1985.

12 Walter Welsch, Korrespondenz mit John Geiger, 29. September 2005.

13 Paul Firth, Korrespondenz mit John Geiger, 28. November 2004.

14 Paul G. Firth und Hayrunnisa Bolay, »Transient High Altitude Neurological Dysfunction: An Origin in the Temporoparietal Cortex«, *High Altitude Medicine & Biology*, Vol. 5, Nr. 1, 2004.

15 Paul Firth, Interview mit John Geiger, 24. November 2005.

16 Paul Firth, »The Man Who Wasn't There«, *The Guardian*, 29. Mai 2003.
17 Paul Firth, Korrespondenz mit John Geiger, 29. November 2004.
18 Paul Firth, Interview mit John Geiger, 24. November 2005.
19 http://www.sparknotes.com/psychology/abnormal/personality/terms.html.
20 R. R. McCrae und P. T. Costa, »*Conceptions and Correlates of Openness to Experience*«, in: R. Hogan, J. Johnson und S. Briggs (Hrsg.), *Handbook of Personality Psychology* (Academic Press, Boston 1997).
21 Corina Sas und Gregory O'Hare, »The Presence Equation: An Investigation into Cognitive Factors Underlying Presence«, http://astro.temple.edu/~lombard/P2001/Sas.pdf.
22 Marianne Barabasz, Arreed F. Barabasz und Charles S. Mullin, »Effects of Brief Antarctic Isolation on Absorption and Hypnotic Susceptibility – Preliminary Results and Recommendations: A Brief Communication«, *International Journal of Clinical and Experimental Hypnosis*, Vol. XXXI, Nr. 4, 1983.
23 M. A. Persinger und Katherine Makarec, »The Feeling of a Presence and Verbal Meaningfulness in Context of Temporal Lobe Function: Factor Analytic Verification of the Muses?«, *Brain and Cognition*, 20, 1992.
24 Shahar Arzy, Moshe Idel, Theodor Landis, Olaf Blanke, »Why Revelations Have Occurred on Mountains?«

Kapitel 11 **Die Kraft des Retters**

1 Macdonald Critchley, *Shipwreck-Survivors: A Medical Study* (J. & A. Churchill, London 1943).
2 E. C. B. Lee und Kenneth Lee, *Safety and Survival at Sea* (W. W. Norton, New York 1980).
3 Macdonald Critchley, *Shipwreck-Survivors*.
4 Ebd.
5 E. C. B. Lee und Kenneth Lee, *Safety and Survival at Sea*.
6 Ruth Seifert und Charles Clarke, »The Third Man«.
7 Kenneth Cooke, *What Cares the Sea?* (Hutchinson, London 1960).
8 Ebd.
9 Ebd.
10 Ensio Tiira, *Raft of Despair* (Hutchinson, London 1954).
11 Ebd.
12 William Willis, *The Epic Voyage of the »Seven Little Sisters«* (Hutchinson, London 1956).

13 Willis war eine von mehreren Personen, die sich vornahmen, das Problem des Überlebens auf dem Meer im Selbstversuch zu testen. Zwei Jahre später überquerte der deutsche Arzt Hannes Lindemann in einem 5 Meter langen Faltboot von Las Palmas auf den Kanarischen Insel aus allein den Atlantik. Lindemann war überzeugt, dass Selbstbeherrschung durch autogenes Training und Autosuggestion der Schlüssel für das Überleben auf See sei. Doch im Laufe des zweiten Monats seiner Reise war er so weit, dass er zu einem unsichtbaren Gefährten in Gestalt eines schwarzen Dieners sprach. Siehe Hannes Lindemann, *Allein über den Ozean* (Delius Klasing, München 2000). Ein anderer Fall war der von Dr. David Lewis, der den Einhand-Transatlantik-Wettkampf von 1960, eine Strecke von 5000 Kilometern von Plymouth nach New York, für einen ärztlichen Selbstversuch nutzte. Als Lewis' 7,6-Meter-Schaluppe, die *Cardinal Vertue*, sich in dichtem Nebel den Grand Banks südöstlich von Neufundland näherte, stellte auch er fest, dass er »das Gefühl hatte, dass ich nicht allein war«. Zuvor hatte er schon das Gefühl gehabt, dass »eine andere Person am Steuerruder war«. Siehe David Lewis, *The Ship Would Not Travel Due West* (Temple Press, London 1961).

14 Douglas Robertson, Interview mit John Geiger, 28. Januar 2004.

15 Ebd.

16 Dougal Robertson, *Survive the Savage Sea* (Elek, London 1973). Siehe auch Douglas Robertson, *The Last Voyage of the Lucette* (Seafarer Books, Rendlesham, Suffolk 2005).

17 William King, Brief an John Geiger, 28. Oktober 2004.

18 William King, Brief an John Geiger, 4. Oktober 2004.

19 William King, *Adventure in Depth* (G. P. Putnam's Sons, New York 1975).

20 Ebd.

21 William King, Brief an John Geiger, 4. Oktober 2004.

22 Angus Matheson MacKinnon, Atlantic Challenge (Catalone Press, Sydney, N. S. 1995).

23 Andrew Prossin, Interview mit John Geiger, 4. Mai 2006.

24 Ebd.

25 L. Zusne und W. Jones, *Anomalistic Psychology: A Study of Third-ordinary Phenomena of Behaviour and Experience* (Lawrence Erlbaum Associates, New Jersey 1982).

26 Macdonald Critchley, *Shipwreck-Survivors*.

Kapitel 12 **Die Schattengestalt**

1 Peter Brugger, Marianne Regard und Theodor Landis, »Unilaterally Felt ›Presences‹: The Neuropsychiatry of One's Invisible Doppelgänger«, *Neuropsychiatry, Neuropsychology, and Behavioral Neurology*, Vol. 9, Nr. 2.
2 Peter Brugger, »Phantomology: The Science of the Body in the Brain«, www.artbrain.org/phantomlimb/brugger.html.
3 Jerzy Kukuczka, *My Vertical World* (The Mountaineers, Seattle 1992).
4 Reinhold Messner, *Der gläserne Horizont* (BLV, München 1982).
5 Peter Brugger, »Phantomology ...«.
6 Steve Swenson, Interview mit John Geiger, 10. Oktober 2005.
7 Michael Groom, *Sheer Will* (Random House, Sydney 1997).
8 Nicholas Wollaston, *My Father, Sandy*.
9 Henry Bouiller, *Victor Ségalen* (Mercure de France, Paris 1986).
10 Henry Bouiller (Hg.), *Victor Ségalen: Œuvres Complètes, Vol.* 2 *(Équipée)*, (Editions Robert Laffont, Paris 1995).
11 Peter Brugger, Marianne Regard und Theodor Landis, »Unilaterally Felt ›Presences‹«.
12 J. A. Cheyne, »The Ominous Numinous: Sensed Presence and ›Other‹ Hallucinations«, *Journal of Consciousness Studies*, Vol. 8, No. 5–7, 2001
13 Ebd.
14 J. Allan Cheyne und Todd A. Girard, »Paranoid Delusions and Threatening Hallucinations: A Prospective Study of Sleep Paralysis Experiences«, *Consciousness and Cognition*, Vol. 16, 2007.
15 J. Allan Cheyne und Todd A. Girard, »The Nature and Varieties of Felt Presence Experiences: A Reply to Nielsen«, *Consciousness and Cognition*, Vol. 16, 2007.
16 Justin L. Barrett, *Why Would Anyone Believe in God?* (AltaMira Press, Winter Creek, CA 2004).
17 Tore Nielsen, »Felt Presence: Paranoid Delusion or Hallucinatory Social Imagery?« *Consciousness and Cognition*, Vol. 16, 2007.
18 Ebd.
19 Ebd.
20 Sandra Blakeslee, »Out-of-Body Experience? Your Brain Is to Blame«, *The New York Times*, 3. Oktober 2006.
21 Shahar Arzy, Margitta Seek, Stephanie Ortigue, Laurent Spinelli, Olaf Blanke, »Induction of an Illusory Shadow Person«, *Nature*, 443, 21. September 2006.

22 Ebd.
23 Ebd. Weitere Informationen: www.nature.com.
24 »A Mystical Union: Spiritual Neurology«, *The Economist*, 6. März 2004.
25 Anne-Marie Landtblom, »The ›Sensed Presence‹: An Epileptic Aura with Religious Overtones«, *Epilepsy & Behavior*, 9, 2006.
26 Paul Firth, »The Man Who Wasn't There«.
27 Paul G. Firth und Hayrunnisa Bolay, »Transient High Altitude Neurological Dysfunction: An Origin in the Temporoparietal Cortex«, *High Altitude Medicine & Biology*, Vol. 5, Nr. 1, 2004.
28 Olaf Blanke, »Out of Body Experiences and Their Neural Basis«, *British Medical Journal*, 329, 18. Dezember 2004.
29 Michael Hopkin, »Brain Electrodes Conjure Up Ghostly Visions«, news@nature.com, 20. September 2006.
30 Ebd.
31 Olaf Blanke, Korrespondenz mit John Geiger, 7. Februar 2007.
32 Dennis Chan und Martin N. Rossor, »But Who Is That on the Other Side of You? Extracampine Hallucinations Revisited«, *The Lancet*, 21. Dezember 2002.

Kapitel 13 **Der Engel-Schalter**

1 Michael Murphy und Rhea A. White, *The Psychic Side of Sports* (Addison-Wesley, Reading, Mass. 1978).
2 Greg Child, »The Other Presence«, in Greg Child, *Mixed Emotions* (The Mountaineers, Seattle 1993).
3 Stephen Venables, *Everest: Kangshung Face* (Hodder and Stoughton, London 1989).
4 Stephen Venables, Korrespondenz mit John Geiger, 22. Dezember 2005.
5 Kurt Diemberger, *K2. Traum und Schicksal* (Bruckmann, München 2001).
6 Reinhold Messner, Interview mit John Geiger, 13. Januar 2004.
7 Peter Hillary, Interview mit John Geiger, 31. Oktober 2005.
8 Greg Child, Korrespondenz mit John Geiger, 28. September 2005.
9 Hilary Evans, *Visions, Apparitions, Alien Visitors* (The Aquarian Press, Wellingborough, Northamptonshire 1984).
10 E. W. Anderson, »Abnormal Mental States in Survivors, with Special Reference to Collective Hallucinations«, *Journal of the Royal Navy Medical Service*, No. 28, 1942.

11 Nicholas O'Connell, *Beyond Risk: Conversations with Climbers* (The Mountaineers, Seattle 1993).
12 Lou Whittaker und Andrea Gabbard, *Lou Whittaker: Memoirs of a Mountain Guide* (The Mountaineers, Seattle 1996).
13 Macdonald Critchley, *Shipwreck-Survivors*.
14 Nancy Lofholm, »Hiker Who Amputated His Own Arm Relives Ordeal«, *Denver Post*, 9. Mai 2003. Siehe auch Aron Ralston, *Between a Rock and a Hard Place* (Atria Books, New York 2004).
15 Airey Neave, *They Have Their Exits* (Hodder and Stoughton, London 1953).
16 Avi Ohry, »The Idea of Presence, Etc.«, unveröffentlicher Artikel. Siehe auch A. Ohry, »Extracampine hallucinations«, *The Lancet*, Vol. 361, No. 9367, 2003.
17 Avi Ohry, Korrespondenz mit John Geiger, 2. Januar 2004.
18 Jane Mocellin, Korrespondenz mit John Geiger, 21. Juli 2008. Siehe auch: Jane S. P. Mocellin, »Reintegrating Demobilized Militia and Former Combatants into Society: Lessons Learned from Somalia«, in: Mari Fitsduff und C. Stout (Hrsg.), *The Psychology of Resolving Global Conflicts: From War to Peace* (Volume 3, Interventions) (Praeger Security International, West Port 2006).
19 Peter Suedfeld, »Homo Invictus: The Indomitable Species«, *Canadian Psychology*, Vol. 35, Nr. 3, 1997.
20 Dennis Roberts, *I'll Climb Mount Everest Alone: The Story of Maurice Wilson* (Robert Hale, London 1957).
21 Peter Suedfeld und Tara Weiszbeck, »The Impact of Outer Space on Inner Space«, *Aviation, Space, and Environmental Medicine*, 75, Juli 2004.
22 Nick Kanas und Jennifer Ritsher, »Psychosocial Issues During a Mars Mission«, 1st Space Exploration Conference; Continuing the Voyage of Discovery, 30. Januar – 1. Februar 2005, Orlando, Florida.
23 Christine Gee, Garry Weare und Margaret Gee (Hrsg.), Everest: *Reflections from the Top* (Rider, London 2003). Bei der Everest-Expedition des Jahres 1975, die ein britisches Team unter der Leitung von Sir Chris Bonington unternahm, berichtete der Expeditionsarzt Charles Clarke, dass die beiden Mitglieder Doug Scott und Dougal Haston nach einem Biwak in großer Höhe »von dem seltsamen Gefühl erzählten, dass eine dritte Person in der Nacht bei ihnen in der Schneehöhle gewesen sei« (Charles Clarke, »On Surviving a Bivouac at High Altitude«, *British Medical Journal*, 10. Januar 1976. Siehe auch Ruth Seifert und Charles

Clarke, »The Third Man«, *World Medicine*, 1. Dezember 1979.) Beim Abstieg vom Gipfel, so Scott, »spürte ich ebenfalls diese Präsenz – ich anwortete ihr und sie mir. Dort oben kam es mir ganz normal vor ... jetzt etwas komisch!« (C. J. Williamson, »The Everest Message«, *Journal of the Society of Psychical Research*, No. 48, September 1976.) Scott erzählte mir, dass dieses Dritter-Mann-Erlebnis »hilfreich war, mir Zuversicht und Rat gab ... und es kam mir damals keinen Augenblick unangebracht vor, überhaupt nicht merkwürdig« (Doug Scott, Interview mit John Geiger vom 9. März 2004). Nick Estcourt, ein weiteres Expeditionsmitglied, hatte über einen längeren Zeitraum das Gefühl einer Anwesenheit und berichtete Bonington, er sei »von der Erscheinung eines Mannes verfolgt worden«. Es sei »eindeutig eine menschliche Gestalt mit Armen und Beinen gewesen«. C. Bonington, *Everest the Hard Way* (Random House, New York 1976).

24 Wilfrid Noyce, *They Survived*.

25 Paul Firth, »The Man Who Wasn't There«.

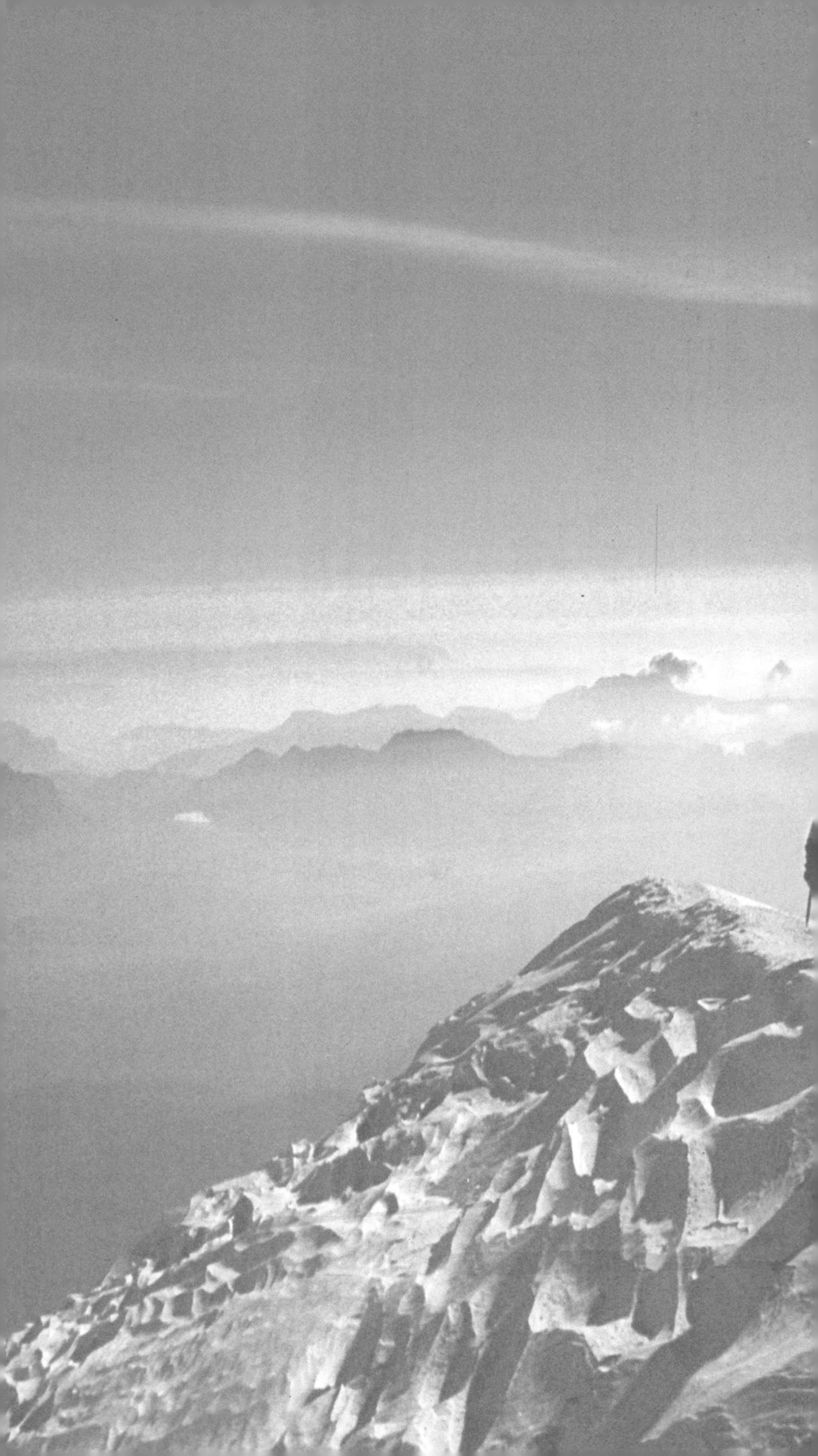